ハンセン病と平等の法論

森川恭剛 著
Morikawa Yasutaka

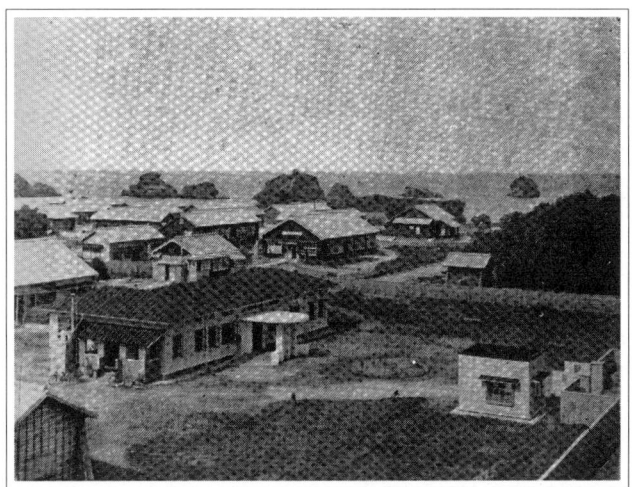

法律文化社

まえがき

　本書は、ハンセン病への差別に代わる、共生への配慮について法学的な観点から論じる。もちろん差別に関する議論の蓄積は法学よりも社会学や歴史学にあり、また、あらゆる差別の中からハンセン病差別だけを取り出してどうにかなるものでもないと思われたので、ハンセン病差別を入口として他分野にまたがる考察を加え、さらに実践的な現場の実情をある程度まで踏まえ、全体として差別問題に関する基礎的な論考となるように心がけた。

　共生への「配慮」は、ミシェル・フーコーの「自己への配慮」(le souci de soi)を参照している。そこに他者の管理や操作の意味はなく、障害者権利条約の「合理的配慮」(reasonable accommodation)と同様に、差別のない平等な社会を実現するための望ましい方向性を指している。

　序章はハンセン病隔離政策に関する2001年の熊本地裁判決後のハンセン病問題の現在を紹介しながら、本書の問題意識を説明している。従来の法学が差別問題に弱かったことを素直に認めるところから出発したいと思う。

　第1章はヨーロッパ中世のハンセン病と近代日本の隔離政策の関係について歴史的に考察する。ハンセン病においてキリスト教の利他的な「慈善」「愛」が隔離政策と結びついたことを説明しておきたい。

　第2章はフーコーの理論に学んで近代リベラリズムの法論を離れるとき、人は「差別されない」とする規範的立脚点から平等の法的実践が開かれることを論じる。フーコー権力論から平等の法論を展開する試みである。

　第3章は差別を配慮に置き換える方法について提案する。差別の複合性・互換性のある権力関係の中で、差別の加害と被害の双方の立場性が出会う接点のあることに着目し、そこを対等な対向性へと転換できることを指摘する。

　本書は歴史に学び、考えて、動き出そうとする簡単な構成のものである。この円環的な営みに対応する法学方法論として、匡正の平等の法論の仮説を提出するのが終章である。

　差別から配慮へ。はじめに掲げたい言葉である。高齢者に座席を譲る配慮を

みせる若者の行為規範は何だろうか。私は座らなくてよいが、お年寄りには座ってもらいたい。そこに2人が人として向き合える関係が成立する。もちろん若者は座り続けることもできるのだから、それは彼の自由な選択の結果である。エーリッヒ・フロムによれば、人間の自由の最初の行為は知恵の木の実を食べたことである。神に逆らう選択をしたことで楽園から追放され、自然を超越する人間への道が敷かれる。人間の歴史を拓くのは自由である。しかし、長いときを経て束縛の解かれた自由な個人となったとき、孤立した近代人を再び世界に結びつけるために、その処方箋の1つとして、例えばフロムは「私にはあなたにおいて世界を愛するという技法がある」と述べた。若者の自由は、眼前の老人において世界を愛しえただろうか。これに対し本書は、人間は善悪の選択をする前に平等の社会規範をすでに与えられていると述べようと思う。

やがて若者は床に座り込み、そのまま深く寝入った。老人はまどろみながら人生を懐う。若者には床で眠る自由があり、老人は座席に収まることで自由になった。しかし、これは各人が自由を享受する自由な社会というより、助け合い共に生きる社会と呼ぶことが相応しい。優先席もなく、誰も座席を譲ることができなくなれば、その社会は高齢者を差別しているだろう。そのとき座席を譲る配慮の技法があらためて必要になる。しかし、それは各人に各人の自由を割り当てようとしてもなかなか見いだせる均衡点ではない。そのまま座るか譲るかはそれなりの選択を要するが、後者の選択は人と人として2人を対向させるだけで、直ちに若者に特段の利益を何ももたらさないからである。それは具体的な人間関係の中でずれた等しさの感覚を呼び戻しているのであり、若者が床で眠る自由を手にしたのは多分に偶然だろう。この多様性の中でずれてしまう人の等しさを取り戻すことが本書のいう「匡正」である。それは優先席の設置という賢明な、もう1つの「配分」の方法よりも、しかし大切なことだろう。

第1章、第3章、終章はそれぞれ森尾亮、他編『人間回復の刑事法学』（日本評論社、2010年）、琉大法学82号（2009年）、同86号（2011年）に発表した同名の旧稿に加筆して再構成したものである。本書は科学研究費補助金（2006～08年度課題番号18530011、2009～11年度課題番号21530537）を受けてまとめられた。

目　次

まえがき

序　章　ハンセン病問題の現在 …………………………… 1

1　医療と差別 (1)　2　戦後沖縄のハンセン病 (9)　3　戦争とハンセン病、そしてフーコー (15)　4　ハンセン病療養所の将来構想 (21)　5　差別から配慮へ (24)

第1章　ヨーロッパ中世のハンセン病と近代日本の隔離政策 …………………………… 27

1　ハンセン病隔離政策の3要素　27
1　国辱論と患者救護論 (27)　2　隔離政策と感染予防 (28)

2　国辱論の再構成　31
1　国辱論の意味 (31)　2　ハンセン病の国辱視 (33)

3　隔離政策の帝国主義論　36
1　植民地支配と人種差別主義 (36)　2　第1回国際らい会議 (38)　3　「ノルウェー方式」の誤解 (42)　4　宗教的救済と隔離政策 (48)

4　ヨーロッパ中世のハンセン病　53
1　聖性と不浄 (53)　2　ツァーラアト・lepra・ハンセン病 (57)　3　中世医学の診断方法 (63)　4　病因論・病型論 (68)　5　ハンセン病療養所 (71)　6　キリスト教的慈善 (76)　7　イエスの実践 (79)

第2章　フーコー・ハンセン病・平等 …………………………… 83

1　排除の文化と差別の歴史　83
1　ハンセン病差別とフーコー研究 (83)　2　考古学とハンセン病 (88)　3　権力論とハンセン病 (92)

2 ミクロな権力関係と近代隔離政策　97

1　「衛生」と差別（97）　2　生権力論とハンセン病（102）
3　『知への意志』の「聖」フーコー（105）　4　司牧的権力論とハンセン病（110）

3 フーコー権力論と近代自然法論　118

1　「根源的な経験」（118）　2　「法的モデル」と「戦争モデル」（120）
3　自由主義的統治性の自由のゲーム（125）

4 平等の法的実践　132

1　ドメスティック・バイオレンスの権力関係（132）　2　同性愛差別と憲法14条（136）

第3章　ハンセン病とエイズの差別 …………………… 145

1 基本法時代の「準当事者」　145

1　「療養所の社会化」（145）　2　啓発劇をうけて（149）　3　差別と「愛」（155）

2 HIV感染予防とエイズの「生」　160

1　医学的議論と規範的議論（160）　2　差別の複合性・互換性（165）　3　加害と被害の対向的な立場性（169）　4　薬害エイズ裁判（172）

3 MSMと共生への配慮　176

1　MSM疫学調査とLiving Together（176）　2　集合的アイデンティティ（182）　3　支援・ケア・配慮（188）

終　章　匡正の平等の法論 …………………… 195

1　リベラル優生主義と「裸の平等」（195）　2　匡正の平等（203）
3　平等の先在性（207）　4　優生主義と「選択された生」（216）
5　おわりに（224）

あとがき

序　章

ハンセン病問題の現在

1　医療と差別

　1996年4月にらい予防法が廃止され、1998年7月にハンセン病違憲国賠裁判が法律学の専門家らのふいをついて熊本地方裁判所に提起された。「ハンセン病の患者であった」原告らが述べる発病の悲しみと辛さ、それは例えば家族と別れる孤独さ、寂しさであり、また強制隔離、断種・堕胎、重労働、自殺未遂、懲罰的監禁などの諸経験であるが、それらは憲法的世界の例外的状況があったことを知らしめた。幾つもの基本的人権が侵害されていたことは重大だったが、それにまして戦後日本の自由主義的、民主主義的な法学がこれを放置してきたことに驚いた者が多くいた。つまり、それは法学の非力を恥じてよい機会を提供していた。原告らは隔離政策により「人生被害」をうけた。らい予防法は1953年の制定当初から憲法違反だった。こう述べた2001年5月11日の熊本地裁判決は、法律家らのせめてもの償いであるという意義があった。
　もちろんこれは法学だけの過ちではなく、らい予防法が廃止されたとき、日本でハンセン病の「問題」を認識する人は多くなかった。それでもハンセン病の医療や福祉の現場に携わる人々がいたことを本書は重視することになるが、ハンセン病の差別は、しかし、そこでもほとんど過去のこととされていた。これは、今から振り返ると隔離政策の1つの効果であり、ハンセン病のすべての人を療養所に入所させておこう、として続けられた隔離政策は、人々からハンセン病への関心を奪っていた。ハンセン病の撲滅の標語は、ハンセン病を人々から隠すことで達成されたのだろう。それは「片居」である、つまり目立たぬ

ように静かに怯えて片隅に退くのがハンセン病である、と。[1]

　これは間違いであることを明らかにした、その熊本地裁判決から10年が経ち、まるで歴史は動じないかのように、ハンセン病をはじめて聞くと述べる大学生も多くなり、どのようにこれを講義で取り上げ、彼らに何を伝えればよいのかを模索してきた。たしかにそれは90年間の隔離政策による人権侵害の歴史であり、現在に続く差別の問題である。しかし、私にとってそれは長い絵巻のようなものでもあり、哲学者のテクストの言葉に劣らず意味が豊富である。向き合うとたくさんの問いが次々に浮かぶという点では、現代の私たちまで質問を投げかけ無知を悟らせるソクラテスのような存在感をもっている。そこで、はじめに熊本地裁判決後の経過をたどりながら、本書なりの一連の問題意識を説明したい。

　同判決から2週間後の5月25日、敗訴した日本政府は控訴しないことを発表し、判決が確定した。6月22日、議員立法によりハンセン病補償法が成立する。同法により裁判に不参加のハンセン病療養所入所者・退所者にも、同一基準で補償金が支払われることになり、また、戦後米軍統治下の沖縄の療養所入所歴に関する賠償金減額の特例扱いも解消された。

　隔離政策の法的責任が確定したことをうけて原告団・弁護団は、全国ハンセン病療養所入所者協議会（全療協）と統一交渉団を結成し、厚生労働省との間にハンセン病問題対策協議会を設置した。同協議会は2001年度に5回開催され、12月25日の第5回協議会で①謝罪・名誉回復②在園保障③社会復帰・社会生活支援④真相究明⑤協議会の年に1度の定期開催という5項目にわたる確認事項書が締結された。以後の厚生労働省のハンセン病問題に関する施策はこの確認事項を踏まえるものとされた。その基本的な考え方は、日本政府は隔離政策の法的責任に基づき、被害者らの被害回復をはかる義務を負うというものである。

　協議会で獲得された具体的な成果として、例えば、療養所退所者が「平穏で安定した平均的水準の社会生活を営むことができる」ように、2002年度から

　1）　島比呂志『片居からの解放』増補版、社会評論社、1996年、120頁。

序　章　ハンセン病問題の現在

退所者給与金（年金）制度が創設され、また2005年度から同趣旨で非入所者給与金（年金）制度が創設された。これらは後述のハンセン病問題基本法に盛り込まれた。また真相究明事業として「ハンセン病問題に関する検証会議」が2002年10月に設置され、ハンセン病隔離政策の誤りが歴史学・社会学・法学・医学等の多岐にわたる観点から検証された。中でも2005年3月にまとめられた同会議最終報告書別冊「胎児等標本調査報告」は、全国の6施設でホルマリンに長期保存され放置されていた計114体の胎児等標本の存在を明るみに出し（その後さらに4体が確認された）、感染症対策をこえて優生主義の影響下にあったハンセン病療養所の実態についてあらためて問題提起した。[2] これをうけて2006年8月から2008年1月にかけて全国の療養所で胎児慰霊祭や「堕胎児之碑」（栗生楽泉園）等の建立があった。このとき全療協（前会長・故宮里光雄）は、胎児が「なにゆえに出生を断たれ、しかも、その一部が、胎児標本として無惨な姿を歳月にさらされることになったのか」納得のいく説明を聞きたいとしたのに対し、厚生労働省は胎児標本が「今なお、置かれていること」について遺憾であるとする謝罪を繰り返した（全療協ニュース910号、同912号）。国賠裁判で厚生労働省は、優生保護法制定後の断種・堕胎は入所者の同意をえた正当な医療行為であると主張しており、その見解を変えていない。[3] また胎児標本の中には生産児の可能性のある例があったが、司法解剖は行われていない（全療協ニュース911号）。

　さらに検証会議最終報告書をうけて2006年3月に「ハンセン病問題に関する検証会議の提言に基づく再発防止検討会」が設置された。再発防止のための行動計画策定を目的とするこの通称ロードマップ委員会は「患者・被験者の権

---

2)　財団法人日弁連法務研究財団ハンセン病問題に関する検証会議編『ハンセン病問題に関する検証会議最終報告書（上）（下）』明石書店、2007年。以下、同書からの引用は「最終報告書上巻」「最終報告書下巻」として本文中に記す。胎児標本について最終報告書下巻633頁以下、小松裕「ハンセン病患者の性と生殖に関する言説の研究」熊本大学文学部論叢93号、2007年、23頁以下。

3)　1953年厚生省発衛第130号「優生保護法の施行について」において、本人の意思に反する強制的なあるいは欺罔手段を用いた優生手術が認められていることなど、優生保護法による優生手術が必ずしも正当でなかったことについて優生手術に対する謝罪を求める会編『優生保護法が犯した罪』現代書館、2003年、2-3、17、40-50頁。

3

利擁護のあり方」と「疾病を理由とする差別・偏見の克服、国民・社会への普及啓発」に関する2つのワーキンググループを組織して、2009年4月に報告書第1部、2010年6月に第1部を補充した報告書を取りまとめた。それは①患者の権利擁護の観点から「医療基本法」の制定など関係諸法規の再編成の必要性や②疾病を理由とする差別・偏見の克服とそのための啓発事業を推進する組織・機関の設置（厚生労働省と文部科学省の連携等）の必要性等を提言する。

また報告書には、同委員会のこれらの提言に対する関係機関・団体等の意見が紹介されている。その中で厚生労働省は「患者の権利の一方で、患者の具体的な義務」について考えるべきだとしており、患者の権利擁護のための医療制度設計が難航している印象を与える。反対に、医療の目的について、それを「疾病の克服」であるとする委員会提言に対し「病との共存」の視点が重要であるとする指摘もみられた（報告書56頁、全国「精神病」者集団）。同様に軽度障害当事者の立場から、医療従事者は「当事者を『症例』や『患者』として扱う医学的知識だけでは不十分であり、『生活者』として接することも重要である」との意見が出されていた（同101頁、日本アルビニズムネットワーク）。これらは医療と差別の関係を考える上で重要であったと思われるが、しかし、ハンセン病隔離政策の反省を踏まえ、委員会提言がこれをどこまで重視したかは読み取れないところが残った。

というのは、同委員会の再発防止策の2本柱である患者の権利擁護と疾病差別対策は、ハンセン病隔離政策が誤った医学的知見によるものであったことがその理由となり、一方で社会の差別・偏見が作出・助長され、他方で患者が医療機関でも不当な扱いをうけた、とする検証会議最終報告書の見解（最終報告書上巻381頁以下）をうけて導き出された。つまり、誤りうる医学に対し、一方で患者の権利を十分に保障し、他方でその疾病差別・偏見の助長機能を抑える、という再発防止策が打ち出された[4]。それはハンセン病の代わりに、例えば

---

4) ロードマップ委員会報告書が、患者の権利擁護を基本原則に据えて、従来の「国策に奉仕する医療」を国民のものに変えていかねばならないと認識していることについて内田博文「患者の権利擁護を中心とする医療の基本法の法制化を」部落解放621号、2009年、96頁以下、同「精神保健福祉法・強制医療の批判的考察」情況第三期11巻6号、2010年、133頁以下。

HIV感染症や統合失調症を入れても変わらない、と同委員会は考えているだろう。なぜならこれらの病気は、他害性を患者の隔離・管理の対策の理由の1つとしてきたからであり、そこに病気に関する誤解が入り込むことで、その他害性の印象が強められ、ともすると患者の権利が必要最小限度をこえて制約され、ひいては患者が差別的に取り扱われると想定できるからである。しかしながら、これらの病気にしても、疾病差別対策として、病気に関する正しい知識をもてば足りるというものではないことは、同報告書が指摘するとおりである。すなわち「疾病を理由とした差別は許されないという人権教育が徹底されなければ、いくら正しい医学的知識の普及に努めたとしても、疾病に対する差別・偏見は決してなくならない」(24頁)。つまり、2つの再発防止策のうち、この疾病差別対策（人権教育の徹底）は、本来的には病気によるか否かにかかわらず、あらゆる差別の事例に対する有効な対策となることが期待されているものである。そして同じことは、もう1つの再発防止策である患者の権利擁護にもあてはまり、これは疾病差別とは関わりなく、どのような病気の患者にも保障されねばならない。要するに、ロードマップ委員会は、相補的であるがそれぞれに守備範囲の異なる2つの独立した再発防止策を打ち出しているといえる。

　しかし、誤りうる医学に対し、それぞれに実効的な再発防止策であるとはいえ、このように二方向から法学的に（人権論によって）縛りをかけることで、はたして医療と差別の結び目を解くことができるか、という疑問を提起することができるように思われる。なぜ、医療は、ハンセン病においてそうだったように、極めて差別的に誤りうるのだろうか。ことは差別問題における人権教育のあり方に関わるが、これはこれまでの法学のあり方そのものにも反省を迫るはずであり、はたして法学は、医療における差別を牽制する任務に耐える内容をもっているかと自問せざるをえない。

　例えば性同一性障害は1つの病気であると認識されているが、患者らにとってそれは診断名であるだけでなく「個性」「アイデンティティ」を意味することがあり、[5]この点でハンセン病と類似する。患者らは「心の性」と「体の性」

---

5) 石田仁編『性同一性障害』御茶の水書房、2008年、6頁。

の違和だけでなく、生活上の性別（性自認）と法的性別（戸籍の性別）の相違のために（つまり症状そのものを理由とするのではなく）、性別二分と異性愛を原則とする性規範と抵触するとみられて、就職差別などをうけることがある。このような差別があるために、患者らは外観や名前の変更により治療を終えたとしても「（元）性同一性障害者」として生活することができる。それゆえ、ここでも一見すると、一方で医療機関における患者の権利を保障し、他方で性同一性障害を理由とする差別は許されないという人権教育を徹底する、という2本柱の対応が求められている。しかしながら、性同一性障害に関する特例法は、患者らに戸籍の性別変更への道をひらき、その条件として性別適合手術をあげた。つまり患者らは生活上の性別と法的性別を一致させるために、生殖能力を放棄し、他の性別の性器と近似した外観をもてばよいことになった。[6]これで就職差別からは解放されるだろう。ところが、法的性別の変更後の同性婚（例えば男性から女性になった人と女性との婚姻）は認められていないし、性別適合手術により生殖腺が取り除かれると実子をもつことはかなり難しくなる。つまり、以前とは異なる差別的な問題に直面することが起こりうる。

　これを、医学的には、つまり性別適合手術によっては、解決しえない性同一性障害に対する社会的差別がある、と理解するのが従来型の法学的な2本柱の考え方である。つまり患者の権利を保障して性別適合手術をするだけでなく、人権教育の徹底が必要であると考える。しかし、その徹底とは、性同一性障害の医療が「体の性」との違和の解決だけでなく、他の性別への変更を目的とするときに、性別二分と異性愛を原則とする性規範を前提としていることを問い直すということでなければならない。[7]つまり、まさしく特例法が性別適合手術をもって最良の治療法であると位置づけたことで、これは顕在化する問題である。性別適合手術は差別的に機能している性規範に担われて導入されているのであり、患者が他の「体の性」への変更を必要とするかぎりでそれは有効な

---

6) 性同一性障害者の性別の取扱いの特例に関する法律（2003年法律111号）3条1項が定める法的性別変更の5要件（①20歳以上②非婚③未成年の子がいない④生殖能力がない⑤他の性別の性器と近似した外観）のうち④⑤を満たすために性別適合手術が必要となる。③要件の問題点について二宮周平『家族と法』岩波新書、2007年、14-6頁。

7) 石田編・前掲書138-44頁。

治療法であるが、同時に性同一性障害に対する差別が同性愛やインターセックス等の性的マイノリティに対する差別と重なるかぎりで、それは性同一性障害の患者に対しても差別的に機能する。

医療による「疾病の克服」(性別適合手術による性同一性の回復)だけではなく「病との共存」「生活者」といったキーワードが重要になるのは、ここにおいてである。戸籍の性別の変更後であっても、家族などに対して以前の性別の外観が必要になることはありうることである。特例法（性別適合手術）が性別二分を前提として「自己を身体的及び社会的に他の性別に適合させようとする意思を有する者」を対象とするとき、違和を抱えて2つの性を生きる者の、こうした差別の現実はなかなか視野に入ってこない。「心を体に合うように変えられないのであれば、心に合うように体を変える」医療に対して、「体変えなきゃいきていけないこの社会も情けない」と述べる当事者がいる。「心の性」をありのままに尊重して、医療が性の多様性・複数性を追求できないのはなぜだろうか。医療が差別の中に暮らす当事者の思いと抵触せずにいられない部分を残すのはなぜだろうか、と問う必要がでてくる[8]。つまり、医療従事者と患者が信頼関係の下に協力しながら「疾病の克服」を目指すこと（ここから患者の権利と義務が導かれる）とは別に、より自覚的に医療行為を差別の領域から引き離すような努力が求められている。言い換えれば、ある病気はその病状等を理由として差別の対象になるというだけではなく（正しい知識や人権教育の必要性だけではなく）、医療が差別の領域に取り込まれる何らかの仕組みが働いていると考えられる。そして、特例法を待つまでもなく、そこに、むしろ法（学）が深く関与していると考えられる。こうした医療と差別の結び目を解くような、そのための法（学）の機能転換が、再発防止策として必要であると考えられる。

そうであるとすると、これはハンセン病隔離政策の誤りの理由を単に医学的知見の誤りにあるとしてよいか、という問題を提起している。そして同じことは、ハンセン病と優生主義の関係を考える上でも重要である。優生学の誤りを

---

8) 石田編・前掲書13、112、140頁。性同一性障害医療における差別について三橋順子「トランスジェンダーをめぐる疎外・差異化・差別」好井裕明編『セクシュアリティの多様性と排除』明石書店、2010年、172-9頁。

自明の理として議論を始めるとき、ハンセン病療養所における断種・堕胎は、入所者の同意が事実上強いられていたことに誤りがあったと整理されるだろう。したがって再発防止策として、第1に、生殖に関する患者の自己決定の権利が確実に保障されねばならないと結論が導かれる。第2に、ハンセン病は遺伝病ではないので、優生主義によるハンセン病差別は見当違いであるとせねばならない。しかし、優生政策も「疾病の克服」の1つの方法ではあるので、患者の権利擁護が優生主義を十分に抑制しうるかは疑問が残るのである。

　例えば、重い病気・障害の認められた胎児が人工妊娠中絶の対象に選ばれやすいという問題がある。ハンセン病療養所で優生保護法上の同意があったとされている以上、これはハンセン病と優生主義の結びつきの問題と無関係ではない。それは女性の自己決定権論が障害差別と交錯する問題であるとされるが、一方で女性の患者の権利（生殖医療に対する女性の産む・産まないを決める権利）を十分に保障して、他方で障害者の権利の教育を充実させても、これはなお解決に至らないのではないか。なぜなら、病気・障害のある人が病気・障害をもって生きているのであれば、同様に親がその子と生きることを受容できることが必要になるが[9]、それはその子に法律上の諸権利を保障・配分することと同じではないからである。諸権利がないことではなく、ハンセン病であること、あるいは重い病気・障害があることが問題とされて、子をもたない選択が行われているからである。

　つまり、隔離政策と優生政策がハンセン病において結びつき、ハンセン病差別を作出・助長したことについて、ハンセン病医学と優生学の誤りを自明視するだけでは足りないということが考えられる。ハンセン病医学が隔離政策と優生政策の理由となりえてハンセン病差別を作出・助長した仕組み、すなわち、ハンセン病医学がハンセン病差別に担われたことでハンセン病患者に強制隔離や断種・堕胎等の人権侵害が起きたこと、そして法学がこれを問題視できなかったことを問い直す必要がある。医療と優生主義の結び目を解く鍵もここに

---

9) 中込さと子「妊娠中に胎児に『予想外の出来事』があった女性たちの体験」齊藤有紀子編『母体保護法とわたしたち』明石書店、2002年、141頁以下、野辺明子、他編『障害をもつ子を産むということ』中央法規出版、1999年、220頁以下。

あるだろう。これが本書を一貫する1つのテーマである。ひとわたりの考察のあと、終章で再び優生主義を取り上げて見解を述べたいと思う。

2　戦後沖縄のハンセン病

　検証会議最終報告書には、戦後本土復帰前の沖縄の隔離政策に関する残念な記述がみられた。療養所からの入所者の社会復帰が進み「恵まれていた」とされている点である（最終報告書上巻477頁）。これが誤解であることは指摘したことがあり、[10]また同報告書の別の箇所では戦後沖縄の隔離政策による被害は軽減されていないと説明されている（最終報告書上巻684頁以下）。これらを繰り返すことはしないが、ハンセン病の「問題」を理解する上で、この誤解が同報告書に残った理由を確認しておくことは必要である。沖縄は1945年から1972年まで米軍統治下にあり、日本本土の隔離政策とは異なる経過をたどったため、違憲国賠裁判では沖縄の原告が受けた被害を日本本土の原告のそれと同視しうるかが1つの争点となった。1953年に制定された日本のらい予防法は1972年まで沖縄に適用されていない。また1961年に沖縄で、らい予防法にはみられない在宅予防措置規定と軽快退所規定をもつハンセン氏病予防法が制定されている。同法は沖縄の施政権返還にともない廃止されたが、らい予防法適用後も特別措置法により、沖縄県ではハンセン病の在宅治療と療養所退所者の職業指導等が行われた。そのため、沖縄は日本本土より「恵まれていた」と誤解されることになった。熊本地裁判決は、この誤解について、米軍統治下の沖縄の隔離政策による被害の実態を同時期の日本本土におけるそれと同視しうるかは、立証が十分でないと控えめな判断を示した。これは、裁判が進む中で、原告団・弁護団が前述のハンセン氏病予防法について、必ずしもWHO方式による国際的な医療水準の在宅治療を保障するものではなかったと主張したからである。論点を4つ指摘することができる。

　第1に、沖縄のハンセン病問題は沖縄問題でもあり、日本本土からは見えにくいということである。例えば1960年代の沖縄のハンセン病在宅治療につい

---

10)　森川恭剛『ハンセン病差別被害の法的研究』法律文化社、2005年、276頁。

て、米国民政府は積極的だったが琉球政府は消極的だった。琉球政府立法院で制定されたハンセン氏病予防法は、法案審議過程で在宅治療規定を修正して在宅予防措置規定をおき、その詳細について施行規則に委ねるとしたが、その施行規則は在宅予防措置について何も定めなかった。沖縄は米軍基地の島であり米軍の長期駐留は戦後沖縄の諸問題の分かりやすい理由となっているが、仮に米軍統治下にあったから沖縄でハンセン病の在宅治療が実現したと理解するなら、沖縄の米軍は功罪相半ばする印象を与える。この種の矛盾は沖縄問題を考察するための出発点になりうるが、しかしこれを認識することで満たされる関心の安易さというものが日本国内にはあるように思われる。

そして興味深いことに、最終報告書における「恵まれていた」とする記述は、沖縄のハンセン病療養所入所者に対する面接調査実施後の所見として書き込まれた。入所者らの語りが聞き取られたことになるが、これは、沖縄のハンセン病は「恵まれていた」とする誤解が沖縄の入所者らにも共有されていることを意味しない。そうではなく、彼らはそのように語ることで、沖縄のハンセン病差別の歴史と現実を通り過ぎようとしていた。表面的にハンセン病が語られたのである[11]。これはよくあることであり、被差別の当事者とのインタラクションは調査である前に差別を打ち消そうとする実践であり、調査者による差別は

---

11) 沖縄の入所者は「『沖縄／オキナワ』の特殊性」を強調して「『内地／本土』よりマシであった」と語ることで彼ら自身の被害を不可視化するという「皮肉な結果」が生じていると論じられているが（天田城介「ハンセン病当事者の声とその根本問題」佐賀部落解放研究所紀要22号、2005年、19-28頁）、そのように入所者が述べるのは調査者から質問されているからである、という点が考慮されていない。さらに沖縄愛楽園入所者の間で「内地」「高齢世代」「後続世代」という「差別と苦難の衡量化（序列）」による「世代間の断絶」があり、これが国賠裁判をめぐり世代間の対立となったとも論じられている（同「沖縄におけるハンセン病恢復者の〈老い〉と〈記憶〉」熊本学園大学社会福祉研究所報31号、2003年、176-81頁）。たしかに同園では2000年の自治会長選挙で国賠裁判が争点となり、その後も候補者間で票が二分されている。しかし、どこでも人間関係はかなり複雑であり、これは世代間の差異によるものではないと思われる。また同園と宮古南静園の入所者の考え方や行動を比較して差異を指摘することはできるが（同・前掲2003年、182-6頁）、青木恵哉の存否よりも後者に故松村憲一や知念正勝がいたことを論じるべきである。そして85年前に沖縄に派遣された青木の足跡は今も愛楽園をつつみこみ世代をつないでいる。「御歌碑」（つれづれの碑）には付与されない意味が、青木の頌徳碑や銅像にはあるだろう。青木について辻央「入所後の青木恵哉」ハンセン病問題ネットワーク沖縄編『つくられた壁を越えて』なんよう文庫、2009年、36頁以下。

序　章　ハンセン病問題の現在

特に倫理的に許されない。日本から沖縄が遠いように、ハンセン病も遠くにあったのであり、その距離を性急に詰めようとしても、それは簡単には届かないものとして残る。文字に記されればかき消されてしまう当事者の思いもあるだろう。そこで、ひとまず本書はハンセン病の論じられ方のほうを考え直したいと思う。つまり、ハンセン病を一編の歴史絵巻と見立て、そこに何を読みとくか、そこから何を糧として法学はどう変わるべきか、そして、どう行動するか（結末に何を描くことができるか）。

　第 2 の論点は、この誤解が沖縄愛楽園の名誉園長、故犀川一夫の研究報告によるところも大きいということである。犀川は1971年に来沖し、沖縄のハンセン病在宅治療を施政権返還後のらい予防法の下で存続させた人物であり、彼の多くの著書・論文において、沖縄は日本のハンセン病隔離政策の例外であると強調された。犀川によれば、沖縄の在宅治療制度はハンセン氏病予防法の「在宅治療規定」に基づき1962年に始まった。熊本地裁判決にも、この犀川の理解がそのまま採用されている。しかし、同法に在宅治療の文言はなく、沖縄で在宅治療が制度化されたのは、琉球政府が沖縄らい予防協会にこれを業務委託した1968年であると考えられる。[12] 犀川は1960年代の沖縄の在宅治療の事実

---

12)　森川恭剛「戦後本土復帰前の沖縄のハンセン病隔離政策」范燕秋編『東亞近代漢生病政策與醫療人權國際研討會論文集』国立台湾師範大学台湾史研究所、2010年、92-3頁。──概要を載録する。琉球政府から沖縄らい予防協会に対する在宅治療の業務委託関係を史料的に確認できるのは、同協会の1970年度（1969年 7 月～1970年 6 月）事業計画書であり、そこに政府委託事業として「在宅患者治療」「ハ氏病患者収容」「後保護指導」が明記されている。琉球政府厚生局医務課による1963年の文書「ハ氏病対策」は、在宅治療について、「この制度の実施は専門医による患者の定期的検診、公看による訪問指導等が必要となるので、らい専門医の不足している現状においてはこの制度を広範囲に適用することは出来ないが、将来は本土政府の技術援助による専門医師の長期的派遣を得て、漸次拡大強化して行く計画である」と述べる。同協会は「無料相談所」の看板を掲げてハンセン病の診療・投薬をはじめていたが、1964年度（1963年 7 月～1964年 6 月）の同協会に対する政府補助金1,500ドルのうち「相談所費」は300ドルであり、その使途は「医師への謝礼金25ドル×12月」である（厚生局医務課「1964年度 補助金に関する書類（沖縄らい予防協会補助金）」）。琉球政府が同協会のハンセン病診療を財政的に支援していたことを認めうる。しかし同協会が「スキンクリニック」の名称で診療所を建てるのは1966年 2 月であり、翌67年 2 月に同協会に対する琉球政府の診療所開設の許可が（おそらくはじめて）おりた。そして同協会機関誌「あだんの実」136号（1968年10月）は「1969年度予算で、琉球政府は在宅患者治療委託費を計上、クリニックに要する経費が賄われるようになっ

関係を調査せずにその意義を誇張したことになるが、その理由は、もちろん診療業務で多忙を極めたからであると思われるが、他にも考えられるものがある。彼がもう1つ言及していないのは、1996年の法廃止まで国立療養所沖縄愛楽園が隔離施設として存続したことである。彼によれば沖縄を除く日本のハンセン病政策の誤りは、ハンセン病が「不治の時代」の患者隔離から「治る時代」の在宅治療へ、ハンセン病医療の国際的水準からかけ離れて変化しなかったところにある。しかし、犀川自身も1971年からそこに身を置いたところの隔離政策と在宅治療の並存について、それを肯定していたと思わせるところがある。というのは、犀川は近代日本のハンセン病隔離政策の始まりについて、国賠裁判の証言でその見解を修正するまで、患者救護の観点から容認していたからである。つまり「治る時代」の療養所が「不治の時代」の入所者の救護施設として残されているのは、彼らの後遺症の程度とその経験したハンセン病差別の過酷さを考慮すれば、それが隔離政策であるとしてもやむをえない、と認識されていたように思われる。これは、現在のハンセン病問題基本法が入所者の終生の在園保障を明記したことからすると、まったく誤った認識であったとは思われない。しかし、在園保障を患者救護の観点から慈善的に「救いの手」と認識するか、「被害回復」のためと認識するかは異なる。現在の療養所は、入所者にとって厚生労働省の施設長に管理された病院であり生活の場所であるが、この認識の違いは、施設運営のあり方に影響を与えるだろう。医療従事者にとって入所者は後遺症の患者であり、生活者であり、後者である点で特別な配慮・ケアを必要としている。この配慮・ケアの内容は、隔離政策の過ちの反省を踏まえて、差別をうけてきた人に対するそれとして、その被害の回復を目的とするものである必要があると思われる。しかし、在園保障が基本的に「救いの手」であれば、それは隔離政策のときから続いていることであり、その過ちの反省を踏まえて、療養所が運営されることは必要のないことだろう。したがって犀川は、在宅治療の実績を特筆したが、隔離政策の継続（療養所運営の

た」と記す。また同協会編『創立15周年記念誌』（1973年）の年表には1968年7月に「本会が行ってきたスキンクリニック業務を、本年度（69年度）から政府の委託業務に移す」とある。したがって琉球政府の在宅治療制度は1968年7月からということができそうである。

序　章　ハンセン病問題の現在

あり方）については特に述べていない。

　つまり、犀川のこの沈黙によってもたらされた戦後沖縄のハンセン病隔離政策に関する誤解というものがあり、それが同時に、現在も近代日本のハンセン病隔離政策の過ちの反省を妨げていることが考えられる。もしそうであるなら、現在の終生在園保障をかつての患者救護論から切り離して理解しないかぎり、ハンセン病療養所は一般的な医療・福祉施設としてはともかく、入所者の「生活者」としての権利擁護、すなわち差別の対象でもあるハンセン病への配慮を難しくするだろう。同じことは退所者にもいえ、その在宅治療等の便宜をはかる機関として存続する公益法人沖縄県ゆうな協会は、退所者の被害回復という観点からすると、ほぼ休眠状態にある。第1章は、こうした患者救護論の認識の誤り、すなわちハンセン病療養所が患者救護の慈善的施設であったかぎりで、隔離政策の反省は無用であるとする認識の誤りを歴史的に説明している。

　第3の論点は、ハンセン病隔離政策の誤りの理由は単に医学的知見の誤りにあるのではない、という前述の問題提起と関係する。熊本地裁判決は「1960年以降においては、もはやハンセン病は、隔離政策を用いなければならないほどの特別な疾患ではなくなっており」「隔離の必要性が失われた」と述べたが、これはハンセン病の「治る時代」には在宅治療が望ましいという犀川の見解を採用したものである。つまり隔離政策の是非に関する同判決の判断基準は、国内外のハンセン病に関する正しい医学的知見である。これを沖縄にそのまま適用すれば、1961年の沖縄のハンセン氏病予防法による隔離政策を日本のそれの例外とする理由はなかった。しかし、日本本土については隔離政策による1960年以前からの「人生被害」が立証され、その上で1960年以降の隔離政策が医学的にも明白に不当であるとされたが、沖縄については在宅治療に関する誤解から、この二段階の立証が尽くされなかった。また、その時間的余裕も与えられていなかった。

　しかし、隔離政策の違法性は二段階に分けて立証されねばならなかったのだろうか。例えば1953年の日本のらい予防法6条は「らいを伝染させるおそれがある患者」の隔離規定であり、原告団・弁護団はこれが全患者の隔離規定であることを事実に即して明らかにした。しかし、ハンセン氏病予防法の「隔離

規定の運用状況や退所許可の実情等」は不明であるとされた。後者に隔離規定があることは知られているが、同時に「在宅治療」規定があると誤解されており、また軽快退所規定があったので、これらが当時のハンセン病に関する正しい医学的知見に従うものであるなら、沖縄は「恵まれていた」とする先入見にも一理あることになるだろう。たしかに熊本地裁判決の対象となった第1次から第4次提訴の原告127人のうち、沖縄の原告は3人と少なかった。国賠裁判において沖縄認識が深まっていくのは1999年12月の第7次提訴82人中64人、2000年4月の第9次提訴110人中107人が沖縄からという大量提訴をまってからである。こうして沖縄のハンセン病差別の歴史が原告らにより少しずつ法廷に伝えられた。しかし、それでも最初の3人の「人生被害」は戦後沖縄の隔離政策の違法性を立証する十分な根拠とならないのか、という疑問が残る。「正しい」医学的知見に従う法令の「正しい」規定が先入見となり、違法な現実がみえにくくなるとすれば、そのこと自体が法令の違法性をすでに争いにくいものにしてしまっている。ここから、違法な現実（被害事実）の認識を可能にする社会学的調査研究の意義が強調されねばならないし、また、その調査研究によって、医事薬事行政の違法性の判断基準は、つねに医学的薬学的知見のその時々の正しさにあるか、という医事法学への問題提起が可能である（なぜならハンセン病隔離政策の誤りは医学的知見の誤りに還元できないからである）。この点について第**3**章で言及したい。言い換えれば、これは医学的であり、そして慈善的でもあり、さらに差別的な法令の誤りの判断方法に関する問いである。そのような法令を長らく見過ごしえたことが法学の反省点であり、少なくともここにハンセン病違憲国賠裁判にこだわりたい1つの理由を認めうる。

　第4の論点は「人生被害」の後半についてである。違憲国賠裁判で被告は、らい予防法の隔離規定が1970年代後半以降に死文化していたと主張した。これに対し熊本地裁判決は、らい予防法による被害は法廃止まで累積的に進行し、原告らに「人生被害」を与えたとした。しかし、一般的にはハンセン病問題は過去において深刻であり、時代が下るにつれて被害も軽減すると考えられている。同判決も「昭和50年以降においては、隔離による被害の著しい後退と処遇改善を考慮」して、慰謝料額の算定方法において被告の主張を入れてい

る。この意味では沖縄に関する「恵まれていた」との誤解は、時期的にこの被害軽減の印象を少し先取りしているにすぎないともいえる。しかし、沖縄に多い退所者は、退所はハンセン病差別の中に飛び込むようなものであり、「社会内で平穏に生活する権利」の侵害が継続していると述べている。ここに退所者の「生活者」として権利の問題がある。[13] これは隔離規定が死文化していても、また隔離政策が廃止されても、未解決のままに残された問題である。このようなハンセン病問題の現在に取り組むために、2011年5月、沖縄県内（名護市・宮古島市・石垣市）でハンセン病市民学会第7回交流集会「いま、ぬけだそう！～手をつなぎ共に生きる社会へ」が開催された（『ハンセン病市民学会年報2011』近刊予定）。

3　戦争とハンセン病、そしてフーコー

　検証会議最終報告書はハンセン病隔離政策の誤りに関する検証作業の完了を意味しなかったので、同報告書が厚生労働省に提出されてから2か月後の2005年5月に、ハンセン病差別の歴史の教訓をこれからの社会のあり方に引き継ぐことを目的とするハンセン病市民学会が設立された。市民学会の活動は①交流②検証③提言の3つからなる。このうち交流とは、全国各地で国賠裁判の原告らを支援するために広がった市民運動の輪を再結合しようとするものである。当事者運動団体である全療協の高齢化は進み、年々活動の継続が難しくなってきている。各地の退所者による運動体への参加も非常に限られている。そして、前述のとおり、ハンセン病問題対策協議会は厚生労働省と協議を重ねているが、同省は被害回復に必ずしもまだ前向きではないとされる。現在、年に1度のこの定期協議はハンセン病問題基本法6条（「国は、ハンセン病

---

[13]　退所者の利用可能な医療機関が限られていることについて桑畑洋一郎「ハンセン病療養所退所者の医療利用実践」保健医療社会学論集21巻2号、2010年、95-8頁。後遺症等の地域医療の可能性について並里まさ子「一般医療機関でハンセン病を治療する」診療研究47号、2012年、19頁以下。沖縄愛楽園では全国に先駆けて2011年4月に保険適用病床（4床）が導入され、退所者も入院可能になった。なお退所者・非入所者は療養所に入所できるが（基本法8条）、配偶者等との同居はまだ保障されていない。要介護等で（最後の手段として）親族等に伴われて単身で入所する例がみられるという。

問題に関する施策の策定及び実施に当たってはハンセン病の患者であった者等その他の関係者との協議の場を設ける等これらの者の意見を反映させるために必要な措置を講ずるものとする。」)を根拠にしており、前述のロードマップ委員会は、疾病差別対策に即して、同条の意義を「当事者による当事者のための当事者の人権」(報告書19頁)と標語化した。同条にいう「ハンセン病の患者であった者等」被差別の当事者と「その他の関係者」が市民学会に参集することは、こうした当事者による人権運動の裾野を拡げるという意味をもつと思われる。

次に、市民学会の検証活動は多岐にわたるが、例えば2008年5月の第4回交流集会(東京)で「戦争とハンセン病」をテーマとする分科会が開催された(『ハンセン病市民学会年報2008』2009年、136頁以下)。そこでは次のようなことが検討課題とされていた。第1に、日本のハンセン病問題研究は、国賠裁判後に自伝的な記録や研究調査文献が数多く出版されるなどして活性化したが、隔離政策による被害の全貌をつかむことはできていない。日本のハンセン病療養所の中には戦時期に死亡者が急増しているところがあるが、その実情についてあまり知られていない。この点では沖縄戦に巻き込まれた沖縄の療養所の場合は、沖縄戦研究の観点から隔離政策における「戦争被害」の解明がむしろ進んでいる[14]。ところが反対に、隔離政策による被害の事実を相対化しようとする動きがでてきている。国賠裁判を通してハンセン病問題において「人権侵害」という「被害の語り」が主流化したが、当事者の「被害だけではない語り」の中に記録すべき貴重なものがある、彼らは単に「被害者」として受動的に生きてきたのではない、とする議論である。これは前述の社会学的調査研究の意義に関わる。

たしかに国賠裁判における原告の主張は、隔離政策を国家権力による人権侵害として批判し、少なくとも間接的にこれに加担した国民に反省を迫るという内容である。それは例えば三宅一志『差別者のボクに捧げる』(1978年)、徳永進『隔離』(1982年)、藤野豊『日本ファシズムと医療』(1993年)、大谷藤郎『ら

---

[14] 吉川由紀「ハンセン病患者の沖縄戦」屋嘉比収編『友軍とガマ』社会評論社、2008年、143頁以下。「沖縄戦がもたらした戦禍に限りはなく、同じものは1つとしてない」「なお埋もれているかもしれない被害への思いをいたらせる努力が、繰り返し求められる」(169頁)。

い予防法廃止の歴史』(1996年)、荒井英子『ハンセン病とキリスト教』(1996年)等に共通してみられる性質であり、原告弁護団はこれらの著作に学んでいると思われる。仮にこれを法論アプローチと呼ぶなら、これと一線を画しているのがミシェル・フーコーの権力論の影響をうけた澤野雅樹『癩者の生』(1994年)や武田徹『「隔離」という病い』(1997年)の方法である。これらでもハンセン病隔離政策の歴史は反省の対象にされているが、隔離政策の違法性やその責任の有無に関する評価(規範的な判断)はむしろ控えられている。そこでの関心は、国家権力による合法的で一方向的な権力行使とは区別されるミクロな権力関係のあり方である。そこではおそらくこう考えられている。ハンセン病問題を論じるためには「権力の問題を、善悪のような道徳的な問題や法律的な観点から提出するのではなく、単純に素朴な問いとして提出すること、すなわち権力の関係とはいったいどういうことに存するのか」と。[15]

　それゆえ原告弁護団はこの2冊を証拠申請していない。そして、この点ではハンセン病の聞き書きの名作『隔離』も同じ扱いをうけた。その理由は、原告弁護団にとって、例えば次のような入所者の語りが、隔離政策による被害を立証する上で二義的であり、証拠評価の分かれるおそれがあり、少なくとも前後の文脈から切り離して、それが読まれることは好ましくなかったことにある。すなわち①入所するとき「看護婦さんたちが、みんな灯ともして迎えに出てくれていた。なんとなくホッとした」。これは入所して救われたという心情の一端を表している。②療養所の中の高校は「楽しかった」「一生懸命(勉強)しました」「その後社会復帰して、医者や検事になった者もいます」。これは療養所の中に希望があったことを意味する。しかし①の語りは、入所後に作業をして左足に傷をつくり「まだあまり慣れていない医者」に切断されてしまい、今では後悔していると続く。②は、ここは「島でしょ。1週間くらいはいいですけど、それ以上いると何か窒息しそうな気持ちになって、ノイローゼになりそうでした」「社会復帰は許可になりませんでした」「医者は大丈夫だ」と言っ

---

15) ミシェル・フーコー、渡辺守章「政治の分析哲学」蓮実重彦、渡辺守章監修『ミシェル・フーコー思考集成』Ⅶ巻所収、筑摩書房、2000年、127頁(以下、同全10巻からの引用は『フーコー思考集成』と標記して巻号、テクスト番号、頁数を記す)。

たが失明した。「自殺しようって考えました。でも目も見えないし、手は麻痺しているでしょう。自殺すらできなかった」と続く。[16] これらの語りはたしかに全体として意味をもち、社会学はその全体を考察の対象とする。しかし、原告弁護団にとっては、語りの後半だけでも十分である。

　この意味で法論アプローチはハンセン病問題研究のもう1つの流れを回避したといえる。法学が、この語りの前半の意味を、隔離政策の違法判断に際して汲みとる論理をもたないことが、おそらくその原因となっている。それゆえ社会学的な観点からは、フーコー権力論の影響力を無視しえず、「被害だけ」に着目するような法論アプローチは、権力関係を直視するものではなく、またそもそも人は「ハンセン病」そのものを多かれ少なかれ相対化して生きることができるものであるという意味で、[17] 魅力的ではないだろう。しかし、もしこれが国賠裁判後のハンセン病問題研究において隔離政策による被害の相対化論として表れているとすれば、それは根本的にはフーコー権力論と法学方法論の対話の不足に由来すると考えられる。第2章はこの間の相互理解を進めようとする試みである。ミクロな権力関係への注目は有意義であり、「単純に素朴な」法論がありうると考えるからであり、ここでは次の点を指摘しておきたい。

　神谷美恵子は『生きがいについて』（1966年）において、暗い谷底におちこんだハンセン病療養所入所者が新しい精神的な生きがいを見いだす場合があることを紹介している。これについて入所者の1人である島田等は「人間の残酷さということが、ほかならぬ私たちの存在をつうじて普遍化されるとき、私たちは私たちの悲惨をどう受けとるべきか」と自問した。[18] 神谷が論じたのは不幸を転じて幸せをつかむことの意義であるが、そのためにハンセン病を象徴的に暗く重たく叙述したように思われる。神谷はハンセン病療養所に勤務した精神科医であり、死体解剖された入所者を弔うとき、はじめて「ゆっくり人間と

---

16) 徳永進『隔離』岩波現代文庫、2001年、255頁以下、276頁以下。
17) 福岡安則、黒坂愛衣編（話者・有村敏春）『生き抜いて サイパン玉砕戦とハンセン病』創土社、2011年。編者らが注意深く解説するように、同書は差別被害の中で語られ、聞き取れた話者の入所前の「原体験」を記録している。もちろん「ハンセン病」を生き抜けた人ばかりではないことに留意したい。
18) 島田等『病棄て』ゆみる出版、1985年、93頁。

して患者のことを思うことが許される」と述べている(「ちなみにらいの施設ではほとんど全部のらいの死者が解剖される」)。そのようにして「患者の生きた個性」「患者の示す精神的特徴」、生前に輝き出ていた「生命の尊厳」を想うことができるからこそ、医師は患者と「人間として交わる使命」を担い、かくて生命尊重の医療倫理が成立する、と。神谷は死体として向き合うことを約束された入所者の中に「患者の存在のかけがえのなさ」をみていた。それゆえ神谷は、そのあまりにも暗いと感じられた谷底を医師としてみつめればこそ、フーコーに対し「臨床の場に立って苦しむことなく、ただ遠くから医学について『哲学する』者」と評しえた。[19] しかし、神谷の医師目線に対して、むしろフーコーは、彼の刑務所改革(受刑者の待遇改善)運動や「被統治者の権利」の擁護論からすると、基本的に患者目線で、つまり現在の患者の権利論に通じる観点から医療行為を論じていた、と理解することができるだろう。たしかにハンセン病療養所は職員だけでなく入所者にとっても生きがいを見いだしうる場所であったが、入所者の被害の深刻さを主観的に克服されるべきものとして象徴化すれば、隔離政策の過ちの反省が妨げられるとして登場してきたのが法論アプローチである。おそらくフーコーであれば、入所時に当然のように入所者から死体解剖の承諾をとっていた隔離政策に、身体を個別化する規律権力の作用を認めるだろう。法論アプローチはこれを権利侵害として問題化した。彼の権力論と権利侵害論が相容れぬものであるとは考えられない。

　「戦争とハンセン病」の第2の問題意識は、2004年8月に韓国小鹿島更生園の入所者が、日本の植民地時代に強制隔離されたことに対する補償を求め、ハンセン病補償法の不適用を不平等であるとして不支給決定の取り消しを求めて提起した行政訴訟の意義に関わる。同年12月に台湾楽生院入所者らが提訴したことにより、日本でソロクト・楽生院訴訟と呼ばれるようになったこの裁判は、法律学の関心をほとんど呼ばなかったが、本質的には日本の植民地支配責任と戦争責任・戦後責任を問う戦後補償裁判であると理解されている。[20] ソロ

---

19) 神谷美恵子『著作集8 精神医学研究2』みすず書房、1982年、188-203頁。
20) 座談会(滝尾英二、徳田靖之、朴燦運)「小鹿島ハンセン病補償請求裁判の意味はどこにあるか」世界739号、2005年、289-92頁。なお在日の入所者について『トラジの詩』編集委員会

クト判決(東京地判2005(平成17)・10・25)が請求を棄却し、楽生院判決(東京地判同日)が請求を認めて司法判断は分かれた。前者によれば、1953年らい予防法の適用外となった「外地療養所」入所者は、その点で「内地療養所」入所者と類型的に違うので、被害事実に関する原告の主張(「本件療養所においては、日本本土の療養所の被害実態と同質の被害実態があり、その被害は、植民地支配下における収容という要素が加わり日本本土の療養所の入所者の被害以上に深刻で悲惨であった」)を入れる余地はない。これに対し後者は、ハンセン病補償法の趣旨を次のように理解した。すなわち「ハンセン病の患者が永年の間、偏見や差別と隔離政策の中で、多大な苦難を強いられてきたことを真しにうけとめた上で、かつてハンセン病の療養施設に入所した者の心身の傷跡の回復と今後の生活の平穏に資するために、単なる損害賠償ないし損失補償にとどまらず、政策的考慮に基づいて行われる特別な補償である」(判決要旨)と。後者は、前者の指摘する「外地」と「内地」の類型的違いを戦後責任の観点から乗りこえているように思われる。そして2006年にハンセン病補償法はこの趣旨で改正され、立法的に戦後補償が実現した。それは同法が戦後米軍統治下の沖縄の療養所を本土療養所と同等扱いした前例を踏襲したものであると考えられる。つまり、これを沖縄に即して捉え返せば、沖縄は日本の領域内にあったが、同様に沖縄に対する戦争責任・戦後責任の観点から、沖縄のハンセン病隔離政策を省みることが求められていることになる。ソロクト・楽生院訴訟の原告らが述べたように、その被害事実とは隔離政策による被害の上に植民地支配による被害が重なってもたらされたものである。この被害の二重性は戦前沖縄の隔離政策にも皇民化政策との結合において認められる特徴である。[21] つまり隔離政策は日本本土よりもその外側で被害をより顕在化させやすいと考えられるのであり、沖

編『トラジの詩』皓星社、1987年、立教大学史学科山田ゼミナール編『生きぬいた証に』緑陰書房、1989年、金永子「ハンセン病療養所における在日朝鮮人の闘い」四国学院論集111・112号、2003年、107頁以下、金貴粉「解放後における在日朝鮮人ハンセン病患者の『位置』」Quadrante(クァドランテ)9号、2007年、523頁以下、崔南龍『孤島』解放出版社、2007年等がある。

21) 森川恭剛「近代沖縄とハンセン病差別」財団法人沖縄県文化振興会史料編集室編『沖縄県史各論編第5巻近代』沖縄県教育委員会、2011年、545頁以下。

縄ではその到達点として療養所の戦争被害があった。この意味で「戦争とハンセン病」の問題化は、沖縄を韓国・台湾に近づけることにより、感染症行政の法的責任の枠をはみ出るハンセン病隔離政策の特徴を示唆する。したがって理論的には、ハンセン病隔離政策に関する国内的な被害補償を旧植民地・占領地へと外側に平等適用すること（ソロクト・楽生院訴訟の争点）ではなく、むしろ反対に外から、言い換えれば戦争責任・戦後責任の対象でもあるという特徴を有する、日本のハンセン病隔離政策の誤りを、どのように社会学的、歴史学的そして法学的に問い直すか、という課題が提起されている[22]。

本書ではこれを正面から取り上げて論じることはできない。しかしフーコー権力論は、近代ハンセン病隔離政策が植民地主義や人種主義と結び付くこと、むしろそれが本来的なあり方であることを説明するための道具として用いられている。これは近代日本のハンセン病隔離政策の開始された理由に関する国辱論の再構成の必要性を示唆するので、第1章の前半でこの作業をしたい。

4 ハンセン病療養所の将来構想

ハンセン病市民学会は第3に提言活動を行うとしている。2008年6月に「ハンセン病問題基本法」（ハンセン病問題の解決の促進に関する法律）が制定され、翌09年4月に施行された。全療協が同法制定運動を進めるにあたり「最後のたたかい」であるとして、その意義を強調していたのは、入所者の在園保障を確実にする必要性と関わる。厚生労働省は「最後の1人まで」在園を保障すると述べたが、その方法が明確にされねばならなかったからである。この点について、全国13の療養所施設長らによる2004年度厚生労働科研費特別研究事業「国立ハンセン病療養所における現状及び将来に関する対策の研究」（主任研究者・長尾榮治）は、療養所の将来像として①入所者減少に合わせた規模縮小②他機能の取り入れによる現状維持③療養所・入所者の他の場所への移転とい

---

22) 滝尾英二『朝鮮ハンセン病史』未來社、2001年、33頁以下。「南洋群島」での患者虐殺について林博史「ナウルでのハンセン病患者の集団虐殺事件（上・下）」戦争責任研究64巻、2009年、41頁以下、同65巻、2009年、66頁以下、藤野豊『戦争とハンセン病』吉川弘文館、2010年、167頁以下。

う3コースがありうるとした。③は療養所の統廃合を意味する。同様に翌05年度「国立ハンセン病療養所の将来状況と対策の研究」（主任研究者・同）は②を困難視し、③について「離島、山上、僻地に施設が在る場合は地理的条件が悪く、転居も選択肢である」と結論した。これに対し2005年9月の対策協議会で統一交渉団は「将来構想の策定にあたり、本協議会において統一交渉団が合意しない限り、(1)統廃合はしないこと、(2)将来構想の先取り実施はしないこと」を要求した。そして全療協は翌06年2月の第62回臨時支部長会議で療養所将来構想問題を運動の中心に据え、各支部（療養所自治会）がそれぞれ将来構想を策定するとする運動方針をとりまとめ（全療協ニュース906号）、同年12月、統一交渉団に市民学会などが加わり「ハンセン病療養所の将来構想をすすめる会」が結成された。同会は、入所者の「終の住処」となった療養所を維持するために、百万人署名運動を推進した。そして議員立法により通称、基本法が制定された。

　基本法は隔離政策による被害の回復がその基本理念であるとし（3条1項）、そのために「入所者が、現に居住する国立ハンセン病療養所等において、その生活環境が地域社会から孤立することなく、安心して豊かな生活を営むことができるように配慮されなければならない」とした（同条2項）。そしてこれを具体的に可能にするために、同法12条1項は「国立ハンセン病療養所の土地、建物、設備等を地方公共団体又は地域住民等の利用に供する等必要な措置を講ずることができる」と定め、さらに同条2項は「国は、前項の措置を講ずるに当たっては、入所者の意見を尊重しなければならない」と定めた。つまり、入所者意思に基づいて、前述の②のハンセン病療養所への他機能の取り入れが推進されることになった。

　しかし全療協は、療養所の将来構想を実現していくためには法律、行政、差別の3つの壁があると指摘してきた。法律の壁とは、らい予防法の廃止に関する法律2条が療養所は「入所者のために」あると規定して、他機能の取り入れを阻んでいたことを指すが、基本法制定により解決した。また行政の壁とは、国立の医療機関の独立行政法人化や国家公務員の定数削減という行財政改革の中で、国立ハンセン病療養所の例外扱いが認められるかという問題であるが、

序　章　ハンセン病問題の現在

基本法の趣旨に則り2009年7月に衆議院で、また翌10年5月に参議院で「療養体制の充実に関する決議」が採択されるなど政治的な交渉が続いている。そうすると市民運動レベルで模索され、提言されるべきであると考えられるのは、差別の壁をどう乗りこえるか、という問題であることになる。

　差別の壁は2つの要素から成り立っている。まず、一般社会におけるハンセン病差別であり、そのためハンセン病療養所の現状を理解する者は少なく、これを地域社会に開かれた施設として、そこに他機能を取り入れて利用しようとする発想がなかなか育ちにくいという状況がある。次に、入所者において部外者に対する不信感や恐怖心、そして諦観ともいえるあきらめがあり、これが入所者と地域住民等が連携して療養所の将来像を構想することを困難にしている。この双方向的な壁をせめて低くする、できれば取り除くためにはどうすればよいか、言い換えれば、いわゆる差別の加害と被害の対向的な立場性をくずしていくにはどうすればよいかを考察するのが第3章である。

　ハンセン病市民学会の意義について触れておきたい。ハンセン病差別は被差別の直接的な当事者性の継承がなく、当事者とその家族とのつながりも弱いという固有の状況があり、それゆえ市民学会は全療協の当事者運動のバトンを託されている。しかし、国賠裁判から続く市民運動の一里塚としてハンセン病問題基本法が制定され、当事者らの中には最低限の達成感をもつ者が少なくなく、一般的にもハンセン病問題への関心の低下が認められ、運動体としては難しい課題を抱えている。また全療協（入所者）と退所者、あるいはその家族との間で、関心の隔たりも認められる。しかし、入所者の中には療養所の一室で、また退所者の中には社会の片隅で、かつてハンセン病を差別した社会は変わったのだろうか、と日々の出来事を観察している人が多くいると思われる。沖縄で開催された前述の第7回交流集会で「手をつなぎ共に生きる社会へ」「いま、ぬけだそう」というテーマが掲げられたのは、このような人々へのメッセージとして、基本法のいう被害回復の対象者である「ハンセン病の患者であった者等」同士が手をつなぎ、また他の被差別の当事者や、それ以外の非当事者もいわば「準当事者」として、人が差別されない平等な社会を等しく希求する、1つの輪に加わりうることを伝達したかったからである。市民学会がそのよう

な市民運動体の役割を務めていくことも必要であると思われる。

5　差別から配慮へ

　本書は、ハンセン病に対する差別を配慮へと転じたいと考えている。そのためにはフーコー権力論から示唆をえて法論を組み替える必要があり、さらに差別の加害と被害の対向的な立場性をくずすように配慮の方法を実践しなければならない。こう考える上で参考になったのは次の1冊の本である。

　金城幸子は『ハンセン病だった私は幸せ』（ボーダーインク社、2006年）を出版した。この書名は論争を呼んだ。「ハンセン病を背負う私は、社会から隔離されていても、精神的に鍛えられ、人間的に成長しえたから幸せである」という意味であると誤解を与えかねないというのがその理由である。国賠裁判後、ハンセン病隔離政策の過ちを宗教的な観点から反省するとき、このような昇華の考え方が入所者に隔離の受容を強いる結果になったと指摘された（例えば療養所を修道院とみなすなど、最終報告書上巻589頁以下）。もちろんこれは入所者の多くが信仰の道に生きたこと、そのことを否定する趣旨ではない。信仰が入所生活の「納得の装置」として機能し、退所することの可能性を遮断したところに、権力作用の場が成立しており、入所者らがこれに拘束されたことが、信教の自由に反していたという指摘である。しかし、この書名は別の意味をもっている。「ハンセン病だった私」という過去形が用いられているのは、基本法が「ハンセン病の患者であった者」という語を用いたのと同じ理由からである。つまり金城は国賠裁判の原告となるまで自分のことをハンセン病患者だと認識していたが、ハンセン病「元患者」として国賠裁判に参加したことで、ハンセン病が過去のものになった。したがって書名の意味は「かつて社会を怯え、人々を憎んだハンセン病患者から、社会とのつながりを取り戻し、人々との交流を楽しめるハンセン病元患者となった私は幸せである」ということである。彼女は個人的に精神的な高みに達するというより、単純に社会の人々と自分が対等に交流できることを楽しんでいる。

　しかし、宮古島の退所者である上里栄は、この書名に納得できないとして次のように述べた（座談会「退所者たちのゆんたく」2011年4月、那覇）。入所前の貧

しく平凡であるが家族と暮らす生活を思い出すとき、療養所に隔離されなければ続いただろう生活を思い描ける。ハンセン病と歩んだ人生を否定するわけではないが、隔離政策の誤りを知れば知るほど、異なる人生があったはずだという思いを消せない。このかぎりで「私は幸せ」であると断言できない、と。彼は何としても隔離政策により奪われたものを取り戻そうとしてきたのだと思われる。そのような人として、他にも例えば国賠裁判の沖縄の最初の3人の原告の1人であり、熊本地裁判決の2ヶ月前に亡くなった故親里廣を思い出している（遺稿集『命燃えつきるまで』新星出版、2008年）。これに対し療養所で患者の子として出生した金城にとって、発病後の療養所入所は必ずしも人生の転換点ではなかった、という個人史の相違が見解の相違を呼んでいるのかもしれない。それでも、彼女が口癖のように次のように述べるとき、それは彼女なりの充実感から出ているものと思われ、重視したい。つまり、あらゆる差別問題から切り離してハンセン病差別だけを解決できるわけもなく、同じような経験をもち、そこからぬけだそうとしている人々と手をつながなければならない、と。例えばHIV、障害、同性愛と彼女は続ける。「元患者」であることを国賠裁判後に広く明かしている彼女のような人には、ハンセン病だけでなく他の被差別の当事者らとのつながりができており、共に差別からぬけだそうと手を取り合えることの喜びを、あらゆる被差別の当事者らに伝え、より多く享受し共有したいという気持ちがあるのだろう。そして彼女には今ならそれができるという確信があるので「片居」に引き戻されまいとして前を向いている。上里と金城は、そのような語り部である点で同じであると思われる。

　ここに差別の壁が壊される1つの条件が示されている。つまり、社会は差別に満ちているのではなく、少しずつ配慮のある社会へと変化していることが、被差別の当事者らに伝わらなければ、差別からぬけだすことは非常に難しいのである。国賠裁判は争訟である以上に、このような意味伝達の社会的意義をもっていた。熊本地裁の原告勝訴判決や政府の控訴断念は、「全面勝訴」か「勝訴」か、という細部の重要な違いや判決批判の政府声明にかかわらず、画期

23）政府声明（2001.5.25）は立法不作為と除斥期間の2点について、熊本地裁判決が一義的な憲法違反の要件を採用せず、また「人生被害」の全体を賠償対象としたことを疑問視した。しかし

的にこの意味伝達の機能を果たした。終章は、このような国賠裁判の意義を踏まえて、これを法理論として構成することを試みたものである。

　私は法学を専攻しているので、ハンセン病差別に関する考察は平等の法論を展開するために必要とされた。ハンセン病差別に関する先行研究は多分野にまたがり散在しており、それらをできるだけ参考にしながら、ハンセン病差別の歴史と現実から出発して平等の法的意味を問い直すことになった。終章は荒削りな仮説を提出している。その理論的射程を今は測りえないし、おそらく修正も必要になると考えるが、それは眼の前にある差別を法的に議論する意義を減ずるものではないことを断っておきたい。

　ハンセン病療養所は「奇妙な国」であると形容されたことがあるように、小さな町である。そこでは毎月1、2度、旧知の間柄で故人を葬送する。40代半ばの年齢である私は日本のハンセン病問題がどのようにして終わるかを見届けたいと考えているが、現在も療養所から出ることを肯んぜず十分な医療をうけることもなく亡くなる人がいると聞かされているから、ただ見守るというわけにはいかないだろう。

　同判決の意義は、議会制民主主義の「多数決原理を尊重しても、当然には救われない」「少数者の権利」を司法的に保護した点に認められることについて棟居快行「立法不作為の違法性を認めた熊本地裁判決の意義と政府見解」法と民主主義361号、2001年、5頁。また不可分蓄積型の損害に対する除斥期間の起算点は違法行為の終了時であると解釈されることについて松本克美「ハンセン病熊本地裁判決における除斥期間論と政府見解について」同8-9頁。

第1章

ヨーロッパ中世のハンセン病と近代日本の隔離政策

1　ハンセン病隔離政策の3要素

1　国辱論と患者救護論

　日本でハンセン病隔離政策が開始された理由について国辱論と患者救護論がある。国辱論によれば、路傍をさまよい神社仏閣の門前で施しを乞うハンセン病患者の姿は日本国の名誉を汚す恥辱であるから隠す必要があるとして隔離政策が開始された。患者救護論によれば、1907（明治40）年法律11号（癩予防に関する件）がそのような患者を強制隔離の対象としたのは彼らを救護するために他ならなかった。前者は、ハンセン病患者を社会から一掃するためにハンセン病の伝染力を誇張したのが隔離政策の誤りであるとするのに対し、後者は、少なくともその始期において、これを容認する。この点で両者は対立している。

　しかしながら、法律11号の制定に至る帝国議会の議事録をたどると、予防法制定が「慈善の点から考えましても、衛生の点から考えましても、国の名誉の点から考えましても」必要であるとする認識が示されている（22回帝国議会衆議院議事速記録22号）。「衛生」とは、コレラの大流行と病原菌の確認後の明治30年代の日本において「病毒を散漫する」とされたハンセン病患者からの感染の予防対策の必要性を導く観点である。つまり、ハンセン病隔離政策はこれらの3つの観点が一体となって、[1]急性感染症との違いや療養所運営の財政

---

[1]「道路を徘徊する者を制止して、一定の場所において救護してやるということは、伝染病を予防し、及びそれらの憐れむべき者に救療を与え、又風俗外観においてもこれを取締まらなけれ

面を懸念する慎重論を抑えて導入されたと考えることができる。ここでは国辱の観点と救護の観点は矛盾していない。

　隔離政策とこの3つの観点の関係を理解にするために、本章ではいったん「隔離」を「（療養所に）隔てること」という平板な意味で用いる。つまり日本におけるハンセン病隔離政策は①国家的な恥辱とされた患者を隠す②彼らを救護する③感染症を予防する、という少なくとも3つの要素からなると理解する。そうすると、患者救護論とはこのうち救護の観点を前面に押し出して、初期の隔離政策を肯定的に評価しようとするものであり、また国辱論とは、法律11号以前の私立療養所とその後の公立療養所を分かつのは感染予防の観点の有無であるとして、[2] 国辱の観点を前面に押し出し、救護の観点と感染予防の観点の結び付きに問題をみようとする立場であるということができる。これは法律11号の歴史的評価をめぐる見解の対立である。患者救護論からすると、国辱の観点と救護の観点は必ずしも矛盾しないどころかむしろ調和する。しかし国辱論は、救護の観点の混入を容認できない（最終報告書上巻83頁）。国辱論のみるところでは、患者救護論はハンセン病の伝染力を誇張して（人々の恐怖を煽り）患者を救護する必要があったと説いているのも同然である。たしかに、これを倫理的に支持することは難しいと思われるが、では、なぜハンセン病違憲国賠裁判後の現在も患者救護論が国辱論と見解を二分しえているのだろうか。

2　隔離政策と感染予防

　違憲国賠裁判熊本地裁判決が隔離政策の開始された理由について言及している。ハンセン病の伝染説を確立した1897（明治30）年の第1回国際らい会議（ベルリン）以降、日本でもハンセン病予防に対する関心が高まり、その10年後に

　　ばならぬということは、今日の事情においてこれまた決して等閑に付すべきものでない」（23回帝国議会衆議院癩予防に関する法律案委員会における法案趣旨説明、同会議録（速記）1号）。「地方数箇所に収容所を設けまして、そうしてその資力の無い者などはその所に収容して治療救護を加えて、一方には病毒の伝播を防ぐということと、一方には外観の不体裁の無いように致したい」（23回帝国議会貴族院癩予防に関する法律案特別委員会における法案趣旨説明、同議事速記録1号）。

　2）　藤野豊『「いのち」の近代史』かもがわ出版、2001年、32頁以下。

第1章　ヨーロッパ中世のハンセン病と近代日本の隔離政策

法律11号が制定されたとして、次のように、隔離政策の3要素を網羅しながら、興味深い指摘をする。「『癩予防ニ関スル件』では、財政上の理由もあって、療養の途がなく救護者のない者のみが隔離の対象とされ、公衆衛生の点からは徹底を欠き、むしろ、ハンセン病が文明国として不名誉であり恥辱であるとする国辱論の影響を強く受けたものともいえるが、同時に、浮浪患者の救済法としての色彩をもつものでもあった」（熊本地判2001（平成13）・5・11判例時報1748号30頁）。

　これは、しかし、初期の隔離政策から感染予防の観点（「公衆衛生の点」）をむしろ差し引くことによって、国辱論と患者救護論の対立関係を解消させたものということができる。法律11号が公衆衛生の点から徹底を欠くというのは、言い換えれば、感染予防の観点は単独では隔離政策を開始させえなかった、という意味である。なぜなら、同判決の首尾一貫する判断方法によれば「ハンセン病が感染し発病に至るおそれが極めて低い病気であることは、国内外を問わず、明治30年の第1回国際らい会議以降一貫して医学的に認められてきた」からである。同判決をこのような認識に導いたのは次のような考え方である。すなわち1873年の病原菌発見後のハンセン病医学は「患者を感染源と考え、予防のためには隔離が必要」とした。「意見が分かれたのは隔離の要否ではなく、どのような隔離方式が良いか」であり、相対的隔離が支持された。[3] つまり、伝染力の誇張は誤りであるが、隔離政策自体は医学的に支持されていた。自宅隔離や小規模（私立）療養所隔離は必要であり、大規模療養所への長期的な強制隔離は不要であるが、日本で後者のような隔離政策が開始されたのは、国辱と救護の観点の（日本のハンセン病医学の誤りに見合う）過剰な結合の影響である、と。

　たしかに国辱論は、療養所の設置自体の意義を必ずしも否定したものではなく（設置目的が患者の国辱視にあるかぎりで否定される）、また患者救護論の立場からも、法律11号の隔離方式の誤りを疫学的に指摘することができる（伝染力の誇張はあくまで手段であり、万分の一の可能性が力説されてもよい）。このかぎりで

3）　和泉眞藏『医者の僕にハンセン病が教えてくれたこと』シービーアール、2005年、147頁。

熊本地裁判決のように国辱論と患者救護論を折衷することもできないわけではない。つまり、もっと手厚く患者を救護できて、彼らが人目にさらされず安心できる隔離施設を設置できればよかった（という反省を導き出すこともできる）。しかし、こうして、法律11号における感染予防の観点は歴史的コンテキストから抜き取られて、隔離政策の時代背景のようなものへと薄められている。そして国辱論が問題視している救護の観点と感染予防の観点の関係は見えにくくなっている。

　しかし、ハンセン病の伝染説とともにこれに対する恐れや嫌悪が増大したことはハンセン病隔離政策の本質に属するのではないか。日本のハンセン病隔離政策が伝染説の強い影響の下に導入されたことは強調されてよい。実際に、その誤りについて、日本のハンセン病専門医の第1世代における非科学的姿勢が反省の対象とされている[4]。とはいえ、後述するとおり、これは必ずしも日本の隔離政策に固有の問題ではなかった。違憲国賠裁判では、ハンセン病医学に関する国際的標準からの乖離が許容できない限界点に達したとされたとき、日本型の隔離政策が違法であるとされた。しかし、この国際比較の方法は日本のハンセン病専門医の第1世代における感染予防の観点そのものをむしろ不問にする。そのような判断方法の延長線上で、救護の観点から感染予防の観点の誤りを追認する患者救護論の時代錯誤が許されているのではないか。

　本章は、国辱論の意義を踏まえて、患者救護論が近代日本のハンセン病隔離政策の理解を誤るものであることを示す。隔離政策は前述の3要素からなり、感染予防の観点は医学的中立性を装い、救護の観点はそれを倫理的に容認しようとするが、歴史的には、3要素からなる隔離政策であってはじめて近代ハンセン病差別が形成されたのだろう。患者救護論はこのことをみようとしない。隔離政策が医学的に支持されており、療養所で患者が救護され、そして社会的に感染予防の効果が結果的に僅かでも得られたのであれば、何を反省する必要があるだろうか。国辱論は、このいわば開き直りに対し、患者の人権論を持ちだして、療養所隔離の不当性を主張しようとしてきた。まさにそのとおりであ

---

4) 和泉・前掲書189頁以下。

り、人権論の不在という時代の制約の下で隔離政策は道を誤ったのである、と患者救護論が進んで賛同するだろう。しかし、これでは当時の患者救護の実践者らが抱え込んだが、抑え込まざるをえなかったことがあったと思われる内心の葛藤（隔離はほんとうに救護・救済か？）は、後世の私たちに弁解以上のものとしてなかなか聞こえてこないだろう。そして人権論後の現在、差別問題に対して人権論は万能でもない。したがってその葛藤の意味を汲み取る、つまり差別の加害と被害の接点にある問題を考えるためには、国辱論と患者救護論の従来の対立に代えて、隔離政策が上記の3要素からなることを認めて、そこから出直してみよう。そのために、はじめに国辱論を再構成せねばならない。

2　国辱論の再構成

1　国辱論の意味

　国辱論は、日本のハンセン病を欧米人の目から隠さねばならなかったとする考え方である。その論拠として1899（明治32）年の居留地制度廃止にともなう内地開放があげられている。内地雑居問題と「単一民族国家」観の関係については議論がみられる。[5]ここでは居留地撤廃が、感染予防の観点において、検疫権の回収を意味したこと、また救護の観点との関係において、キリスト教の布教を促すと懸念されていたことに留意しておきたい。

　帝国議会議事録で国辱の観点から強調されているのは（欧米人の目から隠すということであるよりは）、ハンセン病の患者数そのものであり、1900（明治33）年の第1回患者調査によると30,359人、その実数は、これを2倍にした6万人（16

---

[5] 滝田祥子「『単一民族国家』神話の脱神話化」梶田孝道編『国際社会学』名古屋大学出版会、1992年、294頁以下。なお国辱論は、アイヌ民族の帝国臣民への引き上げという目的をもった北海道旧土人保護法（1899年法律27号、1997年廃止）が「国辱」の観点を動機とする点で法律11号と共通しているとする（最終報告書上巻84頁）。他方で、アイヌ民族に対する同化政策における「保護」目的が問題視されている（小森陽一「差別の感性」同、他編『岩波講座近代日本の文化史4・感性の近代』岩波書店、2002年、36頁）。この「保護」目的からなる同法の諸条項が一体となって、先住少数のアイヌ民族に属する個人の文化享有権（憲法13条）を長年にわたり侵害したとする理解を示したのが二風谷ダム事件判決（札幌地判1997（平成9）・3・27判例時報1598号33頁）である。

回帝国議会衆議院議事速記録25号)、あるいは1901 (明治34) 年の徴兵検査の結果からすると5万人以上 (18回帝国議会衆議院議事速記録5号)、また「恐らくは10万以上」(21回帝国議会衆議院伝染病予防法中改正法律案委員会会議録2回)、「或いは15万人もこの病人がある」(22回帝国議会衆議院議事速記録21号) とされている。つまり「癩病統計が世界に冠たるということは、帝国の臣民として実に恥じねばなりませぬ」(21回帝国議会衆議院伝染病予防法中改正法律案委員会会議録2回) という認識から、「癩病国として不名誉なる一等国」であってはならない (22回帝国議会衆議院癩予防法案委員会会議録1回) という国辱の観点が導き出されている。その上で救護の観点と結び付いて、私立療養所の設置運営を外国人に頼るのは「国の体面」「日本の国の名誉」に関わる (22回帝国議会衆議院癩予防法案委員会会議録1回、同衆議院議事速記録22号) と敷衍されることもあった。

　もちろん国辱論も、欧米人に対してハンセン病が隠されるべきであったということだけでなく、その患者数に言及して「日清戦争に勝利し、条約の改正にも成功した日本にとり、アジア・アフリカの植民地並みの患者が存在することは国辱以外のなにものでもなかった」と指摘している (最終報告書上巻84頁)。ハンセン病の「外観の不体裁」(23回帝国議会貴族院癩予防に関する法律案特別委員会議事速記録1回) だけでなく、その人数の点からも、欧米人の目にさらされることで帝国日本の「植民地並み」への降格が懸念され、隔離政策が開始されたという趣旨だろう。たしかに帝国議会議事録でも「野蛮国でなければ現れないところのこの癩病患者」が多数であり、「文明国に列する面目はない」と述べられている (22回帝国議会衆議院議事速記録22号)。しかし、ここに、国辱論の意味を再確認せねばならない理由があるように思われる。そこで問題とされているのは、どちらかといえば、野蛮国から文明国への階梯上の帝国日本の位置取りであるが、もともと国辱論の関心は──人権論により初期公立療養所での患者処遇のあり方を問題視することから分かるように──国家的な恥辱の対象へと定位される患者の位置取りにあったのではないか。国辱論は、ハンセン病を欧米人に対して隠す必要があったとするその理由について詰めていなかったところがあると思われる。つまり、それは「外観の不体裁」なハンセン病の患者数が世界的にみて日本に多い、という単なる比較において「国の対面」が問題

になっていたということなのか、それとも欧米人のハンセン病に対する独特の見方に理由のある問題であったのか。もし後者の要因を無視できないのであれば、その見方なるものが説明されねばならないだろう。

　帝国議会議事録に興味深い質疑応答が残されている。隔離政策の導入派は慎重論を論難して、ハンセン病を軽視するかぎり国立伝染病研究所は「無意味」であると述べた。これに対し政府委員がその存在意義を次のように説明する。日本は「印度、香港、支那、朝鮮、浦塩地方というが如き、伝染病の巣窟ともいうべきような隣国によって取り囲まれております、で常にこの伝染病の襲来を被るという、危険が甚だ多い」(21回帝国議会衆議院伝染病予防法中改正法律案委員会会議録2回)。第22回帝国議会 (1906年) に提出された癩予防法案27条は「外国人たる癩患者」に関する規定である。翌年の法律11号はこれを削除するが、その同年の勅令294号海外諸港又は台湾より来る癩患者取扱いに関する件は、外国人のハンセン病患者の入国を原則禁止する。隔離政策の導入派はこの土俵、すなわち熱帯医学の土俵にハンセン病を載せたといえるだろう。熱帯医学 (tropical medicine) とは、19世紀後半の細菌学や寄生虫学の確立・発展により、19世紀末のイギリスで成立した医学の一専門領域であり、植民地化された「熱帯地域」で感染する「熱帯病」(マラリア、黄熱病、住血吸虫症など) を対象とする[6]。

2　ハンセン病の国辱視

　ハンセン病が対外的に恥辱とされて、隔離政策が推進されたのは近代日本だけではない。例えば1930年代にハワイ領政府は、ハンセン病政策を政治的な重要課題の1つとして位置づけ、患者隔離を効率化する改革を進めたが、それは「ハンセン病の存在が、アメリカを汚染しかねない文明化されていない熱帯

---

[6]　熱帯医学について、英領期インドに即して脇村孝平『飢饉・疫病・植民地統治』名古屋大学出版会、2002年、82頁以下、221頁以下、また近代日本の伝染病研究のあり方について飯島渉『マラリアと帝国』東京大学出版会、2005年、113頁以下、そして植民地台湾における医療伝道とハンセン病隔離政策の関係について芹澤良子「ハンセン病医療をめぐる政策と伝道」歴史学研究834号、2007年、27頁以下。

の辺境地」としてハワイを誤解させるからである[7]。同様に沖縄でも、1930年代に「沖縄救癩」が標語とされ隔離政策が急展開する。「国辱」論的な動機づけは国内的にも通用するのであり、沖縄やハワイにおける恥辱の観点は「本土」(mainland) に対するもの、つまり優位する本土への同化という差別的時代背景のもとで機能している。

さらに1909 (明治42) 年の沖縄では、療養所設置はハンセン病の有病率の高さを対外的に明らかにするものであり、それは沖縄の恥辱であるとして斥けられていたことを指摘しておきたい。つまりハンセン病を恥辱であり隠さねばならないとする論理は、それ自体では隔離政策を開始する理由になるとはかぎらない。恥辱の観点は国辱の観点へと展開しなければならなかったのであり、これを可能にしたのが沖縄における同化 (皇民化) 政策の加速という1930年代以降の日本・沖縄関係である。そしてこの時代状況の中で、国辱の観点と他の2

---

[7] Michelle T. Moran, *Colonizing Leprosy: Imperialism and the Politics of Public Health in the United States*, North Carolina, 2007, pp. 134-46. モランによれば、アメリカ本土のカーヴィルの患者運動は、退役軍人の入所者によりアメリカのシティズンシップにおける同等処遇の要求から始まったのに対し、ハワイの患者運動は本土並みではなく、ネイティヴなコミュニティ形成に向かったという (id., pp. 152-69)。――ハワイではハンセン病患者の不妊手術があったことをテッド・グーゲリックらの1970年代後半の調査 (Ted Gugelyk and Milton Bloombaum, *The Separating Sickness: Ma'i Ho'oka'awale*, 4th ed., Bangkok, Thailand: Anoai Press, 2005) とジョン・タイマンの近著 (John Tayman, *The Colony: The Harrowing True Story of the Exiles of Molokai*, New York: Scribner, 2006) により紹介したことがある (森川恭剛「カラウパパにおける断種手術」『ハンセン病市民学会年報2006』2006年、190頁以下)。このタイマンの著書がハワイのハンセン病隔離政策をその政治的な文脈から切り離し、人種的偏見のある西洋人の残した文献に依拠して「ネイティブ・ハワイアンの患者を、食べ物も住居も薬品も奪われた弱々しい犠牲者であり、また社会的に排除されていくほかない者として」描いたことについて、ペニー・モブロが厳しく指摘する (Pennie Moblo, 'Book Reviews', *Bull. Hist. Med.*, 2007, 81, pp. 889-90)。モブロによれば断崖絶壁に隔てられたカラウパパが喚起するイメージは強力であるが、それで人を判断してはならない。ダミアン神父に対する評価は時代と共に「敬虔な精神的改革者」「強靱な社会的改革者」「患者の擁護者」と変化した。ハワイのハンセン病患者像も「プリミティブで無気力」「放置された犠牲者」「力なく消えていく人々」と変化した。しかし、両者の関係を大人と子供に擬することは変わらないところに問題があるという (Pennie Moblo, 'Blessed Damien of Moloka'i: The Critical Analisis of Contemporary Myth', *Ethnohistory 44 (4)*, 1997, pp. 715-7)。現在のオハナの会 (カラウパパ入所者と家族の会) についてハンセン病市民学会家族部会編『絆〜ハンセン病家族の国際連帯』皓星社、2010年、39頁以下。

第1章　ヨーロッパ中世のハンセン病と近代日本の隔離政策

つの観点との結び付きが沖縄で成立している[8]。

　この意味で近代ハンセン病隔離政策の背後にあるのは、近代世界システムの支配と従属の関係であると考えることができる。つまり、ハンセン病をアジア・アフリカなどの植民地の病気であるとする認識の下では、隔離政策とは基本的に植民地で推進されるものにほかならない。後述するとおり、Z・グッソーによれば、盛期帝国主義の時代において欧米列強諸国は植民地からのハンセン病の蔓延を恐怖した。これに対して熱帯医学の示した解決策がハンセン病隔離政策だったとされる[9]。そして隔離政策とともにハンセン病を特別な慈善の対象とするキリスト教のハンセン病観が移入する。博愛的帝国主義の問題である[10]。

　このように植民地支配と熱帯医学とキリスト教的慈善のトリアーデにおいて欧米人の近代ハンセン病隔離政策を理解してよいとすれば、日本で隔離政策が「文明国」の条件であるとされたとき、ハンセン病は、欧米人の見方に倣い足下の植民地的なるもの（「野蛮」「未開」）として、国家的・国民的な恥辱の対象となるだろう。コレラやハンセン病に即して、感染予防の観点が「ナショナリティを固定化・実体化し、あわせて差別のまなざしをもちこむ」ことはすでに指摘されている[11]。つまり、近代日本のハンセン病隔離政策とは、支配と従属の差別的な近代世界システムが、国民国家日本とハンセン病の関係において現れてきたものである。こうして日本のハンセン病患者は被差別の社会的地位をあらためて与えられた。近代日本のハンセン病隔離政策における国辱の観点とは、国民国家形成の過程で、感染予防と救護の観点に伴われて（疫学的統計調査と救護の対象として集合的に可視化され）、ハンセン病患者がはじめて国辱視され、排除されていくことそのことを指すといえる。国内の療養所発足から7年

8）　森川・前掲書115頁以下。

9）　Rod Edmond, *Leprosy and Empire: A Medical and Cultural History*, Cambridge, 2006, pp. 110-42; Michael Worboys, 'Tropical Diseases,' in W.F. Bynum and Roy Porter, eds, *Companion Encyclopedia of the History of Medicine Vol. 1*, London, 1993, pp. 530-1.

10）　アンドリュー・ポーター『帝国主義』福井憲彦訳、岩波書店、2006年、34頁以下。

11）　成田龍一「身体と公衆衛生」歴史学研究会編『講座世界史4』東京大学出版会、1995年、375頁以下、同「近代日本における病者の差別」栗原彬編『講座差別の社会学2』弘文堂、1996年、219頁以下。

後の1916（大正5）年に植民地朝鮮で小鹿島慈恵医院が創設されている。[12]

このように隔離政策がハンセン病の差別的排除を伴うことから、それは単なる「隔て」ではなく、否定的な意味をもっている。近代日本の隔離政策がハンセン病を欧米人の目から隠すために開始されたとすることの意味は、ハンセン病を差別の対象としていったん可視化し、それから療養所入所の対象として、これを社会的に隠した、と歴史を省みるところにある。

3　隔離政策の帝国主義論

1　植民地支配と人種差別主義

近代日本の隔離政策が前述の3要素からなるのは、それが基本的に世界の近代隔離政策に倣うものだからであるといえるように思われる。しかし、ハンセン病隔離政策は北欧の小国ノルウェーのそれを範例として始められたはずである。ここから、前述のとおり、隔離政策そのものは医学的に支持しうるものだったが、ハワイや日本では医学的に許容されない隔離政策が採用された、とする見解が導かれる。これに対して、ノルウェーの方法はむしろ世界の例外であり、これが例外たりえたのは医学的な感染予防の観点によるのではない、と論じたのがグッソーの隔離政策の帝国主義論である。その説明を聞いてみよう。

彼によれば、ヨーロッパのハンセン病差別（stigma of leprosy）が旧約聖書に由来して歴史的に長い伝統を有すると解することは必ずしも論証されていない。むしろ近代ヨーロッパにおいてハンセン病は新たに差別化された、つまり、そのようなものとしてハンセン病はヨーロッパに再出現したと解すべきである。[13] 彼は、アメリカでハンセン病に関する社会科学的研究がほとんど行われていなかった1960年代にルイジアナ州のカーヴィル療養所で調査研究を実施して、ハンセン病差別に関する入所者らの考えを聞き取り、このような結論

---

12)　鄭根埴「疾病の社会史に関する日韓比較研究」『訪日学術研究者論文集』歴史7巻、日韓文化交流基金、2003年、21頁。

13)　Zachary Gussow, *Leprosy, Racism, and Public Health: Social Policy in Chronic Disease Control*, Westview Press, 1989, pp. ix, 4, 22.

に達したという。調査を進める中でまず気づかされたのは、少なくない入所者がまるで差別などはないかのように外部社会との交流を経験していたことである。他方で、入所者らは「らい病の差別は現実である」「それは病気そのものよりひどい」と述べた。彼らによれば、社会におけるらい病は過去の病像と偏見を引きずるが、それは彼らの病気であるハンセン病とは異なるのである。したがって社会のこの無理解が再教育によって部分的にでも除かれるなら、外部社会との交流は難しくない。[14] アメリカでは現在もハンセン病（Hansen's disease）ではなく、らい病（leprosy）の語が日常生活の中で否定的な意味で（しかもユーモアを意図して）使われており、ハンセン病の現実とらい病の隠喩との間に雲泥の差が認められる。

　グッソーは、ここから現在のハンセン病差別が近代の産物であることを次のように論じる。ヨーロッパでハンセン病は中世末期に劇的に姿を消す。その理由は明らかでないが、ミシェル・フーコーは、そこに１つのパラダイムの転換を認めた（とグッソーは理解する）。これは、裏を返せば、ハンセン病差別のパラダイムが必要とするかぎりでハンセン病が現れるということ、すなわち観念としての「らい病」が、その実際の発症数よりも突出して強調されうることを示唆する。そうであるとすると、中世末期のハンセン病の衰退は、必ずしも実際のハンセン病の発症数の減少である必要はなく、むしろ精神障害差別へのパラダイムの転換に伴う、観念におけるハンセン病の重要性の衰退として理解することができるだろう。もし実際にハンセン病が減少しており、さらにパラダイムの転換が認められるなら、ハンセン病差別だけが現在まで根強く残存することは一層ありえないだろう。むしろ、中世とは異なるある貫徹したメカニズムによって、近代のハンセン病差別を説明することが合理的である。[15]

　しかし、このような一連の推論は、R・エドモンドの反論をうけている。エドモンドによれば、近代ハンセン病差別を説明するために、これを中世のそれから切り離した上で、19世紀の欧米の帝国主義がアジア・アフリカの植民地のハンセン病と再会したとする必要はない。むしろその理由不明の衰退がか

---

14) Gussow, op. cit., p. x, 13, 17.

15) Gussow, op. cit., p. 18.

えって再出現の不安をかき立てていたのであり、黒人の黒い皮膚の色はらい病からくるとする18世紀の迷信にみられるように、ハンセン病はヨーロッパと植民地の境界を脅かして、容赦なく白人の身体をくずすものとして恐れられたのである。つまり旧約聖書における背きに対する神の報いとしてのらい病観が、ハンセン病を植民地支配の代償であるとする理解へと引き継がれている。エドモンドによれば、グッソーは近代ハンセン病差別の衰退を望むあまりにその中世からの根強い連続性を見失うことになった。[16)]

　このようなエドモンドの見解について第**2**章でもう少し紹介するが、ここでは２人の共通点、つまり社会ダーウィニズムの影響を指摘して、ハンセン病は植民地の劣った人々の病気であり、彼らとの接触は欧米の優れた人種の安全と未来を脅かすと考えられた、とするグッソーの見解が定説化していることを確認しておきたい。1873年にノルウェーでハンセン病菌が確認され、1889年にハワイのモロカイ島のハンセン病コロニーでダミアン神父がハンセン病で死亡したと報じられると、ハンセン病の遺伝説という医学的なたがが外れて、ハンセン病の来襲が現実味を帯びてくる。つまり、植民地において流行するハンセン病は、細菌学の興隆期に、人種差別主義を介して、欧米人にとって伝染力の強い恐ろしい病気となったのである。[17)]

　そして1897年10月11～16日にベルリンで第１回国際らい会議が開催される。各国の政府代表者らとハンセン病医学者らが参加し、最新の医学的知見に基づきハンセン病予防のために対策をとることを共通の目的としていた。[18)] 日本からは東京大学皮膚科の土肥慶蔵が出席した。この国際会議と近代日本の隔離政策の始まりの関係を明確にせねばならない。

２　第１回国際らい会議

　第５日目（10/15）のテーマがハンセン病の隔離とその方法についてであり、その冒頭で病原菌の発見者であるアルマウエル・ハンセンが、ハンセン病を「根

---

16) Edmond, op. cit., pp. 6-10, 29-37.
17) Gussow, op. cit., pp. 19-20. 宮坂道夫『ハンセン病重監房の記録』集英社新書、2006年、69-74頁。
18) 柳橋寅男、鶴崎澄則編『国際らい会議録』長島愛生園、1957年、4-7頁。

絶する方法について、私たちはまだ何も議論していない」として、ノルウェーの経験を紹介する。その概要は次のとおりである。ノルウェーでは1856年に2,833人のハンセン病患者がおり、1857年に最初の療養所を設置し、さらに1862年に2つを設置した。その当時700～800人が入所していた。その療養条件は悪く、死亡率も高く、私たちは期せずして半ば人殺しになったといえないこともなかった。しかし1880年代になり、統計的に隔離のある地域ではハンセン病が減少し、隔離がないか不十分である地域では多いことが確認された。ここから論理的に患者数を減らすためには隔離が必要であると考えられるに至った。すでに1877年に裕福な患者を自宅に留め、貧乏な患者を社会から排除する（療養所に入所させる）法律が制定され、さらに1885年には家庭内の清潔法に関する指示（自宅隔離）に従えない患者は強制的に入所させられるとする法律が制定された。入所するか否かは患者次第であるから、これを「任意的・義務的隔離」という。とはいっても、私は患者のいる地域で講演を繰り返したが、なかなか患者は自分が病気を人にうつすことを自覚しないので、今度は健康な人を相手にして患者と付き合わないように説いて回った。これが奏功し、今ではノルウェーに使用人を雇おうとする患者は1人もいなくなった。現在の患者数は約700人である。私は1920年にはノルウェーからハンセン病が一掃されると見込んでいる、と。[19]

そして最後に、ハンセンは、ノルウェーの方法を細部まで模倣することがつねに有効であるとはかぎらないと断りながらも、次のような決議案を提出する。

1. らい病は患者隔離によってのみ予防することができる。
2. ノルウェーで実施されているような義務的届出と管理監督、そして隔離の制度が、自治的な公共体と十分な医師を有するすべての民族に推奨される。
3. 各国・地域で、国民議会または政府の許可のもとに、それぞれの社会的状況に適合するように規則の詳細を制定することを、衛生機関に委ねる必要がある。[20]

---

19) Mittheilungen und Verhandlungen der Internationalen Wissenschaftlichen Lepra-Conferenz zu Berlin im October 1897（以下 Lepra-Conferenz zu Berlin と略記）, Bd. 2, August Hirschwald, 1897, S. 162 f.
20) Lepra-Conferenz zu Berlin, Bd.2., S.165.

ハンセンは、同会議のために事前に2つのレポート、すなわち「人から人へのらい病の伝染」と「らい病患者の任意的または義務的隔離」を提出している。この3項目の決議案は内容的に後者のレポートに依拠するが、それは次のような力強い言葉で書き始められていた。「らい病患者の隔離は一般的に有効である、とまず明言しておきたい。らい病が伝染病であるという前提に立つなら、これが承認されねばならない」と。さらに言葉を継いで「しかしながら、隔離の有効性を示す確かな証拠が求められているだろう。さもなければ隔離にともなう不愉快を患者に与えることを人は躊躇するだろう」と。[21] ハンセンの患者隔離への情熱的な姿勢は、同会議の初日（10/11）の講演でもはっきりと表明されている。

　　らい病は、何といっても人の身体を荒廃させる病気であり、この点で梅毒に優る。しかし、梅毒患者が病気をみずから招き寄せたと言えるのに対し、らい病患者は患者であることに何の責任もない。そうであるなら、らい病患者は、他の人にその病気をうつす資格があるのか。
　　一般に病気の人は権利だけでなく義務をもつ。それは人間同士を危険にさらさないという最高に神聖な義務である。同時に健康な人も人間としての権利をもつ。そこには病気に対して身を守るという権利が明らかに含まれている。幸いなことに、健康な人が多数派であり、この多数派を少数派へと変えるのは、もし可能であるとしても、それは愚かなことだろう。人類としては健康な人が多いほうが衛生的に明らかに望ましいのであり、勝手に病気になりましょうということが許されるなら、人類の不幸は目に見えて増大するだろう。
　　したがって私は、らい病に対して人間を守ることのほうが、他人を患者にする権利と機会をらい病患者に与えることよりも、いっそう人間的であると考える。私は、もし人類のらい病からの解放が可能であるなら、私たちが人類に対して大いなる責務を負うことを疑わない。そして、それは間違いなく可能である。[22]

　第5日目の会議では、ハンセンにより提出された決議案をうけて「らい病と闘う社会」について各国・地域の状況が紹介され、隔離の方法について議論が行われた。そして最終日（10/16）に同会議の事務局により、会議全体の結論が

---

21) Lepra-Conferenz zu Berlin, Bd.1, Abt. 3, S.1.
22) Lepra-Conferenz zu Berlin, Bd.2., S.17.

次のように示された。

　議論の大半は、事柄の性質上、病原体に関するものとなったが、これまでの研究の到達点として、本会議は、それがらい菌であることを認める。このことはハンセンによる発見とその後のナイセル（Neisser）による研究を通して、25年前から学界では知られていたことである。
　菌が成長発育する条件はまだ確認されておらず、人体への侵入の方法についても同様である。しかし会議での議論から、菌が人体内でどのように拡散するかについては、見解の一致へと道が開かれたものと考える。
　患者の皮膚と鼻・口の粘膜から大量の菌が検出されるという興味深い観察について共有することができた。さらに同様な観察を重ねてこれが確認されることが望まれる。
　これらはもっぱら医学的・科学的な問題であるのに対し、公衆の健康について責任のある立場にあるすべての者にとって、事実上非常に重要な意味を持つのは、らい病が伝染病である、と確認されたことである。
　すべての患者がその周囲に対して危険となり、その危険は、患者と周囲の健康な者との関係が親密で長く続くほど大きくなり、またその衛生環境が悪ければ大きくなる。したがって貧困層ではすべての患者が、その家族や職場の仲間たちに病気をうつす危険を常にもっていることが特に注意されなければならない。もちろん、だからといって、しばしば生活水準の高い人々に伝染していることを否定することはできない。らい病の伝染説には好都合であるが、遺伝説はますます支持者を失っている。
　らい病の治療については、これまでは申し訳程度の成果しか得られていない。
　血清療法もこの点ではよい変化をもたらしているとはいえない。
　らい病が不治であること、またそれがもたらす公私にわたる重大な被害に鑑み、さらにノルウェーで法的に運用されている隔離の結果を考慮すると、らい会議は、らい病の伝染説の論理的帰結として、ハンセンにより提出され、ブスニエ（Besnier）により修正された次の提案を本会議の結論とする。
1. らい病が集中的に、または広範囲にわたり発生しているすべての国・地域で、隔離は、この病気の流行を阻止する最善の方法である。
2. ノルウェーで実施されているような義務的届出と管理監督、そして隔離の制度が、自治的な公共体と十分な医師を有するすべての国家・民族に推奨される。
3. 衛生機関の見解に拠りながら、それぞれの社会的状況に適合するように規則の詳細を制定することを、立法機関に委ねなければならない。[23]

ハンセンの提案に対する修正は、第1に、隔離政策の有効な地域が限定され

---

23) Lepra-Conferenz zu Berlin, Bd.2, S.190 f. 独・英・仏の各語で提出されている。

たこと、つまりハンセン病がすでに衰退し、再上陸を免れているかぎりで対象地域から外されるということであり、第2に、規則の詳細を衛生機関ではなく立法機関が制定するとされたことである。それゆえ隔離の方法に関するかぎり、たしかにノルウェーのそれが支持されているといえる。しかも第5日目の会議で、ハワイの方法について、ホノルルから参加したアルバレズ（Alvarez）が「患者に厳しく残酷な方法の採用に反対する」と述べている。なぜなら、それは患者を潜在化させて逆効果であるし、犯罪者のような扱いは正義と人間性に反するからである。[24] さらに最終日には、同会議事務局の1人であるロンドンのアブラハム（Phineas Abraham）が、南アフリカの例を引きながら「患者の絶対的隔離の試みは多くの場所でまったく無駄である」と述べている。[25]

したがって、その当時、ハンセン病は「感染性であるから恐ろしいとの見解は、第1回国際らい会議にはみられず」日本独特のものであった（最終報告書上巻814頁）とまではいえないと考えるが、たしかに国際的にハンセンの提案する隔離政策が支持されていた。そうすると、前述のとおり、ノルウェーの方法から逸脱するかぎりでハワイや日本の方法は誤っていた、とみなしうるようにも思われる。しかし、第1回国際らい会議には1つの誤解があったとグッソーは指摘する。

3 「ノルウェー方式」の誤解

現在の日本では、第1回国際らい会議において「ノルウェー方式と呼ばれる限定的な隔離が、医学的に正しいハンセン病対策として承認された」と説明されている（最終報告書上巻294頁）。したがって、日本の隔離政策の始まりにおける誤りは、同会議の結論に従わなかったことである、と。ただし、ここでいう「ノルウェー方式」とは①ハンセン病は一般的清潔法の普及で予防できる②ハンセン病の隔離は故郷において十分行われる③貧民で自宅隔離が不完全なときは国立病院に救護隔離する④浮浪患者は絶対隔離とし、他は任意でよい、という4項目の内容をいう（最終報告書上巻294頁）。これはハンセンが前述のレ

---

24) Lepra-Conferenz zu Berlin, Bd.2., S.181 f.
25) Lepra-Conferenz zu Berlin, Bd.2., S.195 f.

ポート「らい病患者の任意的または義務的隔離」の最後で示した見解とほぼ同じであり、同会議の翌年に日本でもそのレポート全文が訳出されている[26]。

そして第22回帝国議会に癩予防法案が提出されたとき、日本の第1世代のハンセン病専門医の第1人者である光田健輔が、上述の4項目を引用して「布哇の如き絶対的離隔法は未開専政の時代の事業に属し」「那威の離隔法を以て何れの邦国にも行はる可き良法」であると述べた[27]。ここから「日本がノルウェー方式を採用しようとしていたことは注目に値する」とも指摘されている（最終報告書上巻294頁）。しかし、これは誤解の上に誤解を重ねた見解である。

第1に、グッソーが指摘する誤解というのは、ノルウェーでは、ハンセンが誇るようには、隔離政策は機能していなかったが、同国の実態とずれる隔離政策の机上の有効性こそが、第1回国際らい会議の寵児となった彼の見解を容れて支持された、という意味である。つまりグッソーも、日本における従来の評価と同様に、ノルウェーでは医学研究と公衆衛生行政が模範的に結び付き、ハンセン病差別 (lepraphobia) を最小限に抑えたことを認めるが[28]、しかし、ハンセン自身には、誤解を招かずにおかない理由、1つのミスがあったと考えるのである。グッソーによれば、ノルウェーの実態とは次のようなものである。

ノルウェーでは1832年から数年毎にハンセン病患者調査が行われていたが、1856年に国立のハンセン病患者登録機関が設置され、公衆衛生行政が疫学的データによって検証されるようになる。1850年代後半から1900年までの5年毎の新症例数を集計すると、1860年代前半の1040件を最高として以後減少の一途をたどり、1870年代後半に504件、1890年代後半には89件となった。また、ノルウェーでは1940年代から世界に先駆けてハンセン病に関する医学研究が着手されており、1847年にはダニエルセンとベックの著書により、ハンセン病の遺伝説が唱えられた。彼らによれば症例の8分の1は「自然発生」で

---

26) アルマウエル・ハンゼン「癩病患者ノ隨意的或ハ強制的離隔」筒井八百珠訳、一高志林9号、1898年、31頁以下。なお第1回国際らい会議初日のハンセンの講演も訳出されている（筒井八百珠「左ノ一篇ハ客年独逸國ニ開カレタル万国癩病会議ノ席上ニ於テ『アルマウエル、ハンゼン』氏ノ演述セラレルモノナリ」一高志林9号、1898年、67頁以下）。

27) 光田健輔「癩病患者に対する処置に就て」国家医学会雑誌227号、1906年、16頁。

28) Gussow, op. cit., p. 84.

ある。そして遺伝説は生殖の禁止というハンセン病政策を打ち出す。つまり、第1に患者とその2親等以内の親族を対象とする婚姻の制限であり、第2に患者の救護と男女分離を目的とする療養所設置である。前者は議会の反対により実現しなかったが、療養所が設置され患者は任意に入所した[29]。

しかし、病原菌を発見したハンセンが、1875年にノルウェーのハンセン病政策の医務主任に任命されると政策が転換した。彼が推進するのは強制隔離を法的に可能にする制度である。統計的にはノルウェーのハンセン病はすでに明白に減少傾向にあったが、彼によれば、その程度は法的手段を用いたときの急速さには及ばないのである。そこで、まず1877年に生計手段のない貧しい患者を入所させるための法律が制定され、次に1885年に、77年法を内容的に強化した隔離法が反対意見を封じて制定された。ハンセンによれば、新症例数の減少は患者入所率が高い地域で顕著なのである[30]。

ところが、ノルウェーにおける隔離政策は比較的に穏やかなままであったという。入所者は夜間外出を許されていなかったが、日中の移動の自由を有しており、通りで靴を修理したり市場で商売をすることもあった。その理由について、グッソーは、ノルウェーではハンセン病患者の市民的自由に関する関心が高かったこと、もともと遺伝説の影響下でハンセン病政策が着手されたこと、そして疫学的データの蓄積がありハンセン病について悲観的にならずにすんだことを指摘している。いずれにせよノルウェーで入所者数が非入所者数を上回るのは1890年以降であり、それまでの30年間で患者総数がすでに約3分の1に減少していた。したがって隔離が厳格ではなかったことを併せて考慮すると、隔離政策の効果としてハンセン病の衰退を説明することはできない、とグッソーは考えるのである[31]。

---

29) Gussow, op. cit., pp. 69-74.
30) Gussow, op. cit., pp. 77-8.「全てのらい病患者は、自宅の独立した部屋に隔離されるか、必要があれば警察の助けを借りて、病院に入院させられねばならない」と明文化された。
31) Gussow, op. cit., pp. 78-80, 154. グッソーは19世紀後半のノルウェーにおけるハンセン病衰退の理由は、衛生状態の改善にあるとする見解を支持するようである。日本でもこの見解が支持されている（和泉眞藏「社会経済状態とらいの伝染力の変化」解放教育174号、1983年、68頁）。ただしこれについては反論もある。ノルウェーのL・M・イルゲンスは、患者登録機関で保管

第1章 ヨーロッパ中世のハンセン病と近代日本の隔離政策

つまり、ノルウェーの疫学的データは、隔離政策がハンセン病の唯一の予防方法ではないことを教えている（伝染説の下で任意入院を継続する選択肢もあった）。しかし、第1回国際らい会議で、ノルウェーのハンセン病隔離政策は、ハンセン病と闘うための最善の方法であるとされた。日本でも次のように指摘されたことがある。ノルウェーでは「予防法以前に既にらい対策の大半の成果を収めて」おり、「予防法以後も、従来の実績により、人道的医療救助が続行され」たことは注目に値する、と。[32] 遺伝説の影響下で、少なくともこれを一因として、伝染説に依拠する隔離政策による弊害が抑えられたという意味だろう。現在のノルウェーで、ノルウェーの方法がどれほど人道的であったかは反省の対象とされるようになっているが、[33] それが遺伝説と伝染説のせめぎ合いの中で推進されたこと、[34] これを最終的にハンセンが隔離政策の効果によるハンセン病の衰退として命題化したこと、そして第1回国際らい会議でこのハン

された1856～1945年までの8,218症例を分析し「隔離は明らかに罹患率を下げている」と述べる。「家の中での感染の重要性が相対的に高いという疫学的状況、すなわち家族内で感染例が多く、有病率が高いときは、隔離は罹患率を下げる。反対に有病率が下がり、コミュニティー内での感染の重要性が相対的に高いときは、家の中での感染は低下するので、隔離の効果も低下する。これは分析の結果と一致する。したがって、感染性の患者を特別な療養所に隔離するというノルウェーの方法は、観察期間における最初の罹患率の低下の重要な要因であるとみなされる」と（Lorenz M.Irgens, 'Leprosy in Norway,' *Leprosy Review 51 (suppl. 1)*, 1980, pp. 80-5, 113-4)。しかし、いずれにせよ、ここでの問題は強制隔離政策の採用が唯一最善であったかということである。

32) 荒川巌「ノルウェーのらい対策と日本のらい対策」日本らい学会雑誌48巻2号、1979年、105頁。
33) シグール・サンドモ「国際的視点から捉えるノルウェーハンセン病政策とスティグマ」早川芳子訳、日本の科学者46巻1号、2011年、25-6頁。隔離政策が採用され、患者は療養所にいるべきだと社会がみるようになり、患者が療養所に追いやられること、そもそもハンセン病患者として登録されることは危険な存在として選別されることを意味したことなどが指摘されている（Astri Andresen, 'Confinement and care: Pleiestiftelsen No.1,' in L.M.Irgens et al, *Leprosy*, Selja Forlag, 2006, pp.75-9)。また私立療養所でも、1885年の隔離法以後、地域社会の不寛容さが増し、町への外出禁止措置がとられるなどした（Magnus Vollset, 'A year at St. Jorgen-1885 reflected documents,' in L.M.Irgens et al, op. cit., pp. 69-70.)。
34) 遺伝説のダニエルセンと伝染説のハンセンとの関係についてPaul F. Mange「Hansenとらい菌の発見」和泉眞蔵、和泉真澄訳、日本らい学会雑誌63巻、1994年、23頁以下、トニー・グールド『世界のハンセン病現代史』菅田絢子監訳、明石書店、2009年、61頁以下、中村昌弘『癩菌と鼠らい菌』東海大学出版会、1985年、2-14頁。

センの誤解(隔離への情熱)が承認されたことが銘記されねばならない。

　したがって、第1回国際らい会議でノルウェーの相対的隔離政策、すなわち「ノルウェー方式」が医学的に「正しい」とされたと肯定的に評価する見解には、問題があるということができる。しかも日本で理解されている「ノルウェー方式」とは自宅隔離、すなわち患者専用のベッド・部屋・食器を用意するという清潔法で足りるとする隔離政策を特に指している。たしかに、ハンセンはこれも「1つの十分な隔離」であると述べた。しかし、それはそのような生活習慣のある(とハンセンがみなした)北米ではそうであるということにすぎず、本音ではそれは「幻想である」。ハンセンによれば「一足飛びに清潔さを身につけることはできないので、ノルウェーの方法が採用されるべきである。つまり、まず、義務的な登録制度が必要である。そして患者に対して自宅でどのように生活すべきかの指示を与えて、これを医師が管理監督しなければならない。必要とあれば医師は患者のもとに出向いて、指示が守られているかどうかを調査することができなければならない。そして、もし守られていなければ、患者は隔離施設に行くことを強制されなければならない」。さらにハンセンはこう敷衍した。「ここドイツでは、ある地方に36人の患者がいる(「15人だ」と会場から声が上がる)。それなら1年で十分だ。なぜなら患者はそんなに長生きしないものである。この15人を1つの隔離施設に収容して、手厚く処置を施せば、らい病はすぐになくなる」と。そして前述の3項目の決議案、すなわち第1に患者隔離が唯一のハンセン病の予防方法であり、第2にノルウェーの隔離政策を採用すべきであると提案するのであるから、それは、強制隔離政策を推進すべきである、という意味において理解されたと考えることができるだろう。また、グッソーによれば、それこそが19世紀末の帝国主義諸国の需要を満たすのである。[36]

　それゆえ、第2に、日本での隔離政策のはじまりにおける誤りは、第1回国際らい会議の承認した「医学的に正しい」方式に従わなかったことにあるのではなく、まさに同会議で支持された隔離政策を導入したことにある、というこ

---

35) Lepra-Conferenz zu Berlin, Bd.2., S.164 f.
36) Gussow, op. cit., pp. 82-4.

第 1 章 ヨーロッパ中世のハンセン病と近代日本の隔離政策

とができる。そして光田は、前述の4項目の「ノルウェー方式」を決して文字通りに実践しようと考えていたのではなく、まさしくハンセンと通じる(そして凌駕する)隔離への情熱をもっていた。光田は、ハンセンに倣い、19世紀後半のノルウェーにおける患者数の減少を隔離政策の結果であると理解した上で、「以上の成績に拠れば絶対的離隔に接近するに従がひ新患者の発生を予防し得ること毫も疑ひを入れざる也」と述べる。光田の持論は段階的な隔離の強化である(最終報告書上巻90頁)。すなわち「ノルウェー方式」に留まることは「極めて寛大」、つまり光田からすると、もの足りない。ハワイの隔離政策が斥けられるのは、それゆえ、それが絶対的隔離の方法であるからではない。19世紀後半のハワイでは、ノルウェーと違い、隔離政策にもかかわらず新患者数が減少傾向にないことを光田は問題視するのである。なぜそうなのか、光田の理解によれば、その理由は「人民の生活程度低くして衛生の何たることを解せず」、しかも患者とその家族がモロカイ島のコロニーへの追放政策を嫌い「患者を隠蔽し、或いは患者を伴て山間無人の地に遁逃するが如き悪癖」があるからである。つまりハワイの隔離政策は「国民に適合せざる」状況にあった。したがって彼は、日本でも「寧ろ始めは少数の患者にても」「比較的確実なる」ノルウェーの方法を採用し、「年と共に人民に癩病の伝染病なることを教へ、自ら完全なる絶対的隔離法に到達することを期せざる可からず」と論じた。これは自宅隔離の徹底により感染予防の絶対を期すという意味ではなかろう。光田は「漸次に患者を増収して全国の癩病患者を悉く癩病院裡に収容するの方針に出でんことを希望せざるべからず」とはっきり述べている[37]。国際らい会議でハンセンは、医師による患者届出と登録の制度の意義を強調して「すべての患者を知ることが重要である」「私は私の記録の中にすべての患者の氏名と住所を有している」と誇ったが[38]、光田はまずここから実行しようとしているにすぎない[39]。

以上のとおり、近代日本は欧米の先例に学び、医学的に誤解された隔離政策

---

37) 光田・前掲論文11-6、23頁。
38) Lepra-Conferenz zu Berlin, Bd.2., S.164.
39) 光田・前掲論文26-7頁。

を導入した。帝国議会議事録で範例として紹介されているのはノルウェーとドイツ、そしてハワイ等の方法であり、また光田も「那威布哇喜望峰植民地の如くなる可し」と述べた。そこでは正しい相対的隔離と誤った絶対的隔離という方法の区別はさほどの意味を与えられていなかったと思われる。むしろ隔離政策の導入期には、ハンセンにも光田にも、隔離への情熱を認めうるのであり、この意味で感染予防の観点の誤りの歴史的意義は決して小さいものではない。それは医学的正否の判断には必ずしも還元できないような次元の誤り、つまり外部から医学に混入したものが医学的に顕在化したとみなしうる誤りである。日本では遺伝説においてハンセン病差別が近代以前の歴史をもつことから、ハンセン病菌の発見は医学的にも社会的にも功績が大きいといわねばならないが、しかし、ここから次のように考えてはならない。伝染説を確立したノルウェーでは、人道的な隔離政策が行われており、第1回国際らい会議がこれを医学的に推奨し、日本もこれに倣い、患者救護の観点から法律11号を制定した、と。患者救護論は、この誤解をみていない。

4　宗教的救済と隔離政策

とはいえ、患者救護論とは、実はもっと素朴な見解のことをいうのかもしれない。日本の隔離政策の導入期において、ハンセン病の伝染説は確立されていたとはいえ「伝染機会を証明するは頗る難事に属し」「人体接種試験は…伝染性を証明する価値無く」必ずしも十分な説得力をもっていなかった[40]。いや、そもそもハンセン病は「感染し発病に至るおそれが極めて低い病気である」(前掲熊本地裁判決)。それゆえ法律11号における感染予防の観点とは、単なる方便にすぎず、それはもっぱら欧米に対して隠されるべき患者を療養所で救護しようとしたにすぎない、その隠れ蓑である、と。その必要性・有効性を事実上(科学的に)確認できない感染予防の観点は、実質的に考慮されるまでもなかったという、これはそれ自体では一見すると真っ当な考え方である。実際に、第23回帝国議会で内務省衛生局長窪田静太郎は、自宅患者の外出制限等の措置

---

40)　菅井竹吉「癩病の療法の討論」皮膚科及泌尿器科雑誌3巻5号、1903年、109頁。

第1章　ヨーロッパ中世のハンセン病と近代日本の隔離政策

の必要性を尋ねられ、次のように答弁していた。「それはいずれ省令もしくは訓令の如きものを以て致します積もり」であるが、ハンセン病は「普通の伝染病と違って、その患者自身の困難というものにも、ある程度までは同情しなければならぬ次第であります。それで一朝にして直にこれを予防上あらゆる制限を加えて行こうということは、余程講究すべきことであろうと思っております」。本案は「まず以てこの浮浪徘徊して病毒を散漫するという者を処置する」「これをまあ第一着手の仕事と考えて」いる、と（23回帝国議会衆議院癩予防に関する法律案委員会議録（速記）2回）。第21回帝国議会でも、伝染病予防法にハンセン病を加える同法改正案に対し、窪田は慢性と急性の伝染病の区別の重要性を指摘して反対している（最終報告書上巻86頁）。そして彼は1935（昭和10）年の第8回日本らい学会で「衛生局長たる自分としては」感染予防の観点を法律11号の「主たる理由」とせざるをえなかったが、「患者本人の救済を要すること又風紀外観上相当の措置を要することは差し迫った問題であると思って居た」と回想している[41]。つまり、これは第1回国際らい会議の影響をほとんど無視する見方であるといえる。

　患者救護論はこれらの窪田発言を有力な史料としてしばしば引用する[42]。しかし、まず、それは前述の光田の段階的な隔離強化の持論と何ら矛盾しない。窪田の日本らい学会での後日談は、違憲国賠裁判で原告側から「法律第11号立法の政府責任者が、らいの伝染力が微弱であることの認識を有していたこと」を証明する証拠として提出されている[43]。したがって、窪田がこれを隔離政策の推進者らへの皮肉として述べたのではないとすれば、それは、ハンセン病は「遺伝病に相違ないと固く執って動かない人もあった位」の中で、感染予防の観点からすると徹底を欠く（前掲熊本地裁判決）第一歩を踏み出さざるをえなかったことを釈明したものであるとも解しうる。

　次に、この患者救護論は、少なくとも内務省衛生局の立場として、初期の隔

---

41) 窪田静太郎「本邦癩予防制度創設事情に就きて」レプラ7巻、1936年、98頁以下。
42) 井上謙「癩予防方策の変遷(1)」愛生203号、1955年、9頁。これが国賠裁判以前の通説であり、最近では猪飼隆明『「性の隔離」と隔離政策』熊本出版文化会館、2005年、11頁以下。
43) ハンセン病違憲国賠裁判全史編集委員会『ハンセン病違憲国賠裁判全史』3巻、皓星社、2006年、432頁。

49

離政策を国辱と救護の2要素で説明するものであるが、そのためには隔離政策の帝国主義論に対して、日本ではこの2要素を感染予防の観点から切り離しえたことを日本に固有の事情として説明せねばならない。窪田は、回春病院（1895年設置）のハンナ・リデルによる政財界に対する患者救済のための財政的な支援要請が、法律11号制定の機縁となったことを紹介する。たしかにこれまでの国辱論は、同法以前の私立療養所における感染予防と救護の観点の関係をほとんど問題にしてこなかった。しかし浄土真宗との関係では、法律11号制定の前年に光田が「宗教の慰藉」等により療養所の「永住患者の倦厭し易き」ことを緩快すべきであると提案したとき[44]、それは宗教的な救済（その手段としての救護）の観点と隔離政策との結び付きが、すでに始まっていることを示唆するだろうということは、指摘されていた（最終報告書上巻551頁）。

　グッソーは、前述のとおり、ハンセン病差別の近代的な形成を主張するので、キリスト教の果たした役割について、まず、19世紀後半の帝国主義の拡張に伴い、植民地での布教活動が推進され、そこでハンセン病との出会いがあり、ハンセン病菌の発見により慈善の対象が明確化され、ハンセン病への特別な関心が新たに醸成されたとする。次に、教会は多くの人材と経費をつぎ込み、帝国主義からハンセン病患者を委ねられ、ほとんど独占的に療養所やコロニー運営に携わり、その閉鎖的な関係性の中で聖書を読み、慈善を施したとする。そのとき過去のらい病と現在のハンセン病が重なり、近代のハンセン病差別が過去のそれと混同され、そして広く人々の日常生活の中に聖書を介して根付いていった。ここに、ハンセン病差別の歴史的連続性に関する誤解が生じる理由があった、と[45]。グッソーの説明は、旧約聖書の記述ではなく、新約聖書の福音主義が近代ハンセン病差別の一契機であることを示してみせる。

　注目したいのは、帝国主義からキリスト教的慈善に対しハンセン病が委ねられたとする点であり、それは患者救護の慈善施設としての療養所が、植民地政府から財政的に支援をうけつつ、宗主国に対するハンセン病の脅威を減ずる防壁として機能した、ということを意味する。グッソーは「宣教師のケアの下で

---

44)　光田・前掲論文23頁。
45)　Gussow, op. cit., pp. 201-16.

孤立した保護施設に患者を隔離することは、この病気に対する西洋の不安を和らげ、国際問題としてのハンセン病の地位を低下させた」と簡潔に記した[46]。同様に、19世紀末のアメリカでは、日本人移民によるアメリカ（ハワイ、フィリピン）へのハンセン病の脅威を取り除くために、キリスト教徒による日本での患者救済の必要性が説かれていたという[47]。感染予防と救護の観点の日本における結び付きは、国際的な観点からは否定できないということである。

では国内的には、回春病院でリデルが男女を分離して婚姻・生殖を禁じていたが、これは現在の意味での遺伝説の立場からではなく、夫婦間と親子間の伝染を確実に防止したかったからであるとされる[48]。回春病院は少なくともこの意味で感染予防（隔離予防）の目的をもって運営されていた。そしてリデルは1913（大正2）年の陳情書で、日本からハンセン病を「駆逐」するためには「流浪患者」の療養所隔離政策にとどまることなく、「各階級の病者」に開かれた「住心地のよい」ハンセン病の自治的な田園村を男女別の2ヶ所に設置することを主張した。リデルの主眼がどのような意味で患者救済といえるかは検討を要するとされているが[49]、彼女が男女別の隔離政策の強化を熱心に具申するのは、次の理由からである。

　　英国では数百年前に十字軍に従事した兵士が、東方より持ち来ったので、多数ではなかったが、癩病者が居りました。
　　英国民はこれに当面の施設をしました。そして富豪は、男女各別に住居する家屋をこれに提供しました。そして甚だ短年月の中に国内癩病者の片影だも見ることを得ざるに至らしめました[50]。

もともとリデルの隔離政策の原型はヨーロッパ中世にあり、彼女にとって感染予防（隔離予防）の観点は決して方便ではなかった。同様に神山復生病院（1889年設置）のドルワル・ド・レゼーも「欧州中古時代癩病患者の数は夥しかりしが、

---

46) Gussow, op. cit., p. 21.
47) 廣川和花『近代日本のハンセン病問題と地域社会』大阪大学出版会、2011年、280-4頁。
48) 猪飼・前掲書77-84頁。
49) 杉山博昭『キリスト教福祉実践の史的展開』大学教育出版、2003年、237-40頁。
50) 飛松甚吾編『ミスハンナリデル』熊本回春病院事務所、1934年、40-1頁（藤野豊編『近現代日本ハンセン病問題資料集成（戦前編）』3巻所収、不二出版、2002年）。

全く之を隔離するの法律を設けて漸次其数を減じ、今は極めて稀なるに至れり」と述べる。しかし、レゼーは「癩病は伝染病として其力薄弱」であることを認めるので、「療養所を官設とせず私設とするを可とす」「療養所は余りに大なるべからず…一府県に数ヶ所を設置」するというヨゼフ・ベルトランの見解が支持されるべきだとする。ベルトランは神山復生病院の目的が「予防と慈善」にあるとするが、しかし「中古時代の終りに欧州に癩病が根絶したほどに其数を減じたのは、政府の厳密なる規則を立てたるが為のみでなく、特に宗教的の深い慈恵心が与って力のあるものでありました」と述べて、官設の衛生的事業に対する私設の博愛的事業の意義を強調した。「官設病院に在る患者等は…一種の牢獄にやうに感じて」いるからである[51]。

興味深いことにレゼーは、第１回国際らい会議でハンセンの提案を修正したブスニエの見解（「癩病取締に関する規則は…国の情況土地の状態及其伝染力に応じて定めざるべからず」）に学んでいる[52]。つまり、感染予防の観点が弱まるとき、救護の観点は、自ずと隔離政策から離れていくように思われる。「同情しなければならぬ」患者の救護は内務省地方局の管轄であり、衛生局ではなかったというべきかもしれない（最終報告書上巻429頁）。しかし、ベルトランやレゼーと同様に中世キリスト教の慈善の意義を強調するリデルは、対照的に、そしてこの点で光田と同様であるが、医学的には支持できない感染予防の観点から、隔離政策の対象となる患者の範囲が拡げられるべきだ（私立療養所ではもの足りない）と考えている。そしてこれが、患者救護論に受け継がれている、その特徴であると考えられる。すなわち、誤解混じりの（あるいは誤解も厭わない）感染予防の観点と救護の観点との結び付きにおいて、初期の隔離政策を容認するという点である。

---

51) ドルワル・ド・レゼー『癩病予防法実施私見』1907年、1-5、68-71頁、ヨゼフ・ベルトラン『神山復生病院概況』1914年、2、32-52頁（ともに藤野編・前掲『資料集成（戦前編）』1巻所収、不二出版、2002年）。民営の囲いのない自由な療養所を患者に提供したいというベルトランの気骨は1908年の報告書「御殿場のライ療養所」からも読みとることができる（平成16～19年度科学研究費補助金（基盤研究A）「東北アジアにおけるカトリック社会福祉の歴史的研究・パリ外国宣教会資料（翻訳）（研究代表者・片岡瑠美子）」2008年、30-6頁）。

52) レゼー・前掲書10頁。

前述のとおり、隔離政策の導入期において、その先例は欧米の帝国主義諸国にあったが、伝染説には弱点があった。光田は、リデルと同様に、ヨーロッパ中世におけるハンセン病の衰退の理由が「絶対的の隔離」にあると考えていた[53]。つまり伝説説の弱さを補うのは、第1に隔離への情熱であり、第2にヨーロッパ中世の慈善的な隔離の方法である。

しかし、ベルトランとレゼーの見解から、隔離への情熱がなければ、ヨーロッパ中世の方法は近代ハンセン病隔離政策の理由とはならないことを理解することができる。もし現在の患者救護論が、感染予防の観点の誤解を直視するのであれば、現在もリデルのように、キリスト教的慈善の観点を前面に押し出して初期の隔離政策を追認することはできないと思われる。しかし、リデルが「短年月の中に」ヨーロッパでハンセン病がかつて衰退したと述べたのに対し、レゼーは「漸次其数を減じ」たと述べた。この評価の違いは意味をもつ。ハンセンもリデルと同じであるが、できるだけ速やかにハンセン病を克服しようとするのが篤実な姿勢であるということができるかもしれない。隔離政策とは、医学的な誤解に基づいていたにせよ、疫学的根拠をもっていなかったにせよ、いかなる方法であれ、そのために必要とされたにすぎない、と。ただしその根拠は、ハンセン病が伝染病であるというただ一点であり、だからこそ、ヨーロッパ中世の方法が隔離政策の動かぬ実績であるとされねばならなかった。それが最も説得力のある隔離政策の正しさの理由であるとされた。そしてリデルと光田は、そこに感染予防と救護の観点の楽観的な結び付きを認めていた。患者救護論の最後の拠り所もその中世にあるだろう。

4　ヨーロッパ中世のハンセン病

1　聖性と不浄

ハンセン病は「野蛮国」にあり「文明国」にないというとき、「全欧州には殆どこの病気を絶った」（22回帝国議会衆議院議事速記録21号）とする認識が前提

---

53)　光田・前掲論文10頁。

にある。日本での隔離政策の導入にあたり、伝染説の提唱・確立をうけて、ヨーロッパ中世からのハンセン病の衰退の理由は患者隔離の効果によると理解されていた。[54] 以下は光田の説明である。

　西洋には昔からあった旧約新約全書の所々にも書いてあって、その惨憺たる光景は聖者の同情を引いたのでありますが、しかしこれが増加して参りましては家庭より追い出し、乞丐を致すようになり、その乞丐の群れはついに市外に追い出された。ドイツ語の「アウスザッツ」という意味は病人を公衆の内より追い出すということであります。この乞丐の群れを十字軍の前後から市外の病院に置き、2種の衣服及び帽子を着せ、四つ竹叩いて賽銭箱に喜捨を受けるのである。(中略)
　フランス王ルイ9世も癩病患者の同情者であらせられて手ずから治療されたり給仕されたりしたということであります。当時フランスのみにても2000の癩病院があり、欧州のキリスト教国には1240年頃には1万9000の癩病院があり、熱心に離隔された結果、15世紀頃からイギリス、フランス、ドイツ、オーストリアより癩病の跡を絶った。[55]

　光田の理解するヨーロッパ中世のハンセン病隔離は、排除と救護という宗教的な観点と細菌学を踏まえた感染予防の観点からなる。近代人の新しい視線でヨーロッパ中世を読み込んでいるといえる。しかし、このうち感染予防の観点の疫学的効果については、ペストや結核の影響、気候・人口変動、衛生・栄養等生活水準の改善等の観点からハンセン病の衰退が説明されるようになっており、患者隔離の有効性はすでに疑問に付されている。[56] 近代日本の隔離政策が

---

54)　土肥慶蔵「癩に就て(1)」皮膚科及泌尿器科雑誌16巻1号、1916年、35頁。また藤野編・前掲『資料集成(戦前編)』1巻及び同補巻5 (不二出版、2004年) 所収の小林広『治癩新論』(1884年、141頁以下)、松田源徳『治癩訓蒙』(1886年、2頁以下)、荒井作『治癩経験記』(1890年、1頁以下)、増田勇『癩病と社会問題』(1907年、4頁以下) などにも同じ理解が示されている。

55)　光田健輔「癩病予防に就て」『癩病予防に就て』中央慈善協会、1915年、7頁。今谷逸之助「世界癩病史物語(21)」楓4巻6号、1939年、15-6頁に次の記述がある。「癩病がその強烈なる伝染の猛威を逞ふした時代には癩病の伝染病たるを疑ふものなく、従って中世期を通じ19世紀迄或る場合には惨酷と思はれる如き癩病隔離方策が行はれて来た」。しかしノルウェーの「偉大なる二人の医学者」は遺伝説を唱えた。しかしその頃オーストリアやハワイに病気が伝わり、多くの伝染が観察され、ついに1873年にハンセンが病原菌を発見した、と。

56)　ミルコ・D・グルメク「病気の歴史研究序説」二宮宏之、他編『医と病い』横山紘一訳、新評論、1984年、39頁以下、ジャック・リフィエ、ジャン＝シャルル・スルーニア『ペストからエイズまで』中澤紀雄訳、国文社、1988年、175頁以下。

疫学的に有効でなかったとされていることをここで思い起こしておきたい。[57]
そうすると、患者数の増加に対して療養所を設置し、患者を隔離してハンセン病を抑えたとする理解——これを中世のハンセン病制圧仮説と呼ぶことにしよう——の根幹部分が失われたように思われる。しかし、ヨーロッパ中世においてハンセン病が排除、救護（慈善caritas）、感染予防という３つの観点から隔離の対象となったとするのは現在でも有力な見方である。

　日本のヨーロッパ中世社会史研究はハンセン病を次のように整理している。第１にハンセン病は聖性と不浄という両義的なイメージにおいて捉えられており、救護（慈善）の対象であると同時に恐れ・排除の対象であった。第２にハンセン病は11世紀以降に十字軍運動を契機に増加し、12世紀半ばから13世紀半ばまでがハンセン病療養所設置のピークとなり、そして15世紀に患者数が減少し始める。第３にハンセン病は伝染性と遺伝性をもつ病気であると理解されており、隔離の目的の１つは感染予防であった。第４にハンセン病患者は「生ける死者」として過酷な状況に置かれた。例えばLeper Mass（病者隔離のミサ）や特別な身なり、民事的権利の剥奪、そして処刑など。[58]

　19世紀末にハンセン病の伝染説が確立され、近代日本では遺伝説に伝染説が重なりハンセン病に対する恐れや嫌悪が増大したが、ヨーロッパ中世でもこの種の差別の動態変容があったのだろうか。一見したところそうではなく、中世社会史研究において強調されているのは聖性と不浄というハンセン病の両義性であるように思われる。例えば1321年にフランスで起きたハンセン病患者処刑事件は恐怖と聖性が混淆するその外縁的・境界的な社会的地位のためであったとされている。[59] しかし、この両義性と伝染性の認識とがどのような関

---

57) 和泉・前掲書115頁以下、148頁。発症前の人から感染しうるとされており、また主要な感染源が人以外に考えられるからである（和泉眞藏「らい菌感染の疫学」日本ハンセン病学会雑誌78巻２号、2009年、119頁、Masanori Matsuoka, 'Recent Advances in the Molecular Epidemiology of Leprosy', 日本ハンセン病学会雑誌78巻１号、2009年、68頁以下）。

58) 河原温『都市の創造力——ヨーロッパの中世２』岩波書店、2009年、213頁以下、池上俊一『歴史としての身体』柏書房、1992年、127頁以下。

59) カルロ・ギンズブルグ『闇の歴史』竹山博英訳、せりか書房、1992年、59頁以下。フランスからハンセン病患者が脱出したとされスペインでも火刑に処された（Michael R. McVaugh, *Medicine Before The Plague*, Cambridge, 1993, p. 220）。

係にあったかは直ちに把握できない。

　誤解や難しさを生む理由はここにあるように思われる。一方で医学的認識の方法に明らかな相違がある（中世は細菌学や寄生虫学を知らない）。他方でアッシジの聖フランチェスコや聖王ルイのハンセン病患者への接吻は印象的であり、療養所設置は「患者の生きる道を開いた」とする積極的な評価がある[60]。そしてハンセン病の衰退の理由に関する議論は決着しておらず、隔離による患者数の減少という効果を全面的に否定することは案外に難しい[61]。そうすると、ハンセン病の伝染性の認識をもっていた中世ヨーロッパの人々にとっては、ハンセン病隔離は感染予防の効果をも見込めるものであり、救護（慈善）の観点から肯定されるものであった、と解することもできそうである。こうして、ヨーロッパ中世のハンセン病隔離が救護と感染予防の観点から是認される。

　これが患者救護論の時代錯誤をもたらしていると考えられる。つまり、一方で国辱または不浄としてハンセン病が排除の対象とされている。他方で近代日本の第１世代の専門医と同様に、ヨーロッパ中世において患者隔離が患者数を減少させたことを否定できないでいる。そして、感染予防の観点において、ヨーロッパ中世の方法に与えられる免罪符を、近代日本の第１世代の専門医が受けとる。こうして近代日本の隔離政策がその始期において容認される。つまり、排除の対象から救護（慈善）の対象へと患者の位置取りを好転させるのが感染予防の観点に他ならない。はじめに感染予防の観点を中世に投影し、後から中世を基準にしてこれが擁護される。

　「癩病の歴史ほど、誤解とは言わないまでも解釈の困難さ、時代錯誤に導く主題はあまりあるまい」[62]。はたして聖性と不浄の両義性が、感染予防の観点に媒介され、聖なるハンセン病療養所を誕生させたのだろうか。ヨーロッパ中世に投影された感染予防の観点は、その中世的コンテキストにおいてどのような

---

60)　犀川一夫『ハンセン病政策の変遷』沖縄県ハンセン病予防協会、1999年、47頁。
61)　岩下壮一『救ライ五十年苦闘史』中央出版社、1962年、65頁（石鹸・水道など社会衛生の向上と相まって「中世の隔離方策が効を奏したことを認めねばなるまい」。）、川喜多愛郎『近代医学の史的基盤（上）』岩波書店、1977年、183頁、森修一、石井則久「ハンセン病と医学Ⅱ」日本ハンセン病学会雑誌76巻1号、2007年、33頁。
62)　リフィエ、スルーニア・前掲書163頁。

第1章　ヨーロッパ中世のハンセン病と近代日本の隔離政策

ものであったか、研究動向を再点検し、感染予防と救護の観点を、中世に遡って安易に楽観的に結び付けてはならないことをみることにしよう。

2　ツァーラアト・lepra・ハンセン病

　現在のハンセン病医学によると、ハンセン病の感染発症は外的な環境要因と内的な遺伝的要因の影響をうける。細菌の感染経路として上気道粘膜を介した飛沫感染が重視されているが、30年前は濃厚接触感染（皮膚の傷からの感染）説が有力であり、後者との比較から、体液説に基づくヨーロッパ中世医学では非科学的な空気伝染が信じられており、伝染力が誇張されていたとする見解があった[63]。たしかに中世医学は基本的に「魂の医学」であったとされる[64]。しかし同時に医療の専門職化や医術の医学化を推進したのも中世医学であり[65]、ルーク・ドゥメートルの近年の研究によれば、中世の「ハンセン病」はあくまで「身体の病気」であると捉えられていた[66]。

　ところでハンセン病（Hansen's Disease）がこの名称で呼ばれるようになったのは「らい病」（leprosy）の中世的イメージから脱却するためである[67]。これに対し、中世のハンセン病制圧仮説は感染症としての「らい病」を中世に語るこ

---

63) Saul Nathaniel Brody, *The Disease of the Soul*, Cornell, 1974, p. 24.
64) J・ル＝ゴフ『中世の身体』池田健二、菅沼潤訳、藤原書店、2006年、171頁。
65) 児玉善仁『イタリアの中世大学』名古屋大学出版会、2007年、213頁以下。
66) Luke Demaitre, *Leprosy in Premodern Medicine: A Malady of the Whole Body*, Baltimore, 2007, p. 279.
67) スタンレー・スタイン『アメリカのハンセン病「もはや1人ではない」』勝山京子監訳、明石書店、2007年、208頁以下。スタインがカーヴィル療養所で1931年に園内誌「66の星（Sixty-Six Star）」を創刊し（1941年に「ザ・スター」と改題）、1934年に「らい病」から「ハンセン病」への病名変更を訴えてから、その後30数年間も「らい病」という「忌まわしい言葉」の使用に挑み続けたのは、人々が「らい病」の本当の姿を知りもせずに、中世的な考え方にとらわれて「らい病」を罪業や嫌悪すべき堕落に結びつけているからだった。なお、同書あとがきに指摘されているように、スタインは「らい菌」Mycobacterium lepraeに代えて「ハンセン菌」Hansen's bacillusの語を用いており、これは日本でもついに普及をみていないが、医学書でなければハンセン病は「細菌による慢性感染症」と記して差し支えないと思われる。また「『癩』という言葉は文化遺産として保ちつづけるべきではないか」と述べる作家がおり（世界753号、2006年、141頁）、そして「ハンセン病」の語であれば人を傷つけないということではないが、文芸でもしばらくは「癩」の使用を控える配慮が求められているとはいえるだろう。

とで、旧来の集合的アイデンティティに現在の当事者らを縛り付けてしまう効果をもったように思われる。少なくともキリスト教において、グッソーも認めるように、近代のハンセン病差別は過去とつながるからである。このためスタンレー・スタインの呼称変更の戦術は必ずしも通用しなかったと考えられる。同様に日本でも1953（昭和28）年に全患協が「ハンゼン氏病法草案」を準備してらい予防法反対闘争を行い、それからハンセン病隔離政策による差別とのさらに長い格闘が続いた。しかし日本では「らい病患者・癩者」（leper）から単なる感染症（としてのハンセン病）の「患者」へ、そしてハンセン病（感染症としての「らい病」）の「元患者」「回復者」（「ハンセン病問題基本法」にいう「ハンセン病の患者であった者」）へ、と集合的アイデンティティの再形成が試みられた。このまったく新しい呼称は隔離政策により被害をうけた「元」被差別者であるという人間回復的な意味合いを込めて使われており、そこには「ハンセン病」と誤診されて隔離政策の被害をうけた人も含まれる。いずれにせよ、このように呼称が重要な意味をもつのは、聖書の「らい病」や医学上の「ハンセン病」を理由として差別される人々の範囲が定められてきたからであり、ハンセン病への呼称変更は、らい病の隠喩を医学上のハンセン病に重ねてはならないということだけでなく、それをハンセン病と診断された人々に被せてはならない（過去の差別に現在の人々を捕らえさせてはならない）ということが意図されていた。しかし反対に、ハンセン病と診断された人が自分を「癩者」と呼び、また現在の日本の研究者が「ハンセン病の患者であった者」をあえて「ハンセン病者」と呼ぶことがあるように、差別の理由を歴史に尋ねてこれに立ち向かおうとするときには、被差別の連続性の相において、現在から過去に向けた自己同一化が行われることがある。本章は、このような用法に倣い、実証的な歴史研究の枠には収まらない関心をもって、ヨーロッパ中世に「ハンセン病」を認めたい。そして、それは医学的にも無謀であるということではない。

　というのは、中世盛期以降、ハンセン病は医学的にはラテン語のレプラ（lepra）と大まかに重なっていたとされる。この意味のレプラはアラビア語のjudhámに相当する語であり、アラビア医学を経由してヨーロッパ中世医学にもたらされた。judhámは古典後期ギリシア・ローマ医学のelephantiasis (elephantia)に相当する語であり、これらはL型のハンセン病の諸症状を大まかに指して理解されていた。しかしこのelephantiasisが現在の象皮症（tropical elephantiasis）を除いていたかは明らかでないという。これに対しガレノス（129-199）の4体液説を精緻化したアラビア医学ではjudhámが4類型（alopecia, leonia, elephancia, tyria）に区別され、さらにこれらと象皮症（dá' al fil）を区別していた。つまりelephantiasisの意味を縮小的に変化させていた。そこで、アラビア医学書のラテン語への中世の翻訳者らはjudhámにlepraの語をあてる。lepra（lepros）はヒポクラテス学派以来ある種の皮膚病の総称であり、ヘブライ語聖書のツァーラアトに相当し、七十人訳聖書（ギリシア語）やヴルガタ聖書（ラテン語）で用いられていた語である。こうして11世紀のjadhám→lepraの翻訳によってlepraはelephantiasisの上位概念となり、lepraとしてハンセン病は聖書的な意味を帯びるようになった。[68]しかし、ドゥメートルが強調しているのは、その後もレプラがその病因論や病型論、あるいはその診断方法等の医学的な側面において聖書的な意味の影響をさほどうけていないということなのである。そうであるとすると、ドゥメートル自身はハンセン病を細菌学後の用語とすべきだと考えているが、ヨーロッパ中世に聖書的なlepraとハンセン病（医学的なレプラ）を区別して論じることが許されるように思われる。前者が後者を含む関係である。

　ここで聖書の用語（ツァーラアトとlepra）とハンセン病の関係について補足しておかねばならない。聖書のツァーラアトとハンセン病はまったく異なるとする犀川一夫の福音主義的な見解があるからである。というのは、日本の新共同訳聖書は1997年に「らい病」を「重い皮膚病」に換える決定をしたが、もちろんこれは「らい病」の語が差別的であるからではなく、lepra（ツァーラアトの訳語）を「重い皮膚病」と翻訳することが医学的に適当であると考えられたからである。しかし、キリスト教の聖書からlepraの語がにわかになくなる

---

68) Carole Rawcliffe, *Leprosy in Medieval England*, Woodbridge, 2006, pp. 72-7; Demaitre, op. cit., pp. 83-8; Michael W. Dols, 'Leprosy in Medieval Arabic Medicine', *Journal of History of Medicine, 34*, 1979, p. 326. ヒポクラテス学派におけるlepraについて大槻真一郎編訳『新訂ヒポクラテス全集』第1巻、エンタプライズ株式会社、1997年、1006頁、同第2巻、1997年、946頁。

とは期待できないし、また日本語訳の変更が「差別の歴史隠し」になってはならない。旧約聖書のlepraの厳しい含意とハンセン病との切り離しが、新約聖書のlepra≧ハンセン病（すなわちハンセン病のキリスト教的慈善の対象化）の意義を際立たせ、そしてハンセン病差別に関するキリスト教徒の反省を妨げることが懸念されるのである。

まず、古代ユダヤ教におけるツァーラアトとハンセン病の関係について、これらを同一視する見解は、現在では一般に支持されておらず、①前者は他の皮膚病を含みつつも主に後者であるか②後者をまったく意味しないか③せいぜい僅かに後者を含むだけであると解されている。ツァーラアトの祭儀的意義を強調する犀川は②説をとり、紀元前4世紀（アレキサンダー大王の東征帰還）以前の中東やエジプトにハンセン病が存在しなかったとする疫学的理由を傍証としている。しかし、近年の遺伝子解析による細菌の系統発生論的研究は、先史時代にアフリカ東部から中近東を経由しまず東への伝播があった可能性を否定していない。祭儀的意義を強調しつつも律法の厳しさに見合うのは、ハンセン病の重度の症状だけであるとするのが①説である。これに対しW・エプシュタインはツァーラアトの衛生法としての側面を重視して③説をとる。同様にE・リーバーはエジプト出発後の荒野での宿営生活では感染症対策が必

---

69) 「われわれは、その限界と誤解を導く傾向を認識しつつも、明快さの故にNRSVのレプラという訳語を保持する」（P・J・バッド『ニューセンチュリー聖書注解レビ記』山森みか訳、日本キリスト教団出版局、2009年、220頁）。

70) 荒井英子「『ベタニア＝らい病人隔離村』説をめぐって」キリスト教史学52集、1998年、54頁。

71) 犀川一夫『聖書のらい』新教出版社、1994年、66頁以下。S・G・ブラウン『聖書の中の「らい」』石館守三訳、キリスト教新聞社、1981年、13頁以下、Vilhelm Moller-Christensen, 'Evidence of Leprosy in Earlier Peoples', in Don Brothwell and A. T. Sandish eds., *Diseases in Antiquity*, Springfield, 1967, pp. 303-5.

72) Marc Monot, et al., 'Comparative Genomic and Phylogeographic Analysis of Mycobacterium Leprae', *Nature Genetics 41*, 2009, pp.1282-9.

73) Mirko D. Grmek, *Diseases in the Ancient Greek World*, trans. Mireille Muellner and Leonard Muellner, Baltimore, 1989, p. 161.

74) ヴィルヘルム・エプシュタイン『旧約聖書の医学』梶田昭訳、時空出版、1989年、72頁以下、193頁。タルムードに関して同『新約聖書とタルムードの医学』同訳、時空出版、1990年、243頁以下。

要であったと考えられるとして、法的・医学的概念として、ツァーラアトを捉え直している。リーバーが注目するのは「ツァーラアト」でありながら「清い」と判断される場合である（レビ記13章12-3）。岩波訳（『旧約聖書Ⅱ出エジプト記レビ記』木幡藤子、山我哲雄訳、2000年）では文脈の不整合が指摘されている箇所であるが、彼女によれば「ツァーラアト」であり「汚れている」とされるのは、非性病性の梅毒（bejel）や感染性皮膚リーシュマニア症などの感染性の強い慢性疾患が確認される場合であり、慢性の乾癬が「皮膚全体を覆い」「全体が白い」ときは「ツァーラアト」でありながら「清い」とされる。ハンセン病との関係では③説が支持される（例えばウジヤ王はハンセン病であり、またレビ記13章43はその初期症状の記述であるとする）。ハンセン病ではなく、これと同様な症状に進行することもあるbejelという別の感染症をあげてツァーラアトを解釈した点がリーバーの新しさである。[75] そして医学的な関心を外れると、城門の外側で死を待つより敵陣に投降しようとした4人の患者の言動は、いずれにせよツァーラアト（「重い皮膚病」であり③説によればbejelなど、僅かにハンセン病も含まれる）が差別の対象であったことを示すように思われる（列王記下7章3-5）。

　次に、lepraとelephantiasis（≒ハンセン病）の関係について、犀川はガレノスにおける両者の混同を重視して、これに拍車をかけるようにヴルガタ聖書でlepraの語が用いられたため、旧約聖書のlepraの意味がハンセン病に付与され、そして「中世時代の病者に対する暗い偏見」が形成されたと指摘する。[76] ヒエロニムス（345-420）の意図について後で触れるが、ドゥメートルによれば、たしかにガレノスにおいて混乱がみられ、lepraとelephasはともに本質的には悪い食事を原因とする皮膚に関する「黒胆汁の病気」であるとされていた。また、ある種の皮膚症状を総称していたlepraがハンセン病の初期症状を含んだとする考え方も成り立ちうる。しかし、カッパドキアのアレタイオス（150-200頃）が「彼らから逃れようとしない人がいるだろうか。その病気に罹るかもしれないと恐れを抱けば、息子、父、兄弟の誰であれ立ち去らない人がいるだろ

---

75) Elinor Lieber, 'Old Testament "Leprosy", Contagion and Sin', in L.I. Conrad and D. Wujastyk, eds, *Contagion: Perspectives from Pre-Modern Societies*, Aldershot, 2000, pp. 122-31.
76) 犀川・前掲『聖書のらい』55頁以下、ブラウン・前掲書41頁以下。

うか。もっとも親しい人を砂漠や山地に連れて行く人々が多い理由はこれである」と述べたのはelephantiasisについてである（伝染性を示唆したものではなく病気に対する恐れの表明であると解されている）。キリスト教の聖書註釈でlepra患者（leprosi）が皮膚病にとどまらず身体に障害のある者と記述されるようになっても、中世初期の医学文献はelephantiasisの症状のある者（elephantiosi）と混同したわけではない。セビーリャのイシドール（560頃-636）の「語源」でもlepraとelephantiasisは区別されている。つまり医史学的には中世盛期のアラビア医学書の翻訳がハンセン病（elephantiasis）にlepraの聖書的意味を付与した決定的要因であったとされる。[77] 言い換えれば、フラウィウス・ヨセフス（37-100頃）が、エジプトを出たモーセらはlepraであったとするマネトン（前280頃、「エジプト誌」の著者）らの見解を反駁して汚名を雪ごうとしているが、[78] まさにそのlepraの意味が問われている。イエスが治癒した（清めた）病人の中に、ハンセン病の（少なくとも重症の）患者がいたかは自明ではなく、むしろそれは別の何かであり（「重い皮膚病」であり僅かにハンセン病が含まれたかもしれない）、その何かをめぐる初期キリスト教の実践とハンセン病（elephantiasis）の排除は別の事柄でありえたということである。[79] しかし11世紀以降のヨーロッパ中世でlepra≧ハンセン病の関係が成立した、しかもそれは聖書的なlepra≧

---

77) Rawcliffe, op. cit., p. 74; Demaitre, op. cit., pp. 86-7, 138; Dols, op. cit., p. 318.
78) ヨセフス『アピオーンへの反論』秦剛平訳、山本書店、1977年、116頁以下、140頁以下、同『ユダヤ古代誌Ⅰ』同訳、ちくま学芸文庫、1999年、314頁以下、Grmek, op. cit., pp. 162-3。
79) ヘレニズム世界におけるツァーラアト観の変遷の有無や古代ローマ人のlepra観について確認できていないが、elephantiasisの排除については古代末期にかけて議論があった（Rawcliffe, op. cit., p. 74; Dols, op. cit., p. 332）。したがってハンセン病か「重い皮膚病」かにかかわらずある種の皮膚・身体症状の排除を問う必要があるが（隅田寛「旧約聖書にみる皮膚疾患とハンセン病」形態・機能3巻1号、2004年、24頁）、同時にelephantiasisの排除にキリスト教のlepra観がいつ、どのように影響したかということが重要な問題となるように思われる。4世紀のナジアンゾスのグレゴリウスの説教集からelephantiasisとlepraが少なくとも医学的素養のない人にとって同義語であったことが分かるとも指摘されている（Grmek, op. cit., p. 172）。ちなみにエルサレムの1世紀の家族集合墓の一室に布にくるまれて丁重に埋葬された男性は結核とハンセン病を患っており、裕福であったと推定されるが、別の一室の結核の母子同様、例外的に室の入口が封印され2次葬が行われていなかった（Carney D. Matheson, et al., 'Molecular Exploration of the First-Century Tomb of the Shroud in Akeldama, Jerusalem', PLos ONE 4(12) : e8319, 2009）。

医学的なレプラの関係であったとするのがドゥメートルの見解である。この見解によれば、ハンセン病の聖性と不浄は、どちらに傾くにせよ、11世紀以降のキリスト教的実践の賜物であり、古代ユダヤ教社会の実践は関係していない。

3　中世医学の診断方法

旧約聖書レビ記13章にはlepraの症状が現れたと疑われる人は祭司のもとに連れて行かれ、清い者か汚れた者であるかの判断を受け、そして後者は「汚れている、汚れている」と呼ばわり宿営の外に離れて住まねばならないと書かれていた。ドゥメートルによれば、患者の届出、診断、隔離という一連の手続きに関するかぎり中世を通してこのレビ記の影響下にあったが、13世紀後半から次第に司祭に代わり医師がレプラ（ハンセン病）であるか否かを判断するようになった（「ハンセン病診断の医学化」）。レビ記への言及がある例外としてドゥメートルが紹介するのは、1572年のイーペルの公衆衛生委員会による確定診断書であり、ある少年について医師（physician）と外科医（surgeon）がハンセン病療養所の代表者（regent）に対し次のように報告している。

　　少年を裸にして身体を見回し、幾つかの部位を触診したところ、鱗状の恐ろしい炎症のようなものがあり、彼の顔色はよいものの、これは真のレプラであるといえる。加えて頭部の大きな炎症は何年も前からのものであり、懸命にケアしても3、4年では治癒しないほどに悪化している。［ここまでフランドル語、ここからラテン語で医師が記す］そして身体中にみられるひどく嫌な発疹とこの種の崩れは、見識のある者の間ではレプラとは呼ばれていないが、私は聖書を正しく読み理解する者にとって聖書の言葉の中に難しい問題があるとは考えない。聖書には「男であれ女であれ、その頭かあご髭にlepraが生じたときには、祭司は彼らを調べて、もしそれが皮膚より下に及んでいて、そこの毛が黄色くまばらであれば、祭司は彼らが汚れているとする。なぜならそれは頭とあご髭のlepraであるから」と書かれている。これが聖なる言葉であるがゆえに矛盾していないとすれば、私たちもこの皮膚より下に及んだ発疹をlepraであるとみなすことができる。

ドゥメートルによれば、この医師はあえてレビ記（13章29-30）を引用して

---

80) Demaitre, op. cit., pp. 35-41. ハインリッヒ・シッパーゲス『中世の医学』大橋博司、他訳、人文書院、1988年、78頁以下。

療養所への入所許可を少年に与えている。それは排除というよりは憐れみの行為であった。というのは（外科医が「真のレプラ」としたのを医師が否定しつつも結局 lepra とみなしたのは）、一方で、前述のとおり、アラビア医学を経由してハンセン病は lepra と呼ばれるようになっていたが、16世紀になると医師の間でレプラ（ハンセン病）を「アラブ人のレプラ」、つまり正確には「ギリシア人の elephantiasis」に限定する用語法への回帰がみられるとともに、他方で14世紀以降に都市の公衆衛生や秩序維持の観点から放浪する「野の病人」に対する規制が強化され、ハンセン病であるとする確定診断書が施しを乞う許可書あるいは療養所入所を保証するものとして機能するようになっていたからである[81]。したがって、ドゥメートルによれば、医学の水準が低いために中世では多くの人が間違ってハンセン病であるとされ苦しんだとする見方は誤りである。むしろ「ハンセン病診断の医学化」後の傾向として指摘できるのは、ハンセン病を否定する診断例が多いということである。ドゥメートルの史料調査によれば、ハンセン病であると疑われて受診した人のうち明確な肯定例は実に2割に達しない[82]。彼は史料にその理由を語らせているので、次に、多数の否定例の1つであり、しかもかつての当事者（ハンセン病を疑われた人）の考え方が示されている点で貴重であるとされる事例を紹介しよう。

　1458年9月29日、1通の請願書がフランクフルト市に届いた。ハンス・マデラスからのものであり、彼は同市指定の宣誓医師（phisicus iuratus）ハインリッヒ・ロサーにハンセン病であると「訴えられ」、ケルン大学で二次診断をうけねばならないといわれた。しかし「今や全能の神がケルンの先生方によってハ

---

81) Demaitre, op. cit., pp. 45-51, 84-5, 88-90. 扮装患者について（id. pp. 54-9）。ハイナー・ベーンケ、ロルフ・ヨハンスマイアー編『放浪者の書』（水野藤夫訳、平凡社、1989年）に「鳴子をもった乞食」として「このての乞食はレプラ患者のもっていなければならない鳴子を、病人でもないのにもっている。これが、鳴子をもった乞食の手口である」とある。

82) Demaitre, op. cit., pp. 62-4, 145. ドゥメートルの研究対象は中世後期の医学文献であり、12世紀の療養所を「想像の病の隔離」であるとした人類学者M・ダグラスの見解が明示的に否定されているということではないが（Mary Douglas, 'Witchcraft and Leprosy: Two Strategies of Exclusion', *Man, new series, 26*, 1991, p. 733）、概して中世の診断は「保守的であり、重症例を拾い上げる傾向にあった」（Stephen R. Ell, 'Leprosy and Social Class in the Middle Age', *International Journal of Leprosy 54(2)*, 1986, p.301）。

ンセン病でないと宣言されるという喜びをお授けになり、私はこの診断結果を記した親書を受け取りました。どうかご理解下さいませ、この一件は私に多大の出費を強い、大きな悲しみと恥を与えました。皆様方によってこれが正当に償われますことを希望します」。同市評議会がこの請願書をロサーに回送したところ、ロサーは次のように回答した。マデラスが自宅まで診断を求めてやって来たので仕方なく「彼の病気が初期のものであれば治療が可能であること」を説明した。しかしその後も「彼は2、3日間に3回も私の家に来て、妻の前で涙を流し跪き、診断を求めたので、心を動かされた私は1年後に結果を出そう、この方法で私たちは多くの人を助けてきたと伝えた。ハンスは謝礼金を差し出したが、私は彼の貧しさをみるとそれを受け取ろうとは思わなかったし、またそうすることが神の御心に従うことであると考えた。そこで私は、彼が治癒したときにもう1度診断をうけるべきであり、そのときに『清い』と判断されたなら、何なりとお礼をもらおう、と彼に伝えた」。ロサーはこの回答の2日後にも評議会に補足説明を送った。すなわち、マデラスは「顔の形が損なわれており、人々からその病気であると疑われ、避けられていたときに、私たちのもとに自発的にやって来て、自分を検診するように謙遜な態度で依頼した。私たちは引き受けることにして通常通りに行動した。私たちはそのとき彼にハンセン病のきざしがあり、またかなり汚染されていることを認め、これを彼に告げた」。しかし、このようなロサーの説明にマデラスは納得せず、さらに2通の手紙を評議会に送り、1通目ではこのまま評議会からの十分な回答がなければ訴訟を提起すること、2通目ではケルン大学の診断結果に照らしロサーの誤診が明らかであることを主張した。結局、評議会からの回答はなく、5ヶ月後にロサーが「私たちとハンスに正義がもたらされる」ように、原告被告双方による調停を提案している。ロサーの見解では、ケルンではマデラスは確定的なハンセン病でないとされただけであり、その病状が現れ始めていることまで否定されたのではないのだった。[83]

　この事例から中世医学でハンセン病の初期段階と確定段階が区別されていた

---

83) Demaitre, op. cit., pp. 13-5, 160-1.

ことを認めることができる。これは基本的にガレノスの病気進行の4段階説（始まり、上昇、プラトー、回復・死亡への下降）に依拠したものであり、ハンセン病の診断では第3段階に達しているか否かが重視された。そこまでは非確定的であり、そこからが「真のレプラ」（ハンセン病）である。そして前者は治癒しうると考えられていた。ただし16世紀以降になると治療を試みても効果がなく不治であるからハンセン病であるとする逆転した診断方法もみられた[84]。

　一般的に診断は問診、視診、触診、熟考により行われた。まず、問診では親族に患者がいるかどうか、どんな食事をしているかなど血縁関係や生活習慣について質問して、その人がハンセン病になる素質をもっているかどうかの判断資料とした。次に、身体の外側を徹底的に調べて、そして慎重に内側を見徹すという方法である。14世紀後半から利用されていたギイ・ド・ショーリアックの診断基準（Chirurgia magana, 1363）は次のとおりである。まず、大まかに「1 素質を示すもの」（ぞっとする膚の色、morphea、皮癬、悪臭のする排泄物、素質の諸要因）と「実際にハンセン病であることを示すもの」が分けられ、次に後者が「(1)明白なもの（つねにハンセン病であることを強くまたは弱く意味する）」と「(2)両義的なもの（他の病気でもみられる）」に細分される。(1)は「①目と耳の円さ、眉毛が濃いまたは塊茎状になる、脱毛②鼻孔が外側に拡がり内側に収縮する③唇がぞっとする形になる④しわがれ声、鼻声⑤悪臭のする息、全身の悪臭⑥一定不変の不快な凝視」の6項目からなり、(2)は「①結節状の硬い身体、特に関節部や手足②暗くまだらな膚の色③脱毛と細毛の成長④筋肉の消失、特に手の親指⑤手足の麻痺や痙攣⑥皮癬、とびひ、gutta rosa、腫瘍⑦舌、睫の下側や耳の裏側のぶつぶつ⑧蟻走感⑨皮膚が空気にさらされたときの鳥肌⑩皮膚に水を振りかけたときに油に浸したようになる⑪ほとんど発熱しない⑫［逸脱した行動］⑬抑圧的な夢⑭弱い脈搏⑮血液が黒い、くすんで暗い、灰色、砂色、べとべとしている⑯尿が青黒い、白い、濃い、灰色」の16項目からなる[85]。

　オリオール市からの届出による1464年のマルセイユの診断例はこの基準に

---

84) Demaitre, op. cit., pp. 175-6, 244-6.
85) Demaitre, op. cit., pp. 197-201, 218-9.

第 1 章　ヨーロッパ中世のハンセン病と近代日本の隔離政策

従ったものであり、医師らは次のように記している。「私たちは標準的な医学教科書が指示しているとおりに血液検査を行い、これを濾して観察するなど、4 体液の 4 種類の配合に応じて区別される 4 種類のレプラについて、入念に検査した」。バーソロミュー（受診者）は「幾つかの点で両義的な基準と合致した。明白な基準ではなく両義的な基準である。すなわち彼の身体には感覚の鈍い部位あるいは麻痺した部位があり、また皮癬、albarasis（白色化？）、結節も認められ、morphea もあるようだった」。さらに医師らは、中でも確実性の高いとされていた診断項目を重視して次のように続けた。「目の状態からすると、彼は明白な基準にあてはまりそうであるが、しかしながら、まったく確定的ではなく示唆的であるにすぎない。これが確定的となれば、受診者はレプラであると考えられねばならないだろう。なぜなら明白な基準と両義的な基準が符合するからであり、神でなければ彼のこの病気を治すことはできないだろう」。そして結論を記す。「上述のとおり、彼においてこの明白な基準は確定的ではなく示唆的であるにすぎないので、確かに他方の両義的な基準は確定的であるが、私たちは、バーソロミューが健康者たちから完全に切り離される必要はないと判断する。但し次の条件を付す。彼は今日の日から数えて 1 年間は人々の集まり、つまり教会や広場、市場、その他の場所を避けるべきである。さらに同じように 1 年間は私たちが指示する食物を控えるべきである。また彼はかの重大な病気に落ち込んでいないことをより専門的な医師によって明らかにさせるべきであり、1 年後に往診をうけ、完全に治癒しているか、その病気にかかっているか、診断を仰ぐ必要がある」と。回りくどくはあるが、このように考慮すべき事項は多く、ハンセン病であるとの確定診断に至るまでには複雑な検討を要した。この宣誓診断の後、医師らはオリオール市側から抗議をうけて歩み寄り、「彼がこの決定に従わないときは直ちに 1 年間その場所から立ち去るべきである」と診断を微修正したのだった[86]。

　ヨーロッパ中世医学は時間をかけて慎重に「汚れた者」であるか否かを判断しようとした。症状の多様性を特徴とするハンセン病の性質上、そうならざる

---

86) Demaitre, op. cit., pp. 151, 219-21.

をえなかったのだろう。しかし、このような姿勢は感染予防の観点からすると徹底を欠いている。実際に右の事例でオリオール市の抗議はこの観点からなされた。そして、伝染性に関するこうした社会的な判断と医学的な判断との乖離は、ハンセン病にかぎられた問題ではなかった。1347年のコンスタンティノープルから大きく右旋回して52年のモスクワまで、ヨーロッパの多くの都市で人口の半数前後を死亡させたとされる黒死病に際しても同じことが起きたのであり、医学的にはミアスマ説、つまり空気の腐敗が原因と考えられたが、人々はその伝染性を確信していたとされる。その後もペストは各地で流行を繰り返し、その対策として都市周辺部への避難や外来者との接触禁止、市門の閉鎖、検疫隔離、患者の自宅隔離、隔離所の設置などの措置がとられたのは感染予防の観点からだった。そして15世紀になりミラノやヴェネツィアなどの北イタリアの諸都市で衛生局が常置され、衛生通行証の交付や情報網の確立などの公衆衛生行政が発展した。[87]では、ペストの前に無力であったとはいえ、ペストとは威力が異なるハンセン病について中世医学はどのような病因論や病型論をもっていたのだろうか。

4 病因論・病型論

伝統的な4体液説は人体を小宇宙であると認識しており、古代ギリシアの空気、水、地、火の4元素に対応する血液、粘液、(黄) 胆汁、黒胆汁の配合に応じて、人の体質や気質が規定されるとしていた。血液は湿にして温、粘液は

---

87) カルロ・M・チポラ『ペストと都市国家』日野秀逸訳、平凡社、1988年、23頁以下。蔵持不三也『ペストの文化誌』朝日新聞社、1995年、168頁以下、クラウス・ベルクドルト『ヨーロッパの黒死病』宮原啓子、他訳、国文社、1997年、283頁以下。1348年に船舶の検疫隔離をしたヴェネツィアで、1403年にペスト発症のおそれのある旅行者や市民のための40日間の滞留施設が潟内の小島（当時のSanta Maria di Nazareth、現在のLazaretto Vechio）に設置され、1423年に検疫施設として常置されるようなる（公衆衛生のはじまり）。これがハンセン病療養所との連想からラザレット（lazaretto）と呼ばれて、実際の転用例も含めて、その後ヨーロッパに普及したとされる（Guenter B. Risse, *Mending Bodies, Saving Souls: A History of Hospitals*, Oxford, 1999, pp. 202-5)。ここからいわゆる隔離施設の前史がハンセン病療養所にあるとされることがある。後述するようにこの見解は十分な根拠をもたないが、いわゆる隔離施設が医学的な感染予防の観点を先取りしたという意味で、つまり細菌学や寄生虫学によるパラダイム転換を相対化するという意味でラザレットの連想は示唆に富む。

第1章　ヨーロッパ中世のハンセン病と近代日本の隔離政策

冷にして湿、（黄）胆汁は温にして乾、黒胆汁は乾にして冷であり、このうち血液がもっとも生命力にあふれている。健康とは4体液の平衡のとれた配合であり、病気とは配合の混乱つまり体液の過剰や腐敗である。ハンセン病は一般的に黒胆汁の過剰によって不均衡な乾にして冷の配合が生じたものであるとされた。そして黒胆汁の過剰はいずれかの体液が燃焼消失あるいは腐敗して引き起こされる。これについて11世紀終盤以降のサレルノ学派はアラビア医学書に倣い（黄）胆汁の燃焼に由来するときを獅子型（leonina）、血液のときを脱毛型（alopecia）、黒胆汁のときを像型（elephantia）、粘液のときを蛇型（tyria）としてハンセン病を4分類した。そしてそれぞれの病型に特有の症状が列挙されたが（例えば像型は結節や隆起、皮膚の肥厚、ひび割れ、黒色化）、これはかなり抽象的な病型論であり、臨床的には病型の複合性が認められていた。[88]

　では、具体的には、黒胆汁の過剰とは何によるとされたのだろうか。健康な身体を根底的に支えているのは適切な滋養物であり、ガレノスによれば、これが口内での溶解から始まる人体の「引きつける能力」によって肝臓等の働きを通して血液などの体液となる。次にこれらは「まき散らす能力」によって適所に配置され、さらに「統合する能力」によって各部位と結びつけられる。最後に「吸収する能力」によってそれらが諸器官・諸組織の本質へと吸収・変成される。したがってハンセン病も原理的にはこの「吸収する能力」の機能不全に由来するのであり、そこで引き起こされているのが黒胆汁の過剰である。そしてこの状態をもたらすのは、ある特定の4体液の配合（つまりその人の体質）を前提としつつ、そこに作用する原因群（causae primitivae）である。この原因群のうち、まず、人体の構成上本質的でないという意味で「非自然的」なものとして次の6種類があるとされた。すなわち周囲の空気（高すぎる気温、低すぎる気温、海洋性の気候、腐敗物からの腐敗した空気など）、飲食物（黒胆汁を滋養するとされたろばの肉やひらめ、一般的には粘液性とされるが血液を乾にして冷にするとされたなめくじ、血液を濃くするとされた「濃い」「きめの粗い」食物など）、補充と排出（黒胆汁を増やし濃くする飽食、血液を冷やし濃くする毛穴の閉塞、排泄機能を弱め

---

88) Demaitre, op. cit., pp. 176-8. シッパーゲス・前掲書68頁以下。

黒胆汁を貯める痔、血液を腐敗させる閉経など）、活動と静養（血液を燃焼させる頻回の性交、血液を凝固させる無性交など、さらに女性患者との性交、男性患者と性交した女性とその次に性交すること）、睡眠（血液を不活発にして腐敗させる過度の睡眠や怠惰、体液を加熱させ黒胆汁を燃焼させる不眠不休など）、感情（血液の状態に影響を及ぼす怒り、悲しみ、恐怖、不安など）である。中でも体内への摂取物と性交の原因性に関心が向けられていたという。次に、種子を原因とする場合、つまり親から子へ腐敗した種子が受け継がれるという意味でハンセン病の遺伝性が認識されていた。また関連して、ドゥメートルは「唖然とする」と評するが、月経中の妊娠によって出生した子がハンセン病になると論じられることがあった。[89]

さて、このような病因論から、患者隔離という感染予防の方法が導き出されえたかが、当面の重要な問題である。ドゥメートルは触診の慣行などを理由として患者を触ることによる伝染について、医学的にほとんど関心が払われていないと指摘した上で、サレルノ学派において体内の体液を腐敗させる原因の1つとして腐敗した空気と患者の近づきについて言及があることを紹介する。つまり患者の吐息において腐敗した蒸気が発せられ、これが吸いこまれるとする認識があったと推測できるという。しかし、そこではまだハンセン病がこうして人から人へ拡がるものとは考えられておらず、ヨーロッパ中世の医学文献が空気伝染と患者の排除を結び付け始めたのは1300年頃からであるという。[90]

この最後の指摘はフランソワ＝オリヴィエ・トゥアティにより提出された見解に従うものである。彼によれば4体液説における病因論は体内的な配合を重視しており、ハンセン病を発病させる外的原因の特定を容易に許さない。ところが1220年から30年にかけて僅かな認識の変化が生まれ、これがまずハンセン病患者は配偶者と同居する権利をもつかを問題にした教会法の分野に波及し、そこで新しい意味においてハンセン病の伝染が論じられた。医学文献がこれを受容するのは14世紀初頭以降であり、1321年のハンセン病患者処刑事件でも患者からの伝染の観念はまだ用いられていない。それは飲料水に毒を入れてハンセン病を蔓延させ、または殺人をしようとしたという嫌疑で、ハンセン

---

89) Demaitre, op. cit., pp. 105-107, 155-9, 161-75.
90) Demaitre, op. cit., pp. 135-9.

病療養所入所者らが拷問され火刑に処された事件である。ギイ・ド・ショーリアックが医学教科書ではじめてハンセン病の主要な原因を「腐敗した空気と患者との接触」であると書いたのは黒死病後の1363年であった。[91]

ドゥメートルによれば、医学文献でハンセン病の伝染性の認識が定着するのは1400年頃からであり、その後も医師らは4体液説に基づく診断方法との間でパラドックスを抱えて、前述のとおり逡巡しながら、16世紀後半に感染予防の観点を明確に追認した。1570年にモンペリエ近郊ガーンジュの診断医は、受診者に他の患者との接触機会の有無を質問しており、そして確定的なハンセン病であると診断してから次のように記した。「（私たちは）彼が健康者との接触と交友を回避し、また共同体を害しないように市外の離れた場所で暮らすべきであると神の名において宣告する」と。[92]

5 ハンセン病療養所

中世のハンセン病制圧仮説はハンセン病の伝染説の確立期において公理のようなものであり、感染予防の観点から①患者数の増加②療養所の設置③患者数の減少という3段階の因果関係を説いた。しかし現在では②と③の関係だけでなく、①と②の関係についても、前述のとおり感染予防の観点は、少なくとも医学的には、中世盛期のハンセン病療養所の設置に遅れて定着しているので、否定的に考えられているといえる。感染予防の観点が排除の対象から救護（慈善）の対象へとハンセン病の位置取りを好転させたということはなさそうである。では、ハンセン病療養所の設置理由は何であり、また、その前にそもそも患者数の増加は何によるのだろうか。

ハンセン病の患者数が増加したとされる中世盛期は、ヨーロッパにおいて人

---

91) Francois-Oliver Touati, 'Contagion and Leprosy: Myth, Ideas and Evolution in Medieval Minds and Societies', in L.I. Conrad and D. Wujastyk, eds, id., pp. 192-8. 1321年の処刑事件について、ハンセン病患者が異端視されたからであるとも説明されている（東丸恭子「中世ヨーロッパにおける『癩』」磯見辰典編『彷徨』南窓社、1996年、134頁以下）。「異端的な教えは、らい病と同じく伝染的」である（トマス・アクィナス『神学大全第13冊』稲垣良典訳、創文社、1977年、304頁）とする考え方が関係していると思われる。

92) Demaitre, op. cit., pp. 133, 145-52.

口が飛躍的に増大し、農業生産が高まり、中世都市が興隆し、市場経済活動が盛んになり、人々の階層化が進み、文化的な変容も大きく促された時代である。グレゴリウス改革は宗教的覚醒を呼び、12世紀ルネサンスは大学を誕生させ中世医学を成立させた。このような背景事情の中から、中世のハンセン病制圧仮説は十字軍運動を取り出し中東からのハンセン病の伝播による流行を説く。しかし、疫学的統計が残されているということではないし、また十字軍運動以前のヨーロッパにもハンセン病はあった。したがってより控えめな推論は、都市形成や十字軍運動などによるヨーロッパにおける人口移動と社会変動が疫学的に無意味ではなかったとするにとどまる[93]。ある推計によれば、14世紀半ばのフランドル地方ブルッヘの患者数は人口比0.2％であり[94]、これは近代日本の第1回患者調査結果の約2倍にあたる。

　患者数の推移は明らかでないが、11世紀後半以降のヨーロッパで多数の小規模のハンセン病療養所（leprosarium）が設置され患者が入所した。その設置数が実際の需要を超えていたことは明らかであるとされている。つまり療養所の設置は患者数の推移と相関関係になく、前者についてヨーロッパ中世の「救貧のポリティックス」は「福音のめざめ」、つまり「慈善」の観念の変化によると説明している。中世キリスト教社会は「貧しさ」の精神的価値を賛美したが、「貧民」は多義的であり、12世紀の慈善をめぐる教義は「ペテロと共にいる貧民」と「ラザロと共にいる貧民」を区別した。前者は使徒的清貧の生活へと回帰するシトー会士や托鉢修道会士であり、後者は「惨めな者（miserabiles personae）」、つまり病者、孤児、寡婦、老人などの社会的弱者や農村から都市に流れてその日暮らしの賃金労働に従事する経済的困窮者である。ここに「煉獄」の場所の教えが導入され、これらの貧民は蓄財する都市の富裕者層の喜捨の対象となり、俗人の有力者らが生前の善行の証として、彼ら自身の魂の救済のために、施療院（hospitale）を次々に設立した。こうして中世初期の貧民救

---

93) Michael W. Dols, 'The Leper in Medieval Islamic Society,' *Speculum 58(4)*, 1983, p.905.
94) 河原温『中世フランドルの都市と社会』中央大学出版部、2001年、92頁。ブルッヘでは療養所入所者数の推移を示す史料が残されており、また1305年から1580年までハンセン病診断の受診者に事前に手袋が渡されていた（Demaitre, op. cit., p. 135）。有病率0.2％は人口数に占める入所者＋受診者数の割合であり、受診者≠患者とするなら、必ずしも正確な数字ではない。

済施設が修道院から離れて都市的組織として発展することになった。ハンセン病療養所の増加はこの一環であり、全体に占めるその割合は高かった。[95]

そうすると次の問題は、なぜ多くの施療院の中でもハンセン病療養所なのかということである。一説によると、それは「救貧院での救貧が、対象そのものを直視しなかったのに対し、癩病院にみられた救貧は、否応なく、癩者を直視していた」から、つまり「癩施療院には健康な社会の恐れが反映しており、その設立は病者への慈愛（caritas）とともに、彼らを健康人の共同体から隔離する目的をもっていた」からである。再び救護（慈善）と感染予防の観点による説明である。その論拠の1つはハンセン病療養所の規則では特に患者に対してスタッフとの接触の制限、特定区域への立ち入り制限、外出の制限など、その所作振る舞いに関する条項が多いということである。[96]

これに対し第2の説明は、ハンセン病療養所の人的構成などその運営形態から、それらが「本質的に聖的な動機づけによって高揚した慈善の表現である」と理解できるとする。[97]慈善の観念それ自体の中に、ハンセン病の特別な地位が明らかになるとする立場であるといえる。カロル・ロークリフは、療養所での生活は入所者の社会からの隔絶を意味しなかったとして次のように述べている。一般にハンセン病療養所は市壁の外側の風下側に建てられたが、市街の発展とともに取り込まれる場合（移転を余儀なくされた場合もあった）や保養の適地が選定される場合（例えばハーベルダウン療養所）もあった。とりわけ多くの療

---

95) Ell, op. cit., pp.300, 302, 河原・前掲『中世フランドルの都市と社会』29頁以下、ブロニスワフ・ゲレメク『憐れみと縛り首』早坂真理訳、平凡社、1993年、39頁以下。「慈善」の概念について「公共善」との関係など高橋友子『捨児たちのルネッサンス』名古屋大学出版会、2000年、20頁以下。イングランドでは11世紀末から修道院解散（1536年〜）までに少なくとも320のハンセン病療養所が設立された。このうち約300は14世紀初頭までのものであり、この約85％が都市や町の郊外にあった。中世イングランドの施療院のうち5分の1から4分の1がハンセン病療養所だった（Rawcliffe, op. cit., pp. 106-8, 190）。

96) 田中峰雄「中世都市の貧民観」中村賢二郎編『前近代の都市と社会層』京都大学人文科学研究所、1980年、19頁以下、河原・前掲『中世フランドルの都市と社会』83、86頁。

97) Peter Richard, *The Medieval Leper and His Northern Heirs*, Cambridge, 1977, reprinted Woodbridge, 2000, pp.11-2. 極端な例としてノーウィッジのセント・ギレス療養所は「管理者1、礼拝堂付牧師8、聖職者2、聖歌隊7、修道女2、患者8」の構成だった。なお療養所の平均的な入所者数は10人、大きな療養所で数十人、最大規模のハーベルダウン療養所で約100人だった。

養所では運営の経済的安定のために入所患者らが施しを乞う必要があり、また市民を呼び込んでバザーを開催することもあったので、交通の要所に置かれることが重要だった。入所者の家族をはじめ行政・教会関係者や商人、まれに泥棒にも入られ、療養所への訪問者は少なくなかった。管理運営は概して厳しく入所者の行動制限も多かったが、それは他の施療院にも共通する修道院的な道徳的規則であり、入所料金を支払い規則遵守を神に誓約した入所者は従順だった。規則違反には強制退所が用意されていた。ときには管理者の権限濫用に対して入所者が抵抗姿勢を示すこともあり、実際に1297年にイングランドのある療養所では入所者らが施設の財産を奪い、守衛の番犬を殺し、建物自体を破壊した。しかし療養所は基本的に入所者の身体的・精神的ケアを行う場所であり、入所者は告白の機会を与えられ、付属の礼拝堂でミサが行われ、付属の墓地に埋葬された。年長の聖職者が療養所に説教をしに行く不慣れな初心者に対し「決して彼らの病気をらい病の名前で呼ばないように。彼らはこの言葉にとても傷つくから」と助言することもあった。ロークリフによれば「模範的な環境にあるハンセン病療養所の規則正しい生活は、新来の入所者にとって、ますます警戒され不寛容さを増していく社会での以前の生活に比べて、より平穏で落ち着いたものであったに違いない。無情にも悪化していく身体を保っていくために、あるいは身体の悪化を隠すために強いられた出費と労苦から解放されて、患者は宗教的共同体から安全と保護を得ることができ、その構成員になることで身体的に、さらに精神的にも支えられた。栄養のある食事と暖かい衣類、そして祈りを捧げ軽い農作業をする務めに感謝しながら、入所者らは療養所の敷地とその所有地内での隠棲的な生活に慰めを見出すこともあっただろう[98]」。

このようなヨーロッパ中世のハンセン病療養所の姿は、まるで療養所入所を患者に勧奨するために作成された案内文の中の近代日本のそれのようである[99]。実際には日本の入所者に課された労働条件等は良いものではなかった

---

98) Rawcliffe, op. cit., pp. 302-22, 337-43. ケルンのメラーテン療養所についてフランツ・イルジークラー、アルノルト・ラゾッタ『中世のアウトサイダーたち』藤代幸一訳、白水社、1992年、83頁以下。
99) 例えば沖縄県ハンセン病証言集編集総務局編『沖縄県ハンセン病証言集資料編』(沖縄愛楽園自治会、2006年) 所収の資料131 (泉清「病友よ来たりて憩え」) や資料140 (療養お勧め) など。

が、入所により安心をえた成人の入所者は少なくなかったと考えられるし、また規則違反の外出・逃走も少なくなく、ハンセン病の伝染力を強調した日本のハンセン病療養所の隔離機能は必ずしも万全ではなかった。したがって、ヨーロッパ中世の療養所が隔離機能を徹底させていたか否かではなく、中世社会がハンセン病に対して不寛容さを増していく理由の中に、感染予防の観点が混入していたかが重要である。この点について、第2の立場は、ヨーロッパ中世のハンセン病史を感染予防の観点から単線的にたどろうとすること自体が誤りであるとして、慈善の対象としてのハンセン病の特別な地位を次のように説明する。

「キリストの擬似lepra」(Christus quasi leprosus) の観念は、ヒエロニムスがイザヤ書53章4を次の括弧内を補って訳したことに由来する。すなわち、われらの病や苦しみを彼は担い「lepra患者のようになって」神に打たれる、と。ここからlepra患者の身体は聖なる意味を与えられており、神からlepraを授けられようとした中世の聖人は少なくない。また、レビ記の命令を斥けようとしたヒエロニムスらの神学が強調したのは、イエスがユダヤ社会の律法主義を拒絶して、特にlepra患者やその他の社会的排除者らを信仰者の共同体に招き入れたことだった。10人のlepra患者のいやし（ルカ17章11-9）など、彼らに対する神の愛はヨーロッパ中世を通して宗教的敬虔のために好んで選ばれたテーマだった。さらに中世の人々にあってはルカ福音書の金持ちとラザロの喩えにおける「できものだらけの貧しい人」はlepra患者であり、死んだ彼は御使いたちによってアブラハムのふところに連れて行かれるが、冷淡に彼を無視した金持ちはハデスで苦しむ（16章19-31）。中世のハンセン病療養所が「ラザロの家」(lazar house) と呼ばれるのはこの喩話からである。そしてこの虚構の貧乏人ラザロが、ベタニアのマルタとマリアの兄弟であり、イエスの親しい友人であり、イエスによって死の4日後に墓の中から生き返らされたラザロと混同されていた（ヨハネ11章1-45）。これはイエスの復活を予表するという点で、中でも最重要の彼の奇跡である。ギイ・ド・ショーリアックは受診者に対する次の事前の伝達事項を診断医らに指示している。「彼らがlepraであると判明したとしても、それは彼らの魂の煉獄である。世界が彼らを憎むとしても神はそうで

はない。神はlepraのラザロを他の誰よりも愛した[100]」。つまり神の前ではlepra患者が伝染源として排除の対象となりうるかは、大きな問題ではありえないということだろう。少なくともそこに感染予防という世俗的な観点は混入しない。

　S・N・ブローディの先駆的な研究は、感染予防の観点を中世に投影して、ハンセン病に関する排除的規則の厳しさを強調しながら、他方でその運用の緩やかさとの間に矛盾を見いだし、その理由を人々の間で伝染の恐れが十分に共有されていなかったことに求め、さらにその理由をハンセン病が神の罰であると同時に神の祝福であるとされていたからであるとした[101]。ブローディには先入見があり、歴史が転倒して認識されたということになるだろう。

6　キリスト教的慈善

　このキリスト教的慈善の立場は、ヨーロッパ中世のハンセン病を聖性と不浄の両義性において捉えて、中世盛期の療養所の設置について感染予防の観点の介入を安易に認めない。「『癩』ほど宗教色の濃い病はなかった。それは癩者の生きながら腐ってゆく肢体が、強烈な恐れと同時に、その恐れを昇華させようとする精神的なエネルギーを人々に与えたからである」。「聖と悪の緊張状態の上に中世の慈善は成り立っていた」。もちろんこの均衡は崩れて1321年の処刑事件では慈善は後退し大きく悪に傾いた。そして他方で、患者隔離はやはり「癩菌の蔓延防止に効を奏したであろう[102]」。しかし、このように、中世史研究がこの両義性をかくも中世的であるとするからには、近代日本の光田やリデルの立場とこれはもはや異質であり、同視できない。しかし、現在の患者救護論の時代錯誤に見え隠れするのは、同様にこの曖昧さである。すなわち隔離の原因は慈善であり結果は幾ばくかの感染予防である。隔離の危うい均衡が聖と善に傾いている。

---

100)　Touati, op. cit., p. 183; Rawcliffe, op. cit., pp. 55-63, 112-7（ショーリアックからの引用はDemaitre, op. cit., p. 81)。「アブラハムのふところ」と「煉獄」の関係についてジャック・ル・ゴッフ『煉獄の誕生』渡辺香根夫、内田洋訳、法政大学出版局、1988年、66、233-4頁。
101)　Brody, op. cit., pp. 93-101.
102)　東丸恭子「中世社会と癩」上智史学29号、1984年、102-3頁、同・前掲「中世ヨーロッパにおける『癩』」129頁。

しかも、キリスト教的慈善の立場によれば、ハンセン病を不浄として排除する考え方は、キリスト教の旧約聖書解釈に由来しない。反対に、古代ユダヤ教における排除を利用しながら、ハンセン病を受容包摂することで救済に値すると説いたのがキリスト教の価値である。これは古代末期のギリシア教父文書を検討したT・S・ミラーとR・スミス＝サベジの見解である。彼らによれば、4世紀のニュッサのグレゴリウスはleprаの非伝染性を主張して患者の排除に反対し、またナジアンゾスのグレゴリウスはleprаを神の罰であるとする考え方を斥けるために、義人ヨブもまたlepra患者であるとして（ヨブ記2章7）、キリスト教徒は神が病人と健康人を区別する理由を尋ねてはならないと説いた。コンスタンティノープルの司教ヨハネス・クリュソストモスによって400年頃に都市の外側に建設された大規模な療養所は、当時十分にキリスト教化されていなかったために社会的に排除されていたlepra患者に対し、郊外の健康的な環境下で共同体的生活を保障したものだった。さらに5世紀前半にアレクサンドリアのキュリロスはレビ記を文字通りにうけとるべきではなく、寓意と現実を区別すべきであると説いた。つまり、一方でleprаは罪であるが供犠の鳥は十字架上のイエスの死であるとし、他方で憐れむべきlepra患者を社会から追放するのは悪い行為であると強調した。この慈善の方法が東方から西方ラテン世界に広まったと彼らは示唆する。[103]

しかし西方ではやや事情が異なっていたとされる。539年にオルレアン教会会議に集合したガリアの司教らはゲルマン人の新しい政治支配の下で多くの課題に対処する必要があり、その中でlepra患者について、各地域の教会から食物や衣服が与えられるとした。ところが583年のリヨン教会会議ではleprаが救護の対象であると再確認されたものの、患者らはその居住する都市でのみ援助をうけるべきであり、転々と放浪してはならないと決定された。ミラーとスミス＝サベジによれば、これが原典で確認できるヨーロッパ中世で最初の否定的規則である。この方向を鮮明に打ち出したのがランゴバルド族の643年の「ロタリ王法典」176条の患者追放規定であり、また789年のカール大帝の勅令

---

103) Timothy S. Miller and Rachel Smith-Savage, 'Medieval Leprosy Reconsidered,' *International Social Science Review 81 (1)*, 2006, pp.20-2.

中にある、lepra患者は「他の人々と交際してはならない」とする規定である。13世紀初頭に編成された慣習法典「ザクセンシュピーゲル」1巻4にもlepra患者は相続財産を受けることはないとある。しかし、これらはゲルマン民族の慣習法の影響を強くうけた社会の産物であり、本来的にキリスト教的価値のものではない、というのが彼らの結論である。[104]

　したがってキリスト教的慈善の立場は、ヨーロッパ中世キリスト教社会のハンセン病排除の認識の中には、後世の先入見による誤解に負うものが多く含まれていると考えている。例えば10世紀のウェールズのハウエル王の勅令は、妻がlepraであるとき夫は離婚する権利をもつと規定していた、と記す史料が残されている。従来の解釈によれば、これはもっぱら妻の排除を意味するが、法的には寡婦産（agweddi）の保障の効果をもたらすのであり、この点では妻の保護規定である。その他の慢性病や身体的障害の場合も同列であり、そもそも教会は離婚には反対の立場だった。ハンセン病患者が携帯しなければならなかったクラッパーについても、健康人にその接近を警告するためのものであると理解されてきたが、むしろそれは発声に困難を抱える患者が施しをうけとるためには人々を引きつける必要があったと考えたほうがよいとされる。1179年の第3ラテラノ公会議でハンセン病に関するキリスト教会の指針が確認されたが（療養所に専用の礼拝堂と墓地を設け、教会への10分の1税を免除するなど）、これも排除を前提としているとはいえ、隔離というよりは療養所という共同体を保護しようとしたものにほかならないという。つまり、ハンセン病のヨーロッパ中世史は、むしろ感染予防の観点から暗く歪曲されてきたという主張

104）　Miller and Smith-Savage, op. cit., pp. 21-2, 24-5.「ロタリ王法典」の邦訳は塙浩『ランゴバルド部族法典』信山社、1992年。「ザクセンシュピーゲル」は久保正幡他訳『ザクセンシュピーゲル・ラント法』創文社、1977年（「序詩」には、旧約聖書列王紀下5章27にならい、この法典を改竄する人には「癩病がきっとかれらにとりつくように」「呪いを送りたい」とある）。なお8世紀の「バイエルン法典」16章9は売買される奴隷のlepra等に関する規定であり（世良晃志郎訳『バイエルン部族法典』創文社、1977年）、また1283年に編纂された北フランスの「ボヴェジ慣習法書」56章はハンセン病療養所等に関する規定である（塙浩『ボマノワール「ボヴェジ慣習法書」』信山社、1992年）。13世紀のイングランドのコモン・ローでもlepra患者は教会から破門され民事的権利をほとんど剥奪されていた（Frederick Pollock and Frederic Maitland, *The History of English Law Before the Time of Edward I*, Cambridge, 1952, p. 480）。

である。[105]

7 イエスの実践

　しかし「それにしても」と私たちはやはりここで立ち止まるべきである。「1人の患者の立場に創造的に身を置けば」、慈善を強調するあまり、その「悲惨」「悲劇」を見ない感性は、まさに悲劇的だからである。こう指摘する荒井英子は「ライ＝天刑論」から義人ヨブと第2イザヤ書の「苦難のしもべ」を介して成立した「ライ＝メシア論」が、結果として「患者の人権・人格を見えなくしてしまう」と論じた。なぜなら、ハンセン病患者は神から罰せられ見放されているからこそメシア的であり、いずれにせよ非人間化されるからである[106]。荒井によれば「『らい病人』を福音宣教の踏み台にしてきたキリスト教二千年の歴史が消えるわけではない」。それゆえイエスの実践に立ち返るべきである。イエスがエルサレムの東方（風下）の山の向こうに位置するベタニアに行き来するのは、そこにエッセネ派（死海文書を残したクムラン共同体）の人々の「らい病人の路地」があり「らい病人シモン」（マルコ14章3）がいたからである。エッセネ派は厳格に律法を遵守し、不浄を退けた。しかしベタニアの「イエスの共同体は、女や被隔離病人をその救いの共同体の真ん中に据えた」「『聖と汚れの規範』を逆転する」。ところがそれこそが彼を刑死させ、その逆転されたはずの「浄・不浄の差別規範は、最初期のキリスト教共同体において容易に再逆転し」、そのまま近代日本のハンセン病隔離政策の救護の観点に受け継がれた[107]。ただし、その例外を、戦国期キリシタンのlepra患者救済活動に見いだすことができると指摘されている[108]。もしそうであるとすれば、近代日本のキリ

---

105) Touati, op. cit., pp. 183-5; Rawcliffe, op. cit., p. 257; Miller and Smith-Savage, op. cit., pp. 23-4.
106) 荒井英子『ハンセン病とキリスト教』岩波書店、1996年、138-54、156-7頁。
107) 荒井・前掲「『ベタニア＝らい病人隔離村』説をめぐって」54、67-8頁。同様に滝澤武人は、イエスはベタニアの「レプラ患者の隔離村」を拠点として聖と穢れの差別構造を逆転させようとしていると論じる（同『イエスの現場』世界思想社、2006年、92頁以下）。
108) 沖浦和光「戦国期キリシタンの渡来と『救癩』運動」同、徳永進編『ハンセン病』岩波書店、2001年、131頁以下（「信徒たちは、…清貧を旨として民衆とともに生き、彼らの苦しみを救うために権力の弾圧に屈せず、必死の努力をしている宣教師たちの姿を見て、神の愛を心から感じとった」143頁）。

スト的慈善の観点は、同様にそのようなイエス的実践の次元で、聖性と不浄の両義性を突きぬけて、この差別的メタファーの「呪縛から人々を根本的に解放していく」ことをもっと勇敢に試みてもよかったのではなかろうか。[109]

ヨーロッパ中世史研究におけるキリスト教的慈善の立場が、感染予防の観点の介入を警戒するのは、第1に、グッソーやエドモンドらのハンセン病隔離政策の帝国主義論が次のように論じるからである。つまり19世紀後半の欧米人はアジア・アフリカ等の植民地でハンセン病と再会し、そこにもう1つの未開の中世をみて同じ隔離の方法を採用した、と。ロークリフによれば、これはヨーロッパ中世を暗黒視している点で、帝国主義者の隔離政策と同じ過ちに陥っている。つまり帝国主義者は、まず、人種差別主義から感染予防の観点を強調し、次に、これを中世に投影して、そしてハンセン病差別を近代的に構築したが、後者のかぎりで隔離政策の帝国主義論も誤っている[110]。第2に、これがただの誤解で済まされないのはR・I・ムーアの迫害研究があるからである。ムーアは中世盛期の社会変動の中でヨーロッパは現在に続く迫害社会を形成したとして、その全体的迫害の中でハンセン病を取り上げて、その排除の理由を感染予防の観点に求めた[111]。これをトゥアティは荒唐無稽と述べる。そして史料調査が行われ、感染予防の観点は抑制され慈善の観点が強調された。ドゥメートルは中世後期医学文献でこれを補強した。

しかし、ムーアは慈善の観点に導かれて設置されたハンセン病療養所が排除の観点において機能転換することを示唆している。そしてトゥアティも実は同じようなことを述べていて、その時期は12世紀後半ではないと修正しているにすぎないともいえる。ドゥメートルも13世紀後半に、つまり中世医学における受容に先行して、都市条例で感染予防と排除の観点が結び付きはじめると

---

109) 三島淑臣『法思想史（新版）』青林書院、1993年、129-32頁。
110) Rawcliffe, op. cit., pp. 13-43.
111) Robert Ian Moore, *The Formation of a Persecuting Society, second edn.* Oxford, 2007, pp. 5, 53-4, 59. ムーアの研究の概要について赤坂俊一「ヨーロッパにおける性的逸脱者、癩者、ユダヤ人」関西中世史研究会編『西洋中世の秩序と多元性』法律文化社、1994年、394頁以下、小田内隆「ヨーロッパ中世におけるマイノリティの迫害をめぐる諸問題」立命館文学558号、1999年、88頁以下。

述べている[112]。やがて慈善の観念も再変容する。つまり「救貧のポリティックス」は14〜16世紀に「真の貧民」と「恥ずべき貧民」という貧民の選別をして、前者だけを救済の対象として残し、後者を公共の利益を損なうものとして排除した。このときハンセン病は後者に準じるものとなる[113]。ハンセン病に関する聖性と不浄の両義性は、遅くともこのときから後者に傾いたままである。そうであるなら、近代的な感染予防の先入見を取り除いた上で、もう一度、聖性と不浄と感染（伝染）予防の歴史的相関関係において（国辱論を再構成したように）、現在のハンセン病差別への連続性の相のもとに、この点でフーコーによるハンセン病差別から精神障害差別への転換論にとらわれることなく、ヨーロッパ中世のハンセン病を捉え直すことができるように思われる。中世キリスト教のハンセン病への慈善にイエスの実践の再来をみることができると考えるが、他方で慈善の覚醒における関心が施す側の救済にあったことは強調されている[114]。そこに隔離が排除の意味に傾くというハンセン病療養所の機能転換の一因があるかどうかを検討してよいように思われる[115]。

　近代日本のハンセン病隔離政策は国辱と救護と感染予防という少なくとも3つの観点に支えられていた。これらは隔離への情熱において結び付けられていた。それは伝染説によるという意味で、隔離政策の基軸には感染予防の観点がある。本章で救護の観点に即して隔離政策を検討したのは、隔離政策に携わった人々がその観点を保持しており、そのために隔離政策の反省が難しくなっていると考えられるからである。救護の観点から感染予防の観点の医学的誤りを追認してはならないこと、誤りの感染予防の観点と救護の観点の結び付きの先

---

112) Moore, op. cit., pp. 49-54, 106-7; Touati, op. cit., p. 200; Demaitre, op. cit., pp. 141-2; Brody, op. cit., p. 92. 慈善の対象に入らなかった療養所非入所者へのムーアの注目（Moore, op. cit., pp.182-3）は重要であると思われる。

113) 関哲行『旅する人びと――ヨーロッパの中世4』岩波書店、2009年、246頁以下。

114) ゲレメク・前掲書43頁。

115) 1321年の処刑事件を論じたM・バーバーは「皮肉にも長い目で見れば多く設置されたハンセン病療養所がハンセン病患者への迫害を呼び込むことになった。なぜならそのことによって彼らは一定の場所に集められ、ユダヤ人と同様に、マイノリティとして可視化されたからである」と述べている（Malcolm Barber, 'Lepers, Jews and Moslems: The Plot to Overthrow Christendom in 1321,' *History 66*, 1981, p. 15）。

例と実績をヨーロッパ中世に求めることはできないこと、そして国辱視されたハンセン病の救護の実践は、イエスに立ち返るような根源的な次元で、差別に立ち向かうという観点から、その意義を判断されるべきであることが述べられた。反対に今後の課題として、近代隔離政策の3要素によるハンセン病差別とヨーロッパ中世後期のハンセン病差別との連続性を実証すること、また後者とそれ以前のハンセン病や「重い皮膚病」の排除が、中世盛期の慈善の覚醒にもかかわらず、どのように連綿と続いてきたかを解明することが残されている。

第2章

フーコー・ハンセン病・平等

1 排除の文化と差別の歴史

1 ハンセン病差別とフーコー研究

　フーコーは『狂気の歴史』(1961年)の冒頭で「中世末期になると、癩病は西洋世界から姿をけす」「奇妙な消滅である」と述べる。なぜなら「中世初頭から十字軍のおわりまで、癩施療院はヨーロッパじゅうにその呪われた区域をふやしていた」からである。しかしそれは、おそらく中世医学の功績ではなく「例の隔離の自然発生的な結果であり、十字軍時代がおわったあと、近東諸国の伝染病流行地帯との交渉がとだえたためにおこった帰結でもある」と。[1]フーコーの関心はハンセン病にはないので、療養所の設置理由に関する説明はみられないが、少なくともその衰退について、中世のハンセン病制圧仮説が採用されている。近代人の先入見をもって感染予防の観点を中世に投影して、そこにハンセン病の排除の構造があったとされている。聖性と不浄の両義性は、はじめから不浄に傾いている。

　フーコーがこのようにハンセン病に言及したことは、その後のハンセン病差別に関する研究に影響を与えた。例えば、アメリカのカーヴィル療養所で1980年代前半から20年間に及び入所者から聞き取りを続けたマルシア・ゴーデの調査研究がある。ゴーデは、カーヴィルには固有のコミュニティと文化が

---

[1]　ミシェル・フーコー『狂気の歴史』田村俶訳、新潮社、1975年、21-3頁。

創造されており、そこに共有されたアイデンティティがあることを述べる。この集合的アイデンティティはハンセン病という共通項に基づく。ある病気がその患者を指す固有の名詞（つまり leper）を有する例はほとんどないという。しかし彼女によれば、カーヴィルの入所者たちの語りは、自分たちを力づけるために、場合によっては自分たちの人権を回復し擁護するために発せられている。それゆえゴーデは、ハンセン病と診断され、カーヴィル療養所に隔離され、そしてかつての名前を含めて自己のアイデンティティを喪失した人々の、アイデンティティ回復の物語として、カーヴィルを記憶したいと考えている。[2] ゴーデの取り上げるテーマは入所、逃走、秘密と嘘、祝祭、墓地、家族である。これらのうち祝祭の他は、日本でもハンセン病違憲国賠裁判以後、それらの観点からハンセン病隔離政策による被害を捉えようとしたところのものであり、アメリカでも日本と同じように隔離政策による被害のあることが理解できる。祝祭とは、カーヴィルのマルディグラ（Mardi Gras）のことである。

マルディグラとは4旬節前の最後の1日、つまり灰の水曜日の前日をいう。フレンチ・カソリックが支配的なニューオリンズやルイジアナ州南部地域ではFat Tuesdayとも呼ばれ、仮装行列など謝肉祭の祝いがにぎやかに行われる特別なときである。カーヴィルのマルディグラは標準的な形式を採用し、奇抜な衣装とお面を被り、音楽をかけ飲食をして騒ぎ、日常性をひっくり返しながら行列して、記念品を請う観衆にそれを投げる。この祝祭の意味を考察するために、ゴーデはフーコーを引用する。

　らい病は姿をけし、あの低められた場所とあの祭式は見棄てられてしまう。それらはらい病の予防というよりは、神聖な距離をもうけてそれを保ち、逆方向の興奮によってそれを固定しようとした。らい病よりも間違いなく長く残り保持されるものとは、…らい病患者の人物像に結び付けられた価値とイメージであり、またその排除の意味である。すなわちその執拗で恐ろしい人物像の社会的重要性である。それははじめに神聖な円環の中にはめ込まれることがなければ、そこからはじき出されることも

---

2) Marcia Gaudet, *Carville: Remembering Leprosy in America,* University Press of Mississippi, 2004, pp. 3-24. 同書3、4章の要約として森川恭剛「アメリカのハンセン病差別問題研究」沖縄法政研究所報9号、2007年、19-38頁。

なかったものである。…らい病患者は善行や祈りとは正反対の奇異な転換性において、差し出されることのない手によって、救済された。

ゴーデによれば、フーコーのいう「逆方向の興奮」「奇異な転換性」がマルディグラで起こり、そしてカーヴィルのマルディグラは祭りの転倒のさらなる反転（a reversal of the typical festival inversion）を引き起こす。つまり入所者らがマルディグラで仮装して行列し、カーヴィルの共有されたアイデンティティのシンボルともいえるアルマジロの硬貨を観衆に投げるとき、「外の人（outsiders）」に対する彼らの恐怖がなくなり、執拗で恐ろしい人物像も消え失せ、彼らの人間性が開示されるという[3]。つまり、ハンセン病が不浄に傾いているところに新たな聖性が呼び込まれ、その上でさらにこの両義性が霧散して人間性が解放されるということだろう。それをあくまで非日常的な祝祭に即して論じなければならないところに、アメリカのハンセン病差別の根深さを知ることができるように思われる。

しかし、マルディグラの意味を争いたいのではないが、ゴーデのように論じるためには、まず、中世のハンセン病差別の土俵が現代にあることを前提にしなければならない。ゴーデは「らい病に関する中世時代からの信念、法、実践の幾つかは少なくとも19世紀と20世紀前半の患者に依然としてとりついていた」「20世紀までにらい病が細菌による病気であり、実際に伝染するという認識が、アメリカにおける旧来の恐怖を強めて、諸州における隔離法を導いた」「実際に現在までらい病の中世的イメージがまだ生きている」と述べる[4]。しかし、第1章で述べたとおり、グッソーは感染予防の観点だけでなく、キリスト教的慈善の観点と近代ハンセン病差別の関係を指摘していた。ゴーデはハンセン病差別における後者の要素が祝祭でどのように転倒・霧散するかを述べていない。そもそも福音主義による差別はゴーデの関心の対象になっていない。

次に、フーコーの理論との関係でも、ヨーロッパ中世の差別の土俵で、現在

---

3) Gaudet, op. cit., pp. 116-46. フーコーからの引用は英訳による。なお、1971年にアルマジロを使ってはじめてハンセン病菌の培養が成功したが、実験中のアルマジロが逃げ出したことがあり、ルイジアナ州では病原菌の媒体であると誤解する人もいるとされる。

4) Gaudet, op. cit., pp. 5, 77, 117.

のハンセン病差別を論じることが適当かという問題があるはずである。それは知の考古学の観点からすると無理であるなら、では、どのようにハンセン病差別の研究はフーコーの理論を敷衍したかと問われると、これはグッソーが引き込まれて、抜けだせていない問題であるといえる。グッソーは中世ハンセン病差別を1つのパラダイムとみて、近代ハンセン病差別との不連続を主張した。しかし、第1に、フーコーが中世のハンセン病差別と古典主義時代の精神障害（非理性）差別をパラダイムの転換として理解していたかは疑問である。フーコーは「中世紀が癩者の隔離をつくりだしたのといささか似た方法で、古典主義は監禁をつくりだした。癩者が居なくなったその場所は、ヨーロッパ世界に新しく出現した人々によって占められた。それが《監禁された人々》である。…その意味作用は、総体としての古典主義世界に本質的なある種の構造にかかわっているにちがいない」と述べる[5]。両者の関係についてこれ以上のことは論じられていない。ハンセン病の事実上の衰退のあと、ある意味作用により「狂気」が現れるとするフーコーの論理にも一貫しないものがあると思われる。

　第2に、グッソーが近代ハンセン病差別の中世からの不連続と新しさを主張したのに対し、エドモンドは近代の差別の新しさと中世からの連続を主張することは矛盾しないと反論した。差別の格好の対象であるというハンセン病の特性、すなわちその身体という即物的な基礎は変わらないからである[6]。ヨーロッパからハンセン病はまったく「消滅」したのでもなかった。つまり、ハンセン病差別の歴史は、知の考古学における歴史認識の不連続性の考え方と整合的か、という問題のあることが少なくとも認められた。

　それゆえ第3に、エドモンドは『監獄の誕生』（1975年）から引用しながら次のように述べる。フーコーによれば、中世のハンセン病の排除と近代の規律権力は異なるが矛盾しない。ハンセン病患者をペスト患者のように扱うことが19世紀の特色である。規律権力には一方の極に封鎖があり、他方の極に規律・

---

5) フーコー・前掲『狂気の歴史』72頁。1974年の講演で次のような言及がある。中世の医療は「そのひとを隔離し、それによって他のひとたちを浄化するという意味でした。つまり排除の医学だったわけです。17世紀初頭、狂人や畸型の人間などを監禁するというのも、このような考え方にもとづいていました」（『フーコー思考集成』Ⅵ巻、no. 196、289頁）。

6) Edmond, op. cit., p. 7.

管理の巧妙な機能がある。したがってハンセン病差別は、中世のそれに近代のそれを重ね合わせることができる、と。しかし、モロカイ島やロッベン島の近代的なハンセン病コロニーは混合型というよりむしろ排除型であり、また、キリスト教的慈善の観点が深く介入し半自治的に運営されたコロニーに、どれほど規律権力のモデルが妥当するかは疑問が残る。それゆえエドモンドは、近代ハンセン病差別について近代的な生政治を論じるためには、もっと複雑な系譜学ともっと微妙な歴史過程を明らかにする必要があると考え、フーコーがあえて論じようとしなかった植民地支配と人種差別主義に踏み込んで考察を進めた。[7] そしてこの点では、近代日本とその植民地・占領地におけるハンセン病の国辱視と隔離政策による差別について、むしろ日本で歴史研究の蓄積があるので、この近代日本の差別史が生政治の理論を請け合うかどうかを検討してみることは有意義だろう。その中からハンセン病隔離政策の4つ目の要素として療養所への隔離、すなわち施設化の観点を取り出せるかもしれない。

　しかし第4に、生政治の理論は、ハンセン病差別に立ち向かおうとする実践に対してどのように開かれているか、という点は問いたいことである。近代ハンセン病差別のパラダイムの消滅を期待したグッソーに対して、エドモンドはハンセン病差別の事実上の連続性を主張して、これを歴史研究の中に閉じ込めているように思われる。彼は「もはや現在では、紋切り型の文化表現において取り上げられることでもなければ、らい病は西洋世界の意識に上らない」「らい者は植民地世界のパリア集団の1つであったが、現代のそれとして難民や避難民がいる」と述べる。そして人権の限界（ハンナ・アーレント）がそこにある[8]、というのであれば、ゴーデのいう療養所入所者の集合的アイデンティティ形成や日本の全患協運動が獲得し保障させてきた「療養権」は、生政治の現実の中でどのような意味のものとしてあるのだろうか。日本の療養所は人権侵害の場所であったが、社会の差別から逃れうる、差別に対するいわば砦の場所でもあったとされる。そこは安心のえられる場所として求められもしたが、いずれにせよ入所者はそこでそれぞれに「らい」という宿命に挑まねばならなかっ

---

7) Edmond, op. cit., pp. 13-4, 174-7.
8) Edmond, op. cit., pp. 245-8.

たと思われる[9]。それは現在も療養所の中に限られず続けられている。そのようなランダムな底流が社会にはある。こうした差別に立ち向かう実践の意義は、フーコーの理論から離れて、当面のところ近代的な自由の理論や人権論に預けて理解することしかできないのだろうか。

そして第5に、中世社会史研究から、グッソーもエドモンドも、一方で非西洋やハンセン病の野蛮視を疑いながら、他方で中世を暗黒視することについて批判をうけることになった。中世キリスト教社会には、まさしくイエスの実践の次元で、ハンセン病の排除の文化やその身体の意味をも転倒しえたかもしれないような動態性があったとするなら、そこへの着目は、自己への配慮とは異なる倫理的・実践的方法を示唆することになると思われる。同時に、中世のキリスト教的慈善に近代ハンセン病隔離政策の1要素の萌芽をみるなら、修道院のようなハンセン病療養所は司牧的権力論と何か関係があるのだろうか。

ハンセン病差別の研究とフーコーの理論との間には、このように幾つかの問題がある。本章はこれらの1つ1つに答えていこうとするものではない。むしろこれらの問題群に引き込まれないように、中世のハンセン病に対するフーコーの近代的な先入見を取り除くなら（というのは、それはハンセン病そのものに対する根深い先入見、いわゆる偏見だったとも考えられるからであるが）、フーコーの理論との異なる向き合い方ができることを述べてみたい。序章で紹介したとおり、初期のフーコー考古学に対する神谷の反論にその手がかりがあると思われる。

2 考古学とハンセン病

フーコーは『狂気の歴史』でヨーロッパからハンセン病患者がほとんどいなくなってもハンセン病排除の構造は残ると述べた。その構造とは、ある人々を社会的に排除することで社会を再統合させる、というヨーロッパ社会の文化（社会の「感受性」）のあり方を指している。中世のハンセン病患者は排除されることで救済され、キリスト教共同体における神の怒りや慈愛をしるしづけてい

---

[9] 島比呂志『「らい予防法」と患者の人権』社会評論社、1993年、73頁以下の生田長江論を参照した。

た。これが排除の対象を代えて次のように繰り返されたという。すなわち第1に、17世紀の半ば頃に「狂気」がハンセン病にとって代わる。その頃に監禁されるようになったのは精神障害者だけではなく貧窮者・放浪者・犯罪者など多種多様な人々であり、これらの人々が「狂気」すなわち「非理性」として経験され、大まとめにされて監禁された。つまり非理性と理性が分割された。[10]第2に、18世紀の後半以降に1つの円環が閉じられ、非理性は「人の目につく癩病」になった。つまり一方で「狂人」における理性・自由の消失がその被拘禁の理由となり、他方で人道主義がその救済・治療を説くようになり、「幽閉の機能」と「医学の機能」が出会い「狂人に特別な監禁措置」が採用された。[11]精神医学の誕生である。こうして古典主義時代は理性の光に照らされた近代ヨーロッパ社会を準備した。

同様に『臨床医学の誕生』(1963年)では、18世紀末のフランス革命の政治的変革期に、視覚的に把握されるかぎりで病気が現れるという臨床医学的経験が可能となり、さらに19世紀初頭にかけて、生を死から、すなわち生体を死体解剖により多感覚的に可視化するという解剖臨床医学的経験が可能となり、そしてこの認識の形態の転換により、古代ギリシア医学の影響を離れた新しい医学の領域が開かれたと論じられた。「曾ては、らいにかかると、集団的な大刑罰をうけたものだが、19世紀の人間は肺結核」になる。今や患者は一方で「死の空虚の中で、生存が衰弱し、疲弊する」が、他方で「絶対的希少性」「交換不能な顔を与えられる」とフーコーは述べる。[12]有限なる(死すべき)個体が個体差をもって各個体として経験されるようになったのは、死体解剖により個人に関する初めての科学的言説を可能にした近代医学によってであるとフーコー

---

10) フーコー・前掲『狂気の歴史』65頁以下。檜垣立哉『フーコー講義』河出書房新社、2010年、57-62頁。「この隔りは、癩病患者が中世紀の共同体から追い出された動きを思い出させ、それをくり返してさえいる追放の動きのなかで設定されている。かつて癩病患者は、人の目につく悪の紋章の保持者であったが、古典主義時代の新しい被追放者は、よりいっそう目につかない非理性の烙印を受けている」(『狂気の歴史』124頁)。

11) フーコー・前掲『狂気の歴史』379頁以下、檜垣・前掲書62-9頁。「監禁施設は、もはや単に人里離れたところにある癩施療院ではなくなり、都市の真向かいにある癩病そのものになる」(『狂気の歴史』379頁)。

12) ミシェル・フーコー『臨床医学の誕生』神谷美恵子訳、みすず書房、1969年、234頁。

は示唆している[13]。このように1960年代の彼は認識の枠組みの変容によるヨーロッパ社会の文化のあり方の断絶・転換を説いた。言い換えれば「言説的編成」の自律性に固執して非言説的な社会的実践の役割への関心を閉ざした[14]。

　これに対して神谷が反論している。フーコーは人間の社会的条件（言説的に編成される経験領域、経験的認識の場としてのエピステーメー）を論じるが生物学的条件を軽視している、と。神谷によれば人間は心身の実存的な統一体であり、精神医学は身体から切り離された精神（非理性としての精神障害）を対象とするのではない。フーコーが指摘するとおり近代医学の根底には死体解剖に基づく人間認識があり、「生命とは死に抗う諸作用の総体である」（ビジャ）としても、身体の死そのものは「人間の普遍性、平等性を証するものとして把握される」。したがって死体ではなく、「生前の時間に、患者が示した言動の中にこそ彼の代替不能な個性が輝き出ていたはずである」。例えばハンセン病後遺症のある療養所入所者は「身体のいくつかの部分が死んでいるか喪失しているわけである。こうした部分的死または部分的喪失に対して、患者全体の生命――すなわち精神的・肉体的生命が戦い、欠損と死を補っているのを医師は目のあたりに見ることができる」。患者のこの「個性」「人間性」に対して医師は「人間として交わる使命をも担う」。なぜなら医師対患者関係の根底には不運な人（患者）に対する幸運な人（医師）の「負い目の感情」があるからである[15]。

　神谷の重視する患者の「個性」「人間性」がフーコーでは近代的な「知」の産物として説明される。なぜならフーコーによれば「西洋の社会は、病人を追放したり、閉じ込めたりするばかりで、病人のうちに自己を認めたがらない。病と診断した瞬間に、われわれの社会は病人を排除する」。しかし「現実には、その社会の成員が示す精神疾患のうちに、社会は自らをポジティブに表現する」からである。フーコーの問題関心がヨーロッパ近代社会の排除の文化にあり、精神疾患とは「人間の人間性そのものを定義する自由という能力」の喪失

---

13) フーコー・前掲『臨床医学の誕生』8、266頁以下。
14) ヒューバート・L・ドレイファス、ポール・ラビノウ『ミシェル・フーコー 構造主義と解釈学を超えて』山形頼洋、鷲田清一、他訳、筑摩書房、1996年、96-122頁。
15) 神谷・前掲『精神医学研究2』185、258-9頁、同『人間をみつめて』みすず書房、2004年、138-41頁。

による排除対象であるとされたのに対し、神谷は臨床医として、「知」の次元でそれを喪失するとされる患者のまさに「人間性」に生身の次元で向き合おうとする。しかし神谷とて、フーコーと同様に、精神の病理学が身体の病理学により解明されるとは考えないので（「らいに特有な外因性精神病というものはない」）、フーコーの誤りはあくまで「個性」の由来の求め方にあるとされる。つまり近代医学の死体解剖が明らかにしたのは「個性」ではなく「人間の普遍性、平等性」である。「いのちのもろさ、はかなさにおいて、私たち人間はみな結ばれている」。つまり死とは患者に対する医師の「負い目」の生物学的条件である。

　身体の死の対等性という普遍的条件を土台として、死への抗い方における差異が（とりわけ医師にとっては患者の）「個性」「人間性」の理由になる。死に抗う者とこれを看取る者という、どこにでもある具体的で経験的な事実がその理由になる。したがって神谷のフーコー批判は、言説の分析によって「個性」「人間性」を把握するその方法論に向けられていたと考えることができる。フーコーによれば、臨床医学的経験において「世界は言語のアナロゴンである」。またフーコー自身にとっても、人間は言語を下地としてはじめて思考しうるので、人間の起源も人間以前のものの歴史も人間を入口として到達しえぬものとして語られるほかない（少なくとも近代「知」にとっては）。つまり、神谷はフーコーに仮託して、言語によってはじめて存在が有意味に分節されるとする世界観（神の言葉による世界の創造説など）を斥けている、と考えてみたい。というのは、終章で述べるように、言語以前の社会性に社会規範の根拠を求めることができると考えるからである。フーコーの認識論的立場について専門家の議論に譲るほかないが、ここでは素朴に、自然科学的観察を含めてヒトの身体的

---

16) ミシェル・フーコー『精神疾患とパーソナリティ』中山元訳、ちくま学芸文庫、1997年、122、133頁。
17) 神谷・前掲『人間をみつめて』159頁。
18) 神谷・前掲『人間をみつめて』62、264-8頁。
19) フーコー・前掲『臨床医学の誕生』138頁、同『言葉と物』渡辺一民、佐々木明訳、新潮社、1974年、349-57頁。
20) ガリー・ガッティング『理性の考古学』成定薫、他訳、産業図書、1992年、399頁以下、ド

次元で能動的・受動的に応じ合っているところのものが「在る」と考えておきたい。存在は必ずしも言語的な理性の働きにより認識可能であることを必要としない点で素朴に実在論的である。[21]

3 権力論とハンセン病

しかし、1970年代以降のフーコー権力論は『狂気の歴史』における前述の第2の考え方を次のように修正する。「癩者がそこの象徴的住人であった（そして乞食や放浪者や狂人や狂暴者が実際上の人口を形づくっていた）排除空間へ、規律・訓練的な基盤割りに特有な権力技術が適用されたのが、19世紀の特色である」。すなわち「『癩者』を『ペスト患者』のように扱うこと」「排除された者を個人別に取扱うこと」、これが規律権力の方法である、と。個別化は、中世のハンセン病の排除の文化ではみられなかったが、刑務所では「監獄的円環」（送り返される人を生むこと）を断つために必要とされた。「服従させうる、役立たせうる、つくり替えて完成させうる身体」の馴化、これが「人間の日常生活と権力との諸関係を規定する1つの方法」となる。つまり「排除される者に、個人化本意の規律・訓練の術策を課す」、そしてこの方法を社会全体に及ぼすような「監禁する社会」であることが18世紀末以来のヨーロッパ社会の特徴である。それゆえ国家刑罰権の主体を問うのではなく、個々人の身体に権力のテクノロジーが浸透するところの政治体・社会体が分析の対象とされねばならない。[22] こうしてフーコーは毛細管的に緻密に配備される「ミクロな権力」観を提出した。

　　レイファス、ラビノウ・前掲書57頁以下、神崎繁『フーコー』NHK出版、2006年、18頁以下。
21) 　先験的主体と経験的客体の二重性という枠組みを採用せず、私たちの知覚世界に私も自己同一的に配置されて「在る」、という考え方について松永澄夫、伊佐敷隆弘編『世界経験の枠組み』東信堂、2010年、10-7、20-40頁。松永によると存在は価値に浸透されており、人間は①動物的生命体として②個々人との関係において③集団的・社会的生活において、という3段階で価値当事者となる（松永、高橋克也編『社会の中の哲学』東信堂、2010年、3-13頁）。ただし、①の段階で人間と他の動物（チンパンジー属など）で共有されるものがあるとするかぎり、「私たちの知覚世界」が人間固有のものとなる必然性はないと考える。
22) 　ミシェル・フーコー『監獄の誕生』田村俶訳、新潮社、1977年、29-32、142-4、200-10、235-8頁。『フーコー思考集成』Ⅳ巻、no. 131、474-6頁、檜垣・前掲書106-9頁。

この権力観により近代の精神科病院が捉え直され、中世のハンセン病差別と近代の精神障害差別が異なる枠組・方法によるものであることが明確にされた。精神科病院は「知として機能する以前に権力として機能する」。排除の言説的実践は「それが形成されるまさにその地点において」把握されねばならない。つまり、精神科病院は、諸規則に従って法的に機能する制度ではなく、権力の本質的非対称性によって偏向した領野である。精神科医から看守・雑用係に至る人々の容姿・振舞い・視線等によって規則の法的システムは歪められ、権力は演出され戦術的に配備され機能している。その目的は「狂気の荒れ狂った力が蜂起を起こす地点を正確に位置づける」ことである。治癒とは、この「荒れ狂う狂気の大きな力」を服従させることにほかならない[23]。

　こうして、以前は理性の反面としていわば裏面に追い込まれた排除の当事者が、ここではより具体的に規律・管理の対象としての個々人に即して把握される。ミクロな権力関係は、近代社会の排除の仕組みを、より具体的に排除される当事者に即して説明するものとなる。つまり、以前のフーコーはハンセン病に代わる非理性の排除の仕組みを「表象」の分析により「知」の枠組みの成立として論じようとしたが、ここではミクロな権力論により、排除の事実上の仕組みが、克明に描き出される。精神医学や犯罪人類学あるいは司法精神医学の「知」のあり方は、事実上の権力関係を映し出し、認識させる鏡のようなものとなる。

　ところで、フーコーは古典主義時代の古文書を読むことを好んだが、その理由はその中に、つまりミクロな権力関係の近代の生成期に、政治的権力のメカニズムが社会に貫かれ１つの言説の形式が成立したことで、その人生が事実上「その言葉の中で脅かされ、その言葉の中に消え去っている」人々の実在した証（「苛立ち、怒り、激怒、パッション、怨恨、叛乱」）を読みとることができるからだった。それは「あたかも実在しなかったかのような生」「それらをただ無化させ、或いは少なくとも消し去ろうとしか望んでいなかった権力との軋む衝突からしか生き延びることのできない生」であり、幾つもの偶然によって私た

---

23)　ミシェル・フーコー『精神医学の権力　コレージュ・ド・フランス講義1973-74年度』慎改康之訳、筑摩書房、2006年、3-24頁、廣瀬浩司『後期フーコー』青土社、2011年、74頁。

ちに届けられ、私たちの知りうるところとなった[24]。つまり、その日常生活がミクロな権力関係に巻き込まれることにより記録されるようになる汚辱に塗れた人々の「生きた証」の背後に、フーコーは、またその読者である私たちは、読み取られるべきこと（すなわち価値あること）を認めているのだろう[25]。

　したがって、この1970年代以降の方法論的な転換によって、むしろ法論アプローチへの接近が可能になったとするのが本章でまず述べようとすることである。神谷が臨床医として向き合おうとした患者の「個性」「人間性」を、フーコーは権力関係に規定され、もはや沈黙できない患者の日常性において把握しようとしている。神谷が医学生として夏休みにハンセン病療養所で研修をした最終日に「もう1ぺんだけ、あの消毒衣が着たくてたまらなくなった」と記すのに対し、精神科病院に心理学の技術助手として務めたことのあるフーコーは「患者と医師が接触する場」「病院で権力を行使する人々が、狂者と接触する場を目撃し」、医者の容姿や振る舞いや視線の意味を問い直し、「狂者たちそのものの歴史を書こう」と考えざるをえなかった。「要するに彼がいいたいのは心身いずれにしても病んでいる者にも人権があるのだということなのだろう」と神谷も認めている[26]。

　神谷によれば、医師は患者の「個性」「人間性」の重みを感じて、その「生命を護ることに最善をつくさなければならない」。フーコー権力論は、この医療倫理が医師と患者のミクロな権力関係における1つの「知」のあり方であることを明らかにする。しかし、それがヒポクラテスの誓いに遡りうるとされており、あるいはイエスの病気なおしが「ユダヤ社会の支配論理と差別のイデオロギーとの、もっとも戦闘的な闘争形態ではなかったか」と論じられるのは[27]、時代をこえて、同一ではないとしても共通性のある倫理を要請する普遍的条件（すなわち死に抗う生とこれを看取る生の非対称性）のあることが知られて

---

24)　『フーコー思考集成』Ⅵ巻、no. 198、318-33頁。
25)　重田園江「戦争から統治へ」芹沢一也、高桑和己編『フーコーの後で』慶應義塾大学出版会、2007年、18-22頁。
26)　神谷・前掲『精神医学研究2』188頁、同・前掲『人間をみつめて』194頁。ミシェル・フーコー『わたしは花火師です』中山元訳、ちくま学芸文庫、2008年、10-1頁。
27)　山形孝夫『聖書の奇跡物語』朝日文庫、1991年、10頁。

いるからだろう。医師と患者のミクロな権力関係が、まったく近代的であることを社会学的権力論は肯定するものではないだろう。

したがって、このような歴史的連続性を否定してまで、フーコーは「知」の変容（「人間性」の誕生や消滅）を説く必要はなかったと思われる。歴史は、幾つもの偶然の積み重ねによるにせよ、認識可能な諸事実の継起として私たちに届けられている。歴史家ポール・ヴェーヌによれば、一方でフーコーは真理に関する普遍化の作業例をことごとく否定したが、他方で日常生活の些細な諸事実があることを疑わなかったのであり、少なくともそれら諸事実に立脚した真なる事実認識（ナザレのイエスの実在や600万人のユダヤ人の殺害の事実）は可能である[28]。この意味で、真理がそれぞれの時代の権力関係によって産出されるとするフーコーの見解は、事実認識に関わることではなく、ヨーロッパ文化の相対性を指すものであると限定的・好意的に理解してよいだろう。そうであるとすると、価値の普遍性（患者の権利論など）が真なる事実認識から引き出されうることを、真理の不連続性を根拠にして強いて否定しなくてもよいだろう。少なくとも事実から価値を引き出すという文化的営みの普遍性（例えば沖縄戦体験や戦後の基地体験が平和を希求させることなど）を否定するのはあまり意味のないことである[29]。

そして、このようにフーコーの懐疑主義を割引いて考えなければ、フーコー権力論の観点から、近代ハンセン病隔離政策を論じることもできない。というのは、精神科病院への患者隔離が精神医学の権力による近代的な文化であることを述べたその翌年のコレージュ・ド・フランス講義で、フーコーは、ヨーロッパ中世のハンセン病について次のように言及するからである。ハンセン病の「排除のモデル」とペストの「管理のモデル」があり、18世紀に後者が前者にとって代わる。前者では1つの集団がもう1つの集団を締め出すが、後者では1人1人に場所が与えられ封じ込められる。後者では組織的に個別化する権力の働

---

28) ポール・ヴェーヌ『フーコー』慎改康之訳、筑摩書房、2010年、72-85頁。
29) フーコーは「監禁を行なう社会のどこがいけないのか」という問いに答える必要があるとされている（ドレイファス、ラビノウ・前掲書282頁）。同様に「なぜ反抗であって、遵守ではないのか」という問いに対して、規範の存在論に無頓着なフーコーは答えられないと指摘されている（金森修『フランス科学認識論の系譜』勁草書房、1994年、296-8頁）。

きがみられる点で、前者とは全く異なる。ここに「権力のポジティブなテクノロジーの発明と呼べるような1つの重要な歴史的プロセス」がある。すなわち追放、排除という「ネガティヴな反応」から「ポジティヴな反応」「肥大する権力」へ。しかし、この点はエドモンドが指摘していたように、フーコー自身が『監獄の誕生』でより丁寧に説明し直し、2つのモデルの交替というよりは複合、つまりハンセン病の「排除のモデル」の連続性・残存性を認めた。エドモンドはこれに対してさらに植民地の近代ハンセン病コロニーがむしろ排除型であることを指摘せざるをえなかったが、後述するとおり、日本のハンセン病療養所は複合的に理解されている。

さらに1970年代後半のフーコーは第3のモデルとして天然痘対策（種痘対策）をあげている。それは人口全体を対象とした安全のメカニズムである。彼の権力論の関心は身体に関する規律（人間身体の解剖政治学）から生に関する管理・調整（人口の生政治＝統治性）へと移行しており、権力関係はヒトという種の生全般に対する巨大なテクノロジーとして捉え直され、生権力と呼ばれている。それは身体に関わる規律と人口の管理・調整を両極として組織化して「生命を保証し、支え、補強し、増殖させ、またそれを秩序立てる」権力、すなわち人々を殺すのではなく「生きさせる」権力である。しかし、この第3のモデルに関しても、人口全体を対象とした疾病調査と統計学的管理は、近代日本のハンセン病隔離政策の前提であり、両者は矛盾しない。フーコーはハンセン病とペストがモデル変化とともに疫学的に克服されたとみているので、新モデルが旧モデルにとって代わるとも述べうるが、しかし異なる病気に対して異なる時代が異なるモデルを採用することと、同じ病気を異なる時代の人々が同じように経験すること（「些細な諸事実」として）は矛盾しない。そしてやはりフーコーは、ハンセン病の「排除モデル」を法メカニズム、ペストの「管理モデル」を規律メカニズムと呼び、天然痘に関する安全メカニズムと合わせて「ここにあるのは一連の複合的な建造物」であって、それぞれの時代があるのではなく、三者

---

30) ミシェル・フーコー『異常者たち コレージュ・ド・フランス講義1974-75年度』慎改康之訳、筑摩書房、2002年、48-53頁。

31) ミシェル・フーコー『性の歴史I 知への意志』渡辺守章訳、新潮社、1986年、171-8頁。

の相関システムが歴史的に変化するにすぎないと述べた[32]。そうであるなら、システムの変化にかかわらず、ハンセン病は排除の対象だったのであり、その理由が時代をこえてあることになる。さらに興味深いことに、フーコーによれば、18世紀末の天然痘のワクチン開発は「当時の医学的合理性においては考えられないもの」であり、「最も赤裸な経験主義」による「事実上そうなったという純然たる所与」である[33]。このような歴史認識も他方で許されているのであれば、近代ハンセン病隔離政策をあるがままに経験主義的に、例えば穢れや恐怖感等に関連づけられるハンセン病差別の些細な諸事実の通史の中に位置づけることもできると思われる。つまり、近代ハンセン病隔離政策において、どのように権力のメカニズムが近代的に働いて、ハンセン病差別が新たに積み重ねられたかを問うことができる。そして、そこにはつねに差別の被害者がいるので、価値に反して現れる被害事実が、依拠すべき規範的立脚点（差別に立ち向かう実践の根拠かつ目的、いわゆる真理）を明らかにする[34]。

2　ミクロな権力関係と近代隔離政策

1　「衛生」と差別

　近代日本史研究において、フーコー権力論の観点から取り組まれたテーマの1つに公衆衛生政策がある。そこでは例えばコレラ対策と部落差別の関係が実証的に解明されている。その総論的な考察をしたひろたまさきは『日本近代思想体系22差別の諸相』（岩波書店、1990年）で、前近代の古い差別意識の残存を肯定しながらも（近代の差別は封建遺制によるものだという見解は否定されるが）、「まさにインクの一滴によってその全体の色どりが変化するようなそうした変化」が明治以降に起きたとして、その大変容について、被差別者が一方で「国家＝

---

32)　ミシェル・フーコー『安全・領土・人口　コレージュ・ド・フランス講義1977-78年度』高桑和巳訳、筑摩書房、2007年、6-14頁。
33)　フーコー・前掲『安全・領土・人口』72-7頁。
34)　「『狂気の歴史』や『監獄の誕生』が語っている唯一の真理は、こうした装置を使う人と、こうした装置に抗して闘う人がいるということである」とフーコーも述べる（同・前掲『わたしは花火師です』30頁）。

天皇」との関係で位置づけられ、他方でミクロな日常生活の次元で、人々の「視線」により「忌避」されたと説明した。「視線」による「忌避」とは、コレラ等の急性伝染病の流行に対する公衆衛生観念の普及等に伴い「貧困」「不潔」「不徳」「恐怖」のイメージ群が一体となり、それが人々のものの見方・考え方を導いて、被差別の対象者を明確に可視化するということである。もちろん、この差別の大変容の背景には「西洋人から野蛮未開と目されたくない」という明治政府の直面する国際関係があったので、ここでは天皇主権主義の国家権力とミクロな規律権力の「視線」は同一方向を指している[35]。ひろたの問題意識は「知」のまなざしの近代的変容そのものではなく、至るところにある国家権力の無数の働きとして、人々の「視線」が近代的な差別を作出する一因となることを、近代日本民衆史の史実（真なる事実認識）として、フーコー権力論を借りて歴史学的な差別問題研究に付け足すところにあったと考えられる。

また安保則夫は『ミナト神戸　コレラ・ペスト・スラム』（学芸出版社、1989年）で、防疫を理由として市中に散在する「貧民部落」が不衛生な「不潔箇所」とされ患家焼き払い等により解体され、市の周縁部に再配置される中で、その最たるものとして被差別部落が「差別の眼差し」の下に捉えられ、これを核として「貧民窟」が成立していくと説いた。つまり、近代都市（神戸市）の形成過程で部落差別が再構成されたことを示した。被差別部落は、医学の眼差し（清潔法の実施を促す）や貧民救済の眼差しが「差別の眼差し」と結び付き、その差別性を覆い隠すことで「権力支配の空間」に包み込まれたという。同書の目的は、近代都市の空間の形成過程において「一見ネガティブとみえる問題のなかに、『良民社会』が自らの秩序と規範を打ち立てようとするそのポジティブな姿勢（差別の構造）を読み取ること」である[36]。たしかにこれは初期のフーコーの方法である。しかし、安保の根底的な問題意識は「知」の編成作用を近代日本に確認することでも、また「良民社会」の規範を内面化する個々人の従属化（主体化）のメカニズムを実証することでもなかったと考えられる。というの

---

35)　ひろたまさき『差別の視線』吉川弘文館、1998年、119-140、147-8頁。
36)　安保則夫『近代日本の社会的差別形成史の研究』明石書店、2007年、25、91-6、165-70、298-300、306-10頁等。

第 2 章　フーコー・ハンセン病・平等

は、安保のいう「権力支配の空間」とは、近代市民社会の主体形成の未熟な日本では「天皇による」それを意味せざるをえないものとされたからである。[37]さらに、これに対抗する歴史があるとして、同書の末尾に次のように指摘されている。すなわち、水平社の結成により「これまで差別の眼差しにさらされ、差別の言葉によって語られてきた部落民が、自らの眼差しと言葉でもって、社会の不当な差別を糾弾し、自らを差別から解放する主体として、歴史の舞台に登場した」と。ヨーロッパ近代社会に関するフーコー権力論が歴史的・文化的に相対化され、近代的に部落差別の再形成される仕組みが、あくまで差別からの解放運動史への前史として解明された。

　公衆衛生と差別に関する近代日本史研究はその後も発表されている。それは、ミクロな権力論の借用による、近代的な差別のもたらされる仕組みに関する些細な史実の掘り起こしであったと思われる。というのは、近代日本の内務省衛生行政は、地域住民の衛生組合活動などを通して人々を動員し、人々の暮らしの空間を変え、暮らしぶりそのものを変え、また考え方も変えるように権力を行使したからである。都市史研究において成田龍一は、規律権力の観点から、東京でも、公衆衛生という身体の処方を学んだ人々が「不潔」「汚穢」を排除する空間的かつ階層的な特定化を行ったことを示した。[38]また、規律権力から生政治へのフーコーの関心の変化をうけて、阿部安成は近代という時代の仕組みとして「衛生」が1つの「装置」となったと論じた。「装置」とは、フーコーが「セクシュアリティの装置」として提出した概念であり、言説的・非言説的な、不均質な諸要素が全体的に関係し合って歴史的に編成されるもの、権力がそれを操作することによって一定の権力関係が産出されるようなものである。例えば「セクシュアリティの装置」は、性（セックス）が身体と人口の接合点となるがゆえに、権力の性のテクノロジーの発揮される舞台となって、人々の性的関心を女性の身体そのもの、また子どもの性教育や倒錯的な性の矯

---

37)　安保・前掲書315頁、同「近代社会システムとしての公衆衛生」歴史学研究703号、1997年、116頁。
38)　成田龍一『近代都市空間の文化経験』岩波書店、2003年、47-54頁。京都でのコレラ騒動と差別の関係について小林丈広『近代日本と公衆衛生』雄山閣出版、2001年、61頁以下。

正、あるいは生殖の社会的管理へと導いた。[39]阿部によれば、近代日本は「衛生」という「装置」、すなわち「衛生」をめぐる制度・思想・実践の働きを通して「権力秩序」を形成し、清潔で健康で活力のある「日本国民」を生みだした。しかし、その反面で「ひとびとに排除・差別の心性をも定着させてゆく」。そしてコレラに対する消毒と隔離は、その後まもなく、ハンセン病について、療養所に「囲い込まれたなかでのみその生が許されるという徹底した排除と隠蔽へと転化した」。[40]

　これが近代的な差別の現れ方の1つの特徴であるとされた。その論じられ方は、フーコー権力論を方法論的に参照するもののフーコー権力論そのものとは幾つかの点で相違している。まず、権力が明確に国家主権の意味で理解されている。近代日本の感染症対策の特徴の1つは「国家の主導性」である。[41]これに対してヨーロッパの公衆衛生の歴史はペスト以後に転換しており、行政主導の感染源対策（患者隔離）はすでに前時代のものとされていた[42]（少なくとも19世紀末の細菌学の登場まで）。これはフーコーが強調していることでもある。彼によれば、近代医学の基礎は社会をめぐるある種のテクノロジーであり、18世紀以降に生政治的な戦略として3類型の「社会医学」が順次形成された。第1に18世紀初めのドイツの「国家医学」であり、官僚的・集団的に国民の健康改善を目的にした医療行政を誕生させる。ただしこれは「いくらか時期尚早」であり、ここから派生する次の2つはこれほど国家的でも行政的でもなかった。第2に18世紀後半のフランスの「都市医学」であり、16～17世紀のペスト隔離という政治的・医学的方式を洗練させながら登場する。それは人間の医学というよりは「大気や、水や、腐敗物や、発酵物など物体の医学」であり、これが「人々にできるかぎりの健康をもたらしうるような物理的、社会的基盤」という意味の「公衆衛生」の概念を生んだ。「神聖な原理である私有財産の問

---

39) フーコー・前掲『知への意志』133-8、183-5頁、『フーコー思考集成』VI巻、no. 206、410-4頁。
40) 阿部安成「伝染病予防の言説」歴史学研究686号、1996年、29頁、同「『衛生』という秩序」見市雅俊、他編『疾病・開発・帝国医療』東京大学出版会、2001年、107-8、126頁。
41) 鹿野政直『健康観にみる近代』朝日選書、2001年、21-2頁。
42) 見市雅俊「公衆衛生の発達と身体の規律化」柴田三千雄、他編　『規範と統合　世界史への問い5』岩波書店、1990年、287頁以下。

題のせいで、この医学は強い権力をまとうことができなかった」が、「観察の鋭さと科学性の面では」国家医学よりも優れていた。第3に19世紀のイギリスの「労働力の医学」であり、貧困者を危険視して「救貧法」で医学的に管理し、「豊かな人々と貧しい人々のあいだに、いわば権威主義的な検疫警戒線」を引いた。「そのため貧しい人々には無料で、あるいはより安く医療を受ける可能性がもたらされ」「豊かな人々はこうして、貧しい階級が生みだす疫病の犠牲になるという危険から解放された」[43]。

また、フーコーは18世紀の「健康政策」を論じるが、そこでは公衆衛生とは広義の公安の1領域であるとされた。「公安（ポリツァイ）」とは、いわゆる警察による治安に限定されず、社会集合体の管理のすべてをいい、市民社会の物質性に関わる制度の総体として、人口に特有な定数と変数に介入する[44]。フーコーによれば、たしかに規律権力の諸制度は「大いなる行政的君主制の発展と一体」をなしている。しかし、生政治においてほど規律が重要となり、また価値あるものとされたことはない。「人口を管理するというのは、これを深く繊細に、細部にわたって管理するということ」だからである。要するに18世紀以降に「主権・規律・統治的管理という三角形」が登場して、この「統治性の時代」に私たちは生きている。「君主の権力がそこに象徴されていた死に基づく古き権力は、今や身体の行政管理と生の勘定高い経営によって注意深く覆われてしまった」[45]。

しかし、近代日本の「衛生」行政は、天皇主権主義の国家権力の行使されたものである。それゆえ次に、日本近代史研究は、まさしく「死に基づく」国家権力の作用として、「衛生」による排除・差別を強調することができた。フーコーは国家権力による暴力的な権利侵害を論じることのおかしさを指摘して、「政治の思考と分析においては、人は相変わらず王の首を切り落としてはいない」と述べたが[46]、近代日本では毛細管的な国家権力の行使による差別を問題視す

---

43) 『フーコー思考集成』Ⅵ巻、no. 196、279-97頁。
44) 『フーコー思考集成』Ⅷ巻、no. 257、10-2頁。
45) フーコー・前掲『安全・領土・人口』131-4頁、同・前掲『知への意志』177頁。
46) フーコー・前掲『知への意志』115-6頁。

ることで、より鮮明に規範的立脚点を保つことができた。「生きさせる」権力へのフーコーの関心は、「労働力の医学」を論じて排除を救貧とするが、もはやそこに差別を指摘しようとしない。しかし日本では天皇制と差別は切り離しえない問題として残るように思われる。そして、これは前近代へと遡る問いであるから、近代日本史研究は、西洋化による「権力関係」と「知」の変容を認めながら、被差別の相における前近代との連続性を前提として、あくまで近代的な差別の特徴を捉えようとするものとなると考えられる。

2　生権力論とハンセン病

　このような「衛生」研究の流れの中で、1990年代前半に、HIV感染症予防への社会的関心の高まりを背景にして（1992年はエイズ予防キャンペーン元年とされている）、エイズ予防法において繰り返されているとされたところの、らい予防法の誤りにも関心が寄せられ、フーコー権力論の観点から、近代日本のハンセン病隔離政策が論じられるようになる。澤野雅樹は「病者の背筋を走る悪寒から彼らの生存に巣くうようにして高らかに国歌を謳いあげた社会の本性を取り出す」「彼らは危険だから隔離されたのではなく、隔離されたから危険なのだ」と述べる。たしかにこれは初期のフーコーの方法である。しかし、同時に澤野は「癩をめぐる知」が戦前日本の「政治体」において権力メカニズムを機能させ、ハンセン病撲滅政策をまねいたとして、そのミクロな権力行使の徹底ぶりを「監禁と庇護の両立」、すなわち隔離政策と天皇制の関係やその帝国主義的な植民地への展開、またハンセン病専用刑務所の設置等に即して、史料をして語らしめ、そして次のように述べた。「癩療養所は、政治的体系であり、また国家的な体系であった」。そこでは「医療の生かす力」と「警察的な権力」が同居していた。ハンセン病患者らは生権力によって「生きながら死の屑籠に廃棄された」と。[47]

　これは「衛生」研究の規範的立脚点を継承しながら、それゆえフーコーよりも人は「差別されない」との姿勢を明瞭にして、フーコーの生権力論を近代日

---

[47]　澤野雅樹『癩者の生』青弓社、1994年、84-7、107、110-3、142、144、148頁等、同「癩者の生」現代思想20巻6号、1992年、224頁以下。

本のハンセン病隔離政策にあてはめようとした試みである。生権力とは「生きさせる」権力であったが、裏を返せば、生を放置するくらいなら、むしろ「死なせておく」権力であるとフーコーは述べていた。ここに生権力論の難しさがあるが、フーコーによれば、死亡率は権力の内部にあるが、死そのものは権力の外部にあり、「厳密に言うと、権力は死に関わらなくなる」。したがって、逆説的に、民族虐殺が起こり、また「死ぬ権利」が出現する[48]。

ところで、この「死ぬ権利」の結論を斥けるために、市野川容孝は、フーコーに代わって生権力の消極的側面である「死なせておく」機能について再検討して、ビジャが生を死から、そして死をゆっくりと進行するプロセスとして捉えて、その終極点を「心臓の死」「肺の死」に求めたことに、生権力による死の医療化があるとした。生権力のまなざしは、人々の生命や健康に関係することなら、どんなに些細なことでも見逃さないからである。すなわち生権力とは、消極的には、死亡率（例えば自殺率や交通事故死傷者数）を管理・調整するだけでなく、より強い意味で、ケアを怠ればいつでも死に至る生命に不作為（ケアの欠如）により介入し、人間を「死という重力」に委ねて殺害するものであるとされた。それゆえ、むしろ生命を増大させ、増殖させる徹底した延命主義、生命尊重主義の現代医療の中で「生き続けること」の中に、つまり臓器移植医療の脳死説を否定することにおいて、権力への本当の抵抗がある、と[49]。

しかし、澤野はハンセン病療養所への隔離政策において生権力の消極的な「死なせておく」権力作用を国家権力作用と重ね合わせて、これを近代日本の「真に撲滅されるべき」「癩者をめぐる差別のシステム」であると論じた。「現代の問題は、このような癩者の捕獲装置が破壊されず、修正を試みられることもなく、ただ低い唸りをあげながら、自己に与えられた使命を完遂しようとしている点にある」。したがって「癩をめぐる知」は、全患協等の当事者運動の歴史とはかかわりなく、「最後の患者とともに朽ち果てる」と[50]。つまり、生権

---

48) ミシェル・フーコー『社会は防衛しなければならない コレージュ・ド・フランス講義1975-76年度』石田英敬、小野正嗣訳、筑摩書房、2007年、240-1、247頁、同・前掲『知への意志』175-6頁。
49) 市野川容孝『身体／生命』岩波書店、2000年、51-7、118頁。
50) 阿部安成「養生から衛生へ」小森、他編・前掲書75-7頁。

力の消極的機能に力点が置かれているために、「衛生」研究から継承する規範的立脚点が、反対に理論的な次元に閉じ込められてしまったのである。阿部は、あくまでミクロな権力関係を実証するために「衛生」「装置」の議論を展開したので、「病まないものたち」と「病むものたち」の「不均衡をどのように動かせるだろうか」と問いを発することができた。しかし澤野にとって、規律権力に1人ずつ捕らえられたハンセン病患者の身体は、生権力の積極的機能により療養所の中で「生きながら」、同時にその消極的機能により「死の屑籠に廃棄された[51]」。澤野は後者を強調したために、前者、すなわち療養所の中で「捕獲装置」をくずそうとする当事者運動が起こったことの意味を論じえなくなってしまった。

　もちろん、あくまで後者（死の屑籠への廃棄）を権力論の真理として、らい予防法廃止から15年が過ぎた現在も、法制度的でない隔離の「捕獲装置」は壊れていない、むしろハンセン病問題基本法はこの「捕獲装置」を新たに支える、と論じえないわけではないだろう。しかし、隔離政策の違憲違法性を立証するために費やされた被差別の当事者らの言葉の数々に言及せずに、法廃止後の「隔離」を記述することはいずれにせよできない。こうして、序章で指摘した問題が提出されたことになる。つまり生権力論をハンセン病隔離政策に応用したとき（違憲国賠裁判の提起前に）、すでに次の理論的な選択肢があったことに留意せねばならない。すなわち「装置」はくずしうるのか、それとも「装置」はネガとして当事者らの言葉を読み聞くために終わりまで残す必要があるのか。

　隔離の「装置」は、その言説的編成の実証性を増せば増すほど網羅的・全体的となり、そしてフーコー権力論はこれを必然的（近代の真理）にもしてしまう。彼らは何と述べようが「汚辱に塗れた生」を送る。そのような存在として歴史学や社会学や医療人類学の関心の対象となり、掘り起こされる。こうしてハンセン病をめぐる「知」が駆り立てられる。フーコー権力論と差別に立ち向かおうとする実践（国賠裁判の提起はその一例）は、ここで袂を分かたねばならないかのようにみえる。序章で紹介した被害の相対化論は、むしろこの理論的

---

51) 澤野・前掲書195-202頁。「癩者の群れ」は「自然の奥深く」で「何も言わず、ただ踊る」とされた（11-22頁）。

ジレンマに敏感でありたいと考えている[52]。しかし、それは「被害だけではない語り」を聞き取るという視座の反転で乗りこえることのできる問題ではない。ここで問われているのは、どのようにハンセン病問題研究を、差別に立ち向かう実践に対して開くことができるかである。療養所の納骨堂の前に立ちレクイエムを第3者として捧げることのできる時代ではまだないと思われる。

3 『知への意志』の「聖」フーコー

しかし、フーコーの生権力論とは、もともと、このような理論的ジレンマを突破させる実践的メッセージであったと考えられる。

というのは、ハンセン病療養所を「死の屑籠」であるとする生権力論の消極的応用例とは異なり、それを積極的な意義において、しかも実践的な次元で受けとめ、人は「差別されない」との規範的立脚点を鮮明にしている理論領域があるからである。同性愛に関するゲイ・スタディーズである。同性愛差別が異性愛主義のミクロな権力関係の編み目の中で至るところにあることから、同性愛者による異性愛主義への抵抗・挑戦を基調とする。フーコーのテーゼは、18世紀以降の「セクシュアリティの装置」は性の抑圧を目的とするものではなく、むしろ人々を性的な語りと行動へと駆り立て性的規範を社会的・文化的に構築

---

[52] 山本須美子、加藤尚子『ハンセン病療養所のエスノグラフィー』医療文化社、2008年、242頁。ただし同書の「被害」概念は狭く、例えば「子どもを育てる人がいないから子どもを産まない」という入所者の「主体的な判断」は、その背後に「病者の子どもを受けて育ててくれる人はあんまりいない」「自分の病気のためにつらい思いをさせた在郷家族に、これ以上迷惑をかけたくない」という気持ちがあったが、「「被害」と結びつかない」という（213-7、243-5頁）。違憲国賠裁判で原告弁護団は「被害として語られない」ことも被害として聞き取ろうとした。そこに90年間の隔離政策後の法的実践の意義があった。同書の目的は「療養所での暮らしを過去のものとして風化させないために書きとどめておく」ことであるが、その聞き取り調査結果は、国賠裁判後の現代的な文脈で「被害として語らない語り」を「被害の語り」に対し相対的に強調するものになっている。差別被害の中で、差別的取り扱いをつねに受けうるという立場性において当事者らはどう主体的に（超越論的に、想像力や驚きをもって）暮らしてきたかを記録する必要があると思われる。そこには療養所における「溺れるものと救われるもの」（プリーモ・レーヴィ）の問いの出てくる余地もあると思われる。なお、全患協運動において優生手術に関する被害認識が（近年まで）必ずしも明瞭でなかったことから、それは男性である彼らの「『人間』という矜持のもとに受容」されていたと論じられている（荒井裕樹『隔離の文学』書肆アルス、2011年、299頁以下）。

するというものである[53]。1980年代後半のアメリカのエイズ・アクティヴィズムは『知への意志』(1976年)で理論武装して、社会的・文化的に構築されたホモフォビア(同性愛嫌悪・差別)の言説に抵抗することにより「医学と行政によるこの病気の管理体制に介入できるようになった[54]」。日本ではエイズ予防法反対運動や後述する府中青年の家事件を経てキース・ヴィンセント、風間孝、河口和也『ゲイ・スタディーズ』(青土社、1997年)が刊行された。

『知への意志』はセクシュアリティに関する権力論的な歴史研究の序論にあたるとされており、同性愛差別について紙幅を割いているわけではない。綱領的な記述もあり、内容的に一貫していないとも評される。そして序論に続く本論は、フーコーの計画変更により書かれなかった。それでも読者の反応をみてみたかったから発刊したのだと述べられているところからすると、次のような狙いのあるものとして読むこともできるだろう。

同性愛差別について、権力関係と歴史性と規範的立脚点の関係は、次のように整理できる。まず、同性愛は、19世紀に同性間性行為が「セクシュアリティの装置」の編み目にすくい上げられ、同性愛という1つの「生」の形として立ち現れたとされている。それは「彼の内部の至るところに」「彼のあらゆる行動の内部に隠れている、というのも、それは彼の行動の油断ならぬ、無際限に積極的な原理に他ならないからだ。それはまた彼の顔や体に恥かし気もなく書き込まれている。何故なら、それはあらゆる機会に自らを露呈してしまう1つの秘密なのだから」、と心理学的・精神医学的・病理学的に19世紀後半に範疇化されたことをフーコーは重視する。もちろん欧米文化圏のソドミー禁止が、同性愛としての可視化と差別化よりも古いことは認められているので、異性間性行為に対する同性間性行為の不合理な差別的取り扱いが近代の所産であるということではない。「かつて男色家は性懲りもない異端者であった。今や同性愛者は1つの種族なのである[55]」。

同様に、フーコーのインセスト・タブー論は、それを人間社会に普遍的な規

---

53) フーコー・前掲『知への意志』25頁以下。
54) デイヴィッド・M・ハルプリン『聖フーコー』村山敏勝訳、太田出版、1997年、45-52頁。
55) フーコー・前掲『知への意志』55-6頁。

範であるとしながら深層において唆されているとする「超文化的理論」について、インセストに対する欲望と拒絶の二律背反的な社会の逆説であると説明する。これは「超文化的理論」が「セクシュアリティの装置」に随伴するものでしかないことを意味しており、一見すると、フーコーは事実（歴史性、ここではインセストをしないこと）と価値（規範的立脚点、ここではインセストの禁止）を遮断しているかのようである。しかし、建前として性的行為を夫婦間に限定しておきながら、他方で「セクシュアリティの装置」を増殖させるために、その建前の牙城として家庭内でインセスト・タブーを厳守させねばならなかったというフーコーの説明は、分かりやすいものではない。フーコーの認識において、どれほどインセストが「民衆のあいだに広く普及した」かは知りえないが、明らかなのは、フーコーがこの認識によって「超文化的理論」を斥けていることである[56]。そして後者の結論自体は、インセスト・タブーの由来をヒト以外の動物のインセスト回避に求める現在の人類学の見解と矛盾しない[57]。したがって、ハンセン病差別の場合と同様に、同性愛差別についても、被差別の歴史的連続性を規範的立脚点として、少なくともキリスト教的文化圏における同性間性行為に対する否定的評価の歴史的連続性の上に、近代的に同性愛差別が積み重なった、と考えることができるだろう。

　次に『知への意志』の功績は、ゲイ・ポリティックスにおいてホモフォビア言説の戦略的な逆転が可能であることを示した点にあるとされる。フーコーは同性愛差別からの解放について次のように言及する。「19世紀の精神医学、法学、さらにはホモセクシュアル、倒錯、肛門愛、『心理的両性具有』といった種族や亜種についての全領域にわたる文献の登場によって、社会統制が、この『倒錯』の領域に踏み込むことが可能になった、ということに疑問の余地はない。しかしこれは、『逆転した』言説の形成も可能にしたのである。ホモセクシュアリティは自らのために語り始めた。医学が自分たちを貶めるのに使うのと同じカテゴリーを用いて、しばしば同じことばによって、自分たちの合法性

---

56) フーコー・前掲『知への意志』139-41、164-5頁。
57) 西田利貞『人間性はどこから来たか』京都大学出版会、2007年、107-18頁、同「インセスト・タブーについてのノート」川田順造編『近親性交とタブー』藤原書店、2001年、138頁。

と『自然さ』を認めさせようとし始めた」と。ここからデイヴィッド・M・ハルプリンは、フーコーの性の抑圧仮説（性的自由の解放論）批判を「一律に解放の非難とか価値否定とは言えない」とする。それは「政治的にほころびているから」使えないだけである。その規範的立脚点（解放への希求）は、もちろん「暗黙の価値評価」[59]としてフーコー権力論にもすべり込んでいる。

それがどのような意味における解放であるかについて、フーコーの言葉を引けば、ミクロな権力関係は「本質的に非平等主義的で不均斉」である[60]。したがって、言説の戦略的逆転とは、この不均斉を均す営みであり、少なくとも平等化を意味するだろう。つまり積年の差別からの解放である。しかし、このように述べることにフーコーは意義を見いださなかった。

フーコーによれば「社会体のそれぞれの場所、男と女のあいだ、家族のなか、教師と生徒のあいだ、知る者と知らざる者のあいだ、それぞれの場に権力の関係がつらぬいて」いる。それは国家の「支配権力がそこに根を下ろしにくる、可動的で具体的な土壌なのであり、支配権力が機能しうるための可能性の条件」である。そのような諸関係の総体として「バイオ・パワーの編目、すなわち身体権力の編目が存在する」。したがって「権力と絶縁した人々が自由に駆け回っているような『余白』は存在しない」。しかし「人は決して『権力の外に』いることはできない、というのは、人はいずれにせよ罠にかけられているのだ、という意味ではない」。「我々は決して、権力に囚われとなっていません。特定の条件のもとで、明確な戦略にしたがいつつ、その支配力に修正を加えることが常に可能なのです」。これが「抵抗」と呼ばれた[61]。

『知への意志』で試みられたのは、労働者の貧困の問題に出会ったマルクスが搾取の告発にかえて生産の分析をしたことに大体倣うものであるとフーコー

---

58) ハルプリン・前掲書84-91頁。
59) リチャード・J・バーンスタイン『手すりなき思考』谷徹、谷優訳、産業図書、1997年、234-46頁。
60) フーコー・前掲『監獄の誕生』222頁。「政治的テクノロジーが設定した不平等な関係の織り物は、法や政治哲学者が措定した理論上の平等のもっと下方にあって、それを空洞化させている。フーコーがめざすのは、この不平等な関係の織り物を析出し、その正体を突きとめ分析することである」（ドレイファス、ラビノウ・前掲書255頁）。
61) 『フーコー思考集成』Ⅵ巻、no. 197、305-6頁、同、no. 200、360-1頁、同、no. 218、592-3頁。

は述べている。つまり「性の貧しさ」をあからさまに否定しようというのではなく、セクシュアリティの装置というポジティブなメカニズムにおいて、「性の貧しさ」が生み出されていることを理解させたかった、と。マルクスにおける労働者の貧困がフーコーにおける同性愛差別であるとするなら、この戦略が権力関係の修正力をもつのは、一夫一婦の配偶関係における生殖的性交に対して、諸々の抑え込まれた性的行為を、抑え込まなくてもよい肯定的なものとして考えるときである。生産が商品をもたらすように、性的行為は快楽をもたらす。前者は労働者の貧困、後者は性の慎み（貧しさ）を生んでいるが、ここでは快楽を追求しさえすればよい。これは「我慢をしない真理の戦術」である。それは具体的には、まさしくあなた方が、性的に過多であると蔑んでいる同性愛者のように、性的に振る舞うことにほかならない。「そして、あなた方が私たちのことを知りたいのであれば、私たち自身の方があなた方よりもよりよく、それについて語ってあげよう」。このように人々が性的に駆り立てられ、もはや性的に蔑むことを忘れるなら、それは「真理への同一の意志を、戦略的に裏返した」のである。[62]

　ハルプリンが『知への意志』を同性愛者の政治憲章であると位置づけるのは、こうしてフーコーが同性愛者の「生の真理を語ることができる権利」を呼び込んだからである。なぜなら近代の同性愛とは同性間性行為をもってその「生」の形とするものだからである。フーコーはまさしく聖と賤の差別的規範を逆転する戦略を示したのであり、この意味で彼をイエス的次元の実践をした「聖人」と呼ぶことができるだろう。[63]

　しかし、このような生権力論の意義は、同性愛差別との関係におけるものである。それは理論的にも実践的にも「性の貧しさ」から出発していた。それはフーコーがいわれなき差別として実感できたものであり、彼はその非言説的な逆転を言説的に実践した。したがってそれは、まず、「貧しさだけではない性」に対する知的関心を駆り立てる、というようなものではなかったということができる。次に、この生権力論の理論的有効性は、ハンセン病のように、病気・

62）『フーコー思考集成』Ⅵ巻、no. 191、188頁、同、no. 200、346-50頁。
63）ハルプリン・前掲書15、78頁。

障害を理由とする差別において、自明ではないといわねばならない。そして同性間性行為におけるHIV感染は、疾病差別の問題でもある。最後に、同性愛者の生と性を権力関係における真理として結びつけることには弊害があるだろう。後にフーコーが「ゲイという生の様式を創造すべき」であると述べるのは、権力関係との別の創造されるべき向き合い方をする必要性、つまり権力関係の土俵を突きくずすような実践をする必要があると考えていたからであると思われる。第3章でHIV感染と差別について議論を続けたい。

4　司牧的権力論とハンセン病

　フーコー権力論の観点から、ハンセン病隔離政策による毛細管的な権力行使がハンセン病差別を近代的に積み重ねたことを実証することができる。それは、フーコーの言葉を借りると、国家の支配権力が根を下ろしたミクロな権力関係によりもたらされる差別である。そして、その些細な被差別の諸事実は、規範的に否定的な評価を生まざるをえない。その規範の内容は、人は「差別されない」であり、単純にいえば平等である。以上のようにいうことができそうであるが、このように被差別の相における些細な諸事実の歴史的連続性を肯定して、そこに平等の価値侵害を認めることは、法哲学的には、自然法論（平等の自然法論）の採用を意味する。

　これに対してフーコーは、権力関係の外に規範的立脚点があるかのような議論を好まず、「暗黙の価値評価」を取り入れて、あくまで権力関係における知の次元で、同性愛の実践を駆り立て、同性愛差別を逆転させうるような、高度に実践的な言説として、生権力論を提起した。権力関係という土俵をつくり、そこに消極的作用（規律権力による排除機能）と積極的作用（生政治の人口管理・調整機能）を載せると、あたかも化学反応が起きて「生きさせる」力が生じる、というフーコーのゲームは、18世紀の歴史的転換という歴史学的考察により裏付けられているようでもあるが、被差別の些細な諸事実が生み出す規範的エネルギーを付与されなければ、現実には動き出さないだろう。生権力論の理論

---

64) 『フーコー思考集成』X巻、no. 358、255頁以下。

的射程を広くみる見解に対しては、精神科病院を「非人間的」「暴力的」であるとして端的に廃止したイタリアの規範的方法による実践例をあげて反論することができるように思われる。しかし、国家権力論とともに、後述するように、近代自然法論を斥けるフーコーは、あくまで歴史的かつ非規範的に、生権力論の理論的有効性を説明しようとして、司牧的権力論を提出した。

そして、この司牧的権力論を近代日本のハンセン病隔離政策にあてはめようとする再度の試みがあった。フーコーと同様に「暗黙の価値評価」を取り入れる武田徹は、法論アプローチが考えるほど隔離政策史は分かりやすいものではなく、むしろそれは私たちの隔離政策に対する真摯な反省を妨げる、という趣旨のことを述べた。というのも隔離政策は、第1章で紹介したとおり、患者の救護の観点を取り込んでいたからである。生権力論の積極的機能としてこれを敷衍するなら、ハンセン病隔離政策は、隔離政策を前提として、入所者の「療養権」保障を促したのであるから、これを国家権力による人権侵害の歴史であると批判するのは、あたかも性の抑圧に逆らい性的自由を主張していると信じる人々が実は「セクシュアリティの装置」の中で性的欲望を駆り立てられているにすぎないのと同じで意味のないことである。ミクロな権力関係とは、法的には、人々を服従させながら、あたかも自由な権利主体として個別化するものである。フーコー曰く、権力論には「支配する者と支配される者という二項的かつ総体的な対立はない」と。したがって「支配する者」の権力に対抗しようとする法論アプローチは疑問視されてよい。武田によれば、差別の加害者と被害者という対立を包み込んだところでハンセン病隔離政策が成立したのであり、直接的・間接的に差別に加担する人々を差別反対の立場から批判するとい

---

65) イタリアの精神科医療について大熊一夫『精神病院を捨てたイタリア 捨てない日本』岩波書店、2009年、町野朔、他編『触法精神障害者の処遇（増補版）』信山社、2006年、シュラミット・ラモン、マリア・グラツィア・ジャンニケッダ編『過渡期の精神医療』川田誉音訳、海声社、1992年、ロレン・R・モシャー、ロレンゾ・ブルチ『コミュニティメンタルヘルス』公衆衛生精神保健研究会訳、中央法規出版、1992年等を参照した。日本でも1984年の宇都宮病院事件をうけて国際人権法の観点から法改正が行われ、精神医療審査会に対する退院請求（後述212頁）や任意入院の制度が導入された。このときまで精神病床数は増え続けていた。

66) 武田徹『「隔離」という病い』講談社、1997年、8-9、132、185頁。

67) フーコー・前掲『知への意志』121、198頁。

う二項対立的な議論を続けてはならないのである。

　近代日本のハンセン病隔離政策は、患者の国辱視、患者の救護、患者からの感染予防という少なくとも3つの観点の結び付きにおいて理解できた。武田の方法は、このうち救護の観点に注目して、ここに司牧的権力論をかぶせて、隔離政策の誤りである理由を再考しようとするものであるといえる。司牧的権力とは、フーコーによれば、人間集団に対する（領土や主権を条件としない）生政治＝統治性の淵源的な方法・技術である。それは古代ユダヤ教に遡り、本質的には神が人間の群れを操導する形式であり、また牧羊管理の方法であり、人間社会の管理のためにも用いられる。その特徴は全体的かつ個別的に気配りをするところにあり、個々人を抑圧するのではなく日常的に慈愛を施すという善行性を備えている。この伝統的手法が古代末期以来の西欧のキリスト教文化の中で、個人の真理（告白による魂の奥底の開示）による個人の支配という形式で継承され、キリスト教的司牧制として定着し洗練される。そしてこれを端緒・背景として、16～17世紀の「国家理性」に関する議論を通して、「17世紀末から18世紀初頭にかけての時期以降、司牧的機能の多くが統治性の行使において引き継がれ、統治もまた人間たちの操行を引き受けようとしはじめる[68]」。

　武田によれば、最初の国立ハンセン病療養所長島愛生園の事実上の創始者であり、また入所者の慈父として家族的に療養所を運営しようとした施設長光田健輔は、司牧者の典型である。光田とともに隔離政策を推進した救らい運動は司牧的に権力を行使した。入所者は1人1人が細かな配慮の対象となった。療養所での「生きがい」を説いた神谷も司牧的権力の担い手である。しかし他方で「群からはぐれようとする羊を、彼らは牧人として決して許すことができない[69]」。

　しかし、この最後の点は、司牧的権力論からはでてこない。それはフーコーにとっても「逆説」あるいは「矛盾」でしかない[70]。文化人類学の説明によれば、

---

68) 『フーコー思考集成』Ⅷ巻、no. 291、332-7、344-51頁、フーコー・前掲『安全・領土・人口』153-61、183-92、204-28、239-44頁。

69) 武田・前掲書129-31、184-5頁。「善意と寛容をもって相手と接し、それが破綻したところに相手を人間あつかいしないひどい隔離が発生する」(78頁)。

70) 『フーコー思考集成』Ⅷ巻、no. 291、336頁。

家畜管理の技法が人民管理に転用され、そして「牧夫」が人民集団の救済保証のプラクティカル・メタファーとして重要な文化的意味をもつようになったのは、「旧約聖書記者が、ヘブライの民を、どこまでも古代都市国家権力の外部で、羊・山羊を飼育する小家畜飼育者の後裔として位置づけたということが関わっている」。「ヘブライの民は、つねに旧約聖書の中で、これらオリエント都市の圧倒的な中心権力に抵抗しつつ、自己のアイデンティティを確立しようとするものとして自らを描いた。そして、家産的支配王である都市権力の周縁で羊・山羊を放牧する小家畜飼育集団としての位置づけをつうじて、彼らはこの牧夫というもののあり方に自己同一化した」。つまり、司牧的権力の淵源には、集団間の対抗関係の中で、牧畜に生きるという「自然的事実に基礎を置いた絶対的超越者の判断の結果として」「民族的アイデンティティ」を確立しようとする旧約聖書記者の政治的戦略があった[71]。彼らはその律法を遵守するかぎりで、神の報復を回避することができる。

　それゆえハンセン病療養所でも、司牧的権力は入所者の規則違反に対して厳格な制裁を科した、と推論されたのだろう。しかし、これは反対に司牧的権力論をハンセン病療養所に安易に適用してはならない理由となっている。なぜなら制裁は、旧約的世界では対抗的アイデンティティを保証するが、ハンセン病療養所では支配的権力による支配そのものを意味したと考えられるからである。もともと司牧的権力とは、フーコーにとって、生権力の積極的機能の形式であり、いわば理念型であるから、それはせいぜいハンセン病隔離政策に救護の観点が含まれていたことを理解させるだけで、そのことでそれが反省の対象となることまでを説明するものではない。古代イスラエルの「万軍の主」（イザヤ書）は好戦的であり、キリスト教的司牧制も同様の資質をもつと考えられるが、フーコーはこのような宗教的な権力のもつ制裁（暴力性）の意味の考察を「宗教的カテゴリーがしみ込んだ」法的なものとして、後述する近代自然法論とともに退けてしまい、考察の対象とはしなかった[72]。

---

71) 谷泰『牧夫の誕生』岩波書店、2010年、219-21頁、同『神・人・家畜』平凡社、1997年、332-9頁。
72) 1973年の講演でフーコーは「調査」により司法的に真理を確立させる中世盛期の政治的権力について考察しており（『フーコー思考集成』V巻、no. 139、143-9頁）、これとキリスト教的

したがって理論的にはともかく、フーコーの司牧的権力論に「暗黙の価値評価」を加えて、ハンセン病隔離政策における救護の観点を反省することができるのであれば、むしろ神谷のフーコー批判に対するフーコーの回答が、司牧的権力論であったと考えてみるとよいだろう。神谷が患者に対して精神科医として「できるだけの手をさしのべることが責務であり、それは社会改革に奔走することで果たされはしないであろう」と述べた[73]、その種の社会改革に取り組むことをフーコーは厭わないだろう。それゆえ本書は、神谷の医師目線に対するフーコーの患者目線を採用し、フーコー権力論を借りて、ミクロな権力関係において現れる差別を明示的に規範的に否定して、それは違法である、と判断することの実践的意義を理解しようとしている。たしかに、この法論アプローチは、差別における加害と被害の二項関係の事実を認めるところから出発する。しかしそれは、必ずしも近代自然法論の自由な法的主体（フーコーによれば国家主権に従属する主体）を理論的に前提にするとはかぎらないということが、これから論じられる重要な点である。むしろそれは、フーコーが「主権の法的モデル」に代えて「戦争モデル」における二項関係を提出して、権力関係の歴史的分析を試みたことに注目するものである。それゆえフーコーが斥けた法的モデル、つまり、そのモデルでは隔離政策における救護の観点を反省できないとされた法的かつ近代的な考え方について確認せねばならないが、その前に、人は「差別されない」という規範的姿勢を隠したとき、武田がフーコー権力論からも離れて「隔離医療と人権思想」の両立を試み、リバタリアニズムを援用していることについて問題点を指摘しておきたい。

武田によれば、療養所での司牧的な権力行使は個人的なユートピア的ビジョ

司牧制や規律権力は、系譜学的に繋がると理解しえないこともなかった（中山元『はじめて読むフーコー』洋泉社、2004年、115-9頁）。「フーコーによる法の排除」には理論的な弱点があると指摘されているが（A・ハント、G・ウィッカム『フーコーと法』久塚純一監訳、早稲田大学出版部、2007年、88-9頁）、それは近代自然法論を斥けたことではなく、社会的制裁の（形態ではなく）意味（宗教的、規範的）が考察されていないことにあると思われる。なお、1978年3月15日の講義で17世紀の国家理性の「選択的な司牧制、排除をおこなう司牧制」について言及があるが、これは「あの司牧的テーマとはまったく対立するもの」であるという（フーコー・前掲『安全・領土・人口』326頁）。

73) 神谷・前掲『精神医学研究2』261頁。

ンの他者への押しつけとなっていた。療養所は「楽天地」であるから、入所者は生きがいをもつという生き方を強いられた。そして入所生活への不適応は神谷らの精神医学的な管理の対象となった。しかし、人生の目的をもつか否かは各自の選択に委ねられるべきであると考える武田は、もちろん政教一致ではなく、リバタリアニズムの最小国家論を支持して複数のユートピアのための枠組みを模索すべきであるとする。しかし、そこでは人々の利益は衝突するから、ロバート・ノージックは「他人に安全を提供するために押しつけられた」「差別的不利益」は「賠償されねばならない」と述べる。したがって、強制入院を必要とする感染症についてのみ、本人の同意に基づき、それにより生じた本人の不利益に対し補償金が支払われるかぎりで、隔離を認めうる、と[74]。このような見解は少なくとも4つの問題点をもっている。

　第1に、ハンセン病隔離政策は正当な医学的根拠を欠いていたという反省から、隔離医療の要否はその対象となる感染症に関する正しい医学的知見により判断できるものである、とされている[75]。しかし、ハンセン病の感染経路について現在も研究が続けられているように、一般的に最新の医学的知見に対して反論を加えることは可能であり、したがって強制入院の是非を新しい感染症について判断するときに、医学的根拠の妥当性は暫定的であらざるをえない場合が十分にありうる。この点について第3章でさらに議論する。

　したがって第2に、最新の医学的知見に基づき強制入院の必要性が認められたとしても、事後的にその隔離医療あるいはその方法の誤りが認められることがありうる。その場合の補償方法は、そうでないとき（つまり事後的にも隔離するほかなかったといえるとき）と異なる、と考えられることである。ハンセン病隔離政策は、第1章で述べたとおり、その初期において前者にあたる（それは最新の医学的知見に基づくものであったが誤っていた）。そしてハンセン病問題基本法が目的とする被害回復は、被害補償金の受給だけによってもたらされることはなく、ハンセン病差別が解消されるか否かに大きく依存するというものであ

---

74)　武田・前掲書155-60、185-7、198-211頁。ロバート・ノージック『アナーキー・国家・ユートピア』嶋津格訳、木鐸社、1992年、121-31頁。
75)　武田・前掲書81-2、209-10頁。

る。つまり、誤った医学的知見により強制入院の措置をうけた者の不利益は、正しい医学的知見により強制入院の措置をうけた者のそれと異なりうる。前者の場合は、事後的に誤りであるとされた当時の最新の医学的知見によって、特定の医療政策（ここでは隔離医療）が支えられた理由について、医学研究のあり方（研究費の配分方法等も含む）や医療倫理のあり方自体を含めて、反省の対象になる。ハンセン病隔離政策についていえば、そこにハンセン病差別が関係していたと考えられることが重要である。序章で論じたのはこのことである。しかし、リバタリアニズムの観点から、医療が差別に巻き込まれる微妙な力関係を検討しうるかは次のように疑問である。

　武田は、治療法の確立していない慢性感染症について隔離医療が認められるのは「人に病気をうつさないために感染者がみずからの良心に従って隔離施設にみずから入る」ときであり、その自己選択がなされるまで感染者と非感染者は共生せざるをえないと述べて、次の例を紹介している。多磨全生園から無断外出した北条民雄（1936年に小説「いのちの初夜」で文學界賞を受賞）を自宅に泊めた文芸誌出版社の社員は、北条の退出後に室内をアルコール消毒した。これを知った北条は「やはり俺は忌み嫌われる病者なのだ」とひどく心を痛めたが、武田によれば、北条を「忌み嫌うことは忍びないと考え」「相当の無理をして」「北条を思って、あえてスジを通し」彼を自宅に泊めた社員の行動は、好意に対して何らかの仕方で返しをするという「義理人情」（「個対個の関係の中でごく素朴な心情的発露の延長線上に成立する」「暖かい」感情）に従ったものであり、その「痩せ我慢」こそは、司牧的権力に対立する実践である[76]。しかしながら「義理人情」の再評価が有意義であるとしても、北条のいた部屋が消毒され、北条が心を痛め、そして同じような経験をするハンセン病患者が、他人への気兼ねなどから「隔離施設にみずから入る」ことを個人の自由な選択の結果であるとして、権力論の観点から見過ごしてよいとは思われない。それは被差別の些細な諸事実であり、そこに編み目状に張り巡らされている権力関係を実感させ、そしてそれに立ち向かわせもする規範的立脚点であると思われる。

---

76) 武田・前掲書212-26頁。

第3に、武田はらい予防法廃止時のハンセン病療養所で「いつしか入園者達が、互いの生の多様性を尊重して」暮らしており、それを「あるべき姿」だとする。[77]しかし、仮にそうであるとしても、それはリバタリアニズムを推す理由にはならない。療養所はリバタリアニズムにより運営されていないからである。そして、その後の違憲国賠裁判で原告らが療養所の少数派として揶揄された時期があったように、そこが優れて多様性の尊重される場所であったとは考えられない。しかしながら、そこは「原告・非原告というカテゴリー化」にかかわらず、その「違いを越えた差別についての語り」を聞くことのできる場所である。[78]これがゴーデのいう集合的アイデンティティの根拠となり、入所者自治会の活動を支え「療養権」をある程度まで保障させ、享受する入所生活をもたらした。これをみてリバタリアニズムの多様性と誤解したのだと思われる。

第4に、療養所での「療養権」を生権力の積極的効果であるとして、これをリバタリアニズムにより支持するという論理（武田の論旨は、フーコー権力論によりハンセン病隔離政策をよりよく理解してから反省し、近代的自由権の最大限の尊重を求めるというものである）は、フーコー権力論の展開方法として適当ではないと考えられる。

---

77) 武田・前掲書243頁。
78) 蘭由岐子『「病いの経験」を聞き取る』皓星社、2004年、275-8頁。同書は家族、嘘と正直、名前、国賠裁判等のテーマに即してハンセン病療養所入所者の語りを整理している。国賠裁判がテーマとなるのは、入所者から依頼されて弁護士らが明確な規範的姿勢（ハンセン病差別の責任を国家と国民に問う）をもって療養所を訪問するようになり、調査研究のフィールドがよい意味で撹乱されているからであると考えられる。これは精神科病院ではまだみられないことであると思われる。ただし施設側の許可によるフィールドワーク例として山田富秋『精神病院のエスノグラフィー』同、好井裕明『排除と差別のエスノメソドロジー』新曜社、1991年、179頁以下、浮ヶ谷幸代『ケアと共同性の人類学』生活書院、2009年、等があるほか、当事者による当事者のための調査として精神障害者九州ネットワーク調査研究委員会編『精神医療ユーザーアンケート報告書』2005年、等がある。浮ヶ谷は「外部者である私が病棟に自由に出入りするために鍵を渡されたが、患者の視線を感じながら鍵を開閉することに最後まで馴染むことができなかった」と記す（168頁）。その「違和感」の解消されることが調査目的とされねばならないだろう。「撹乱」とは悲嘆と哀悼により差別を平等に転じようとする、はっきりと規範的な実践であると論じられるようになってきている（ジュディス・バトラー『戦争の枠組』清水晶子訳、筑摩書房、2012年、23頁以下）。

3 フーコー権力論と近代自然法論

1 「根源的な経験」

　リバタリアニズムは、リベラリズムの配分の平等による福祉国家政策を自由権への不当な介入であるとして疑問視する。同様にフーコーも、福祉国家による介入主義が司牧的権力の善行性に通じると考えている。フーコーは司牧的権力と国家の政治的権力との間に合理的統治という形式上の共通点があると考えており、またこの合理性と国家権力の濫用（官僚主義や強制収容所）との間に関連性があるとみているので、福祉国家的善行性には問題があると認識しているはずである。[79]

　しかし、フーコーが司牧的権力を論じたのは「権力テクノロジーは結局、まさに国家という包括的制度・全体的制度に属するものなのではないか」とする疑問に対して「国家の外に出る」、つまり「近代国家を一般的な権力テクノロジーのなかに置きなおし、その権力テクノロジーこそが近代国家の変異・発展・機能を確保したとする」理論を追求するためである。そのために「国家にとっての『統治性』」を論じようとしたフーコーは、一方でその淵源にあたるものとして司牧的権力に着目して歴史を遠く遡る考察を行い、他方で人口の管理・調整の安全メカニズムにおける自由、すなわち「自由主義的統治性」を検討しようとしていた。つまりフーコーは「自由主義を、生政治の一般的枠組みとして研究すること」を考えていた。[80] そうするとフーコーの課題は、そのような統治形態における「合理性」をどのように有効に修正する方法があるかを考え出すことである。なぜなら、それは「この上なく複雑な知の体系とこの上なくソフィスティケートされた権力の構造を発展させて」きたが、この「合理性」が自由社会の安全性の名において「『統治される者』の権利」を侵害することを、

---

79) 『フーコー思考集成』Ⅷ巻、no. 291、330-2頁。「解放は…政治的合理性の起源そのものを攻撃しないかぎりやってこないであろう」（368頁）。

80) 　フーコー・前掲『安全・領土・人口』58-9、147-8頁、同『生政治の誕生 コレージュ・ド・フランス講義1978-79年度』慎改康之訳、筑摩書房、2008年、29、93-5頁。

第 2 章　フーコー・ハンセン病・平等

私たちは「根源的な経験」により、ともかく知っているからである[81]。

「根源的な経験」について、フーコーは「狂気、病、死、犯罪、性」を例示し、あるいは「狂気、苦痛、死、犯罪、欲望、個別性」を例示する。後者における「個別性」は、規律権力や司牧的権力が機能する方法であり、これにより私たちは権力関係の中で客体的な主体となる。これが「根源的な経験」の中に追加されているのは（つまり、フーコーが生政治における自由を主題化したのは）、「個別性」のあり方を省みて、これを変更できる、倫理的な実践（自己の統治）を欠いては、フーコーの抵抗のゲームが動き出さないことを認めているからだろう。同性愛差別の逆転戦略である生権力論が、こうして一般化されるのである。

これに対して、その他の「狂気」「犯罪」「性」はフーコーの従来のテーマであり、分割・排除の経験として考察されたが、これが「根源的」な次元の経験として重視されるのは、フーコーがそこに権力関係の働き（ゲームの舞台）を認めたからではなく、もちろんそこで、人は「差別されない」という規範に抵触する些細な諸事実が生じているからである。そして「死」（「病」）は、神谷が述べたように、有限性において対等であるという人間の条件であり、死に抗う生の個別性を生みだしながら、その対等性を規範化する「根源的な経験」である（「いのちのもろさ、はかなさにおいて、私たち人間はみな結ばれている」（神谷））。

そうすると、フーコーにおける自由は、近代自然法論において主権国家を基礎づけ、部分的に譲渡を迫られる自由な権利主体のそれではないが、権力テクノロジーの標的となり、ミクロな権力関係の編み目の中にすくい上げられる個人の根源的な属性である。しかしそれは、それをより広範に保障し、そして最大限の尊重を求めて、個人の生を多様化すればよいというものではなく、つねに修正の必要なストイックなものである。「自分自身の生を個人的な芸術作品にする」という練り上げが求められる[82]。これは単なる生の多様化と比べると難易度の高い実践であり、また『知への意志』における性的実践への駆り立てと比較しても、その理論的有効性を楽観視することはできないと思われる。

---

81)　『フーコー思考集成』VIII 巻、no. 291、349 頁、同 VI 巻、no. 210、502 頁、市野川容孝「安全性の装置」現代思想 25 巻 3 号、1997 年、124-6 頁。
82)　『フーコー思考集成』X 巻、no. 357、249 頁。

したがって、フーコーのいう「個別化」をとりあえず除いて、その他の「根源的な経験」の領域から、権力関係を修正しようとすることを考えてみてもよいだろう。つまり自由の練り上げではなく、単純に平等という価値に立脚する法論アプローチである。これは自由の練り上げと両立しないものではなく、権力関係を修正する方法の選択肢を増やす試みであるが、フーコーによる近代自然法論批判からもたらされる1つの方法であることを説明したい。

2 「法的モデル」と「戦争モデル」

フーコーが1976年2月4日の講義で、ホッブズの主権国家の理論を17世紀イギリスの歴史的・政治的な文脈の中で読み解いたことはこの点で示唆的である。法思想史において『リヴァイアサン』(1651年) は、ノミナリズムと自然科学的方法により、「自然権 (ユス)」から「自然法 (レックス)」を導出する論理を組み立て、近代自然法論を確立したとされる。これは伝統的な自然法論では反対の導出関係があったことを意味しており、被差別の些細で歴史的な「根源的な経験」に立脚する平等の方法は、この伝統的方法論に回帰することになる。これに対しホッブズは、一切の法的・道徳的拘束をうけずに自然権 (自己保存の自由) をもつ裸の個々人の根源的状況 (「万人の万人に対する闘争」という人間存在の超時間的な本質規定) から出発して次のように考えた。その実力支配と弱肉強食の悲惨から秩序と平和を達成するために自然法が案出され、その遵守を強制する主権国家が設立されねばならない、と。[83]

ところがフーコーによれば、ホッブズはピューリタン革命期における国王派と議会派の政争や独立派と平等派の連携と対立など「永続的な内戦と国内闘争の言説」を遮断したかったにすぎない。「万人の万人に対する闘争」の自然状態とは、進行中の闘争状態ではなく、誰もが戦争をあきらめないが、しかし誰もが戦争を選択しない状態 (ライバル関係が繰り広げる戦争の表象のゲーム) である。ホッブズはここから個々人が自然権を一方的に譲渡することで服従の義務を負う主権国家が設立されると説いたが、しかし、この「設立による主権」と

---

83) 三島・前掲書221頁以下。

現実の戦争による「獲得による主権」は、恐怖に怯える人々の意志によってつねに下から形成される点で、言い換えれば「死よりも自分の生を望むという意志こそが主権を打ち立てる」という点で変わりがない。つまり「戦争があるかいなかにかかわらず、この主権は同じように成立する」のであり、前者の「主権の形成は戦争を知らない」。ホッブズは「いたるところで戦争を布告しているように見えてはいても実際には正反対を主張していた」。つまり「あらゆる戦争と征服の背後に契約を位置づけなおし、そうすることで国家の理論」（法的に基礎づけられる主権国家の言説）を救い出し、「獲得による主権」の言説すなわち「戦争モデル」を追い払ったのである。[84]

フーコーの理解するところによれば「設立による主権」の言説、すなわち権力の「法的モデル」は、11世紀後半以降のローマ法の再生により出現し封建君主制を参照しながら（王権を拡張するにせよ制約するにせよ）理論化され近代自然法論へと受け継がれるのに対し、戦争モデルは政治的・歴史的な人種（＝民族）間戦争の言説として市民革命期のイギリスに登場した。「歴史的で経験的なやり方で、権力の関係、支配の操作子を抽出しよう」とするフーコーにとって、魅力的なのは「戦争を社会関係の基礎とする」戦争モデルである。彼の当面の問題関心は「支配をその秘密においても粗暴さにおいてもひとつの事実としてはっきりさせよう」とすることである。そこでは「ひとつの二項構造が社会を横断している」。「歴史と社会の恒常的な横糸を構成する」のは「一連の生の事実」であり「身体と情念と偶然の交錯」である。この横糸の上に「脆く表面的な何かとして、ひとつの合理性、計算や戦略や策略のもつ合理性が育っていく」。その底辺では「根底的で恒常的な非合理性、つまり生で剥き出しだが、そこにおいてこそ真理が閃光のように射し込む非合理性」が横たわる。[85]

ここにフーコーの近代自然法論に対する、ほとんど死亡宣告のような否定的な考え方が示されている。ホッブズや「結局のところすべての法学者がやろうとしたことの実に正反対」をするのだとフーコーは述べる。「巨大な罠」にはまってはならない、と。「中世以来、そもそも法理論の役目とは、権力の正当性を

---

84) フーコー・前掲『社会は防衛しなければならない』89-111頁。
85) フーコー・前掲『社会は防衛しなければならない』27-9、47-62頁。

定めることにあった」。「法の言説および法の技術とは、本質的には権力の内部において支配の事実を霧散させることだった」。自然状態において生まれながらに自由な主体は、権力関係の中に従属させられた個々の要素となる。したがって、法を問題にするのであれば、フィクションから出発するのではなく、「法が実行にうつす主体化＝従属化の手続きの側から検討されなければならない」。「主権と服従という問題の代わりに、支配と主体化＝従属化の問題を出現させること」。このように目標を設定して、フーコーは彼のミクロな権力論の5つの方法論的指針を確認する。

　第1に「権力が毛細状になるところで」「権力の行使の法的な性格が弱まるぎりぎりの末端のところで、権力をとらえること」。第2に「中心にある魂」（国家主権）ではなく「周縁にある多種多様な身体」を問うこと。第3に権力はそれをもつ者ともたない者、支配する者とされる者を分かつのではなく、「ネットワーク上に働き、そのネットワークの上では、人々はたんに行き交うだけでなく、権力に服すると同時に自ら権力を行使する立場につねに置かれている」こと。第4に「全体的支配が複数化して底辺にまで及ぶ」のではなく、「諸々の無限小のメカニズム」が「より一般的なメカニズムや全体的な支配の形式によって」「包囲され併合される」というように「下から上へと向かう上昇的な分析」をすること、第5に権力は「知の諸装置」「諸々の真理言説」の産出なしには成立しないこと[86]。

　フーコー権力論の観点から、ハンセン病やその他の差別の研究を進めるために、3つの留保をつけて、これら5点に同意することができるだろう。すなわち第1に「下から上へと向かう」分析において「全体的な支配の形式」の考察を強いて除外しないこと（それは国家権力を中枢として機能することもあるだろう）、第2に「全体的な支配の形式」に包囲された差別される者がいることを否定しないこと（もちろん差別される者はつねに差別されているということではなく差別の複合性、立場の互換性は否定されない）、そして第3に権力関係により産出される支配的言説を括弧付けの「真理」とすることである。それからフーコーが示唆

---

86) フーコー・前掲『社会は防衛しなければならない』26-36、45-6頁。

する方向で、法論を組み替えることを考えてみるべきだろう。

　フーコーによれば、戦争モデルを追い払った主権の法的モデルは「規律の諸実践に仮面を被せ、規律に含まれる支配や支配の諸技術を消し去り」、そのかぎりで司法制度の中に場所を与えられる。それは「支配と主体化＝従属化」の論理でありながら、これを隠すかのように権力から自由になりうると説く。したがって「規律的メカニズム体系が私たちの自由を奪うという事態に対し」「法に訴えること」は空しい。理論的には自由の抑圧を、主権の逸脱として、違法であると判断しうるが、現実的にはミクロな権力関係の中に自由な主体として個別化され配置されているからである。それゆえ権力からの自由を訴えるよりも、戦争モデルを呼び起こして「支配をその秘密においても粗暴さにおいてもひとつの事実としてはっきりさせよう」。そうすれば「新しい司法、反規律的だが同時に主権の原理から解放された司法の方向に向かう」ことができる[87]。つまり、それは「底辺の不合理性」から権力関係の合理性を問題化することだろう[88]。

　しかし「新しい司法」の内容はよく分からない。それどころかその後のフーコーは戦争モデルを手放して「統治性」の研究へと向かった。彼の見取り図によると、戦争モデル（人種間戦争の言説）が19世紀前半に変形して階級闘争の言説と人種差別主義の言説へと二分化し、さらに後者は19世紀末に国家の人種差別主義（「絶えざる浄化という内なる人種差別主義」）となり、ナチズムなどを出現させた[89]。ここで立ち止まるフーコーはファシズム批判に関心を示さない。「我々はなぜ正しく、奴らはなぜ穢らわしいのか」を明言する必要に迫られるからであると指摘されている[90]。あくまでフーコーは規律メカニズムから安全メカニズムへの権力形態の変化にその理由を求める。「民族抹殺がまさに近代的権力の夢であるのは、古き〈殺す権力〉への今日的回帰ではない。そうではなくて、権力というものが、生命と種と種族というレベル、人口という厖大な

---

87)　フーコー・前掲『社会は防衛しなければならない』38-42頁。
88)　田中智志『教育思想のフーコー』勁草書房、2009年、165-82、192-222頁。
89)　フーコー・前掲『社会は防衛しなければならない』64、81-5頁。
90)　重田・前掲「戦争から統治へ」26-30頁、フーコー・前掲『生政治の誕生』236頁。

レベルに位置し、かつ行使されるからである」と。しかし自由主義的統治性と生権力の「死なせておく」機能（人種差別主義など）との関係は明らかでない。[91]

それでもフーコーは「二項構造」を諦めきれないかのように、キリスト教的司牧制それ自体が「最初からすでに何ものかに対する反動として（というか、ともかくも何ものかとの対決・敵対・戦いの関係において）形成された」とした上で、さらに中世の司牧制に対する「攻撃や反撃の形式」を紹介している。それは「他の者たちに操導されることから逃れよう、自己操導のやりかたは自分で定義しようという運動であることも」あった。その１つが修徳主義であり、これは「服従という司牧的規則に対して」「個人が自分に対して投げかける指令と挑発の過剰によって服従を窒息させる」と。[92]

そして重田（米谷）園江によれば、この着想が1980年代のフーコーの「自己統治」の議論へとつながり、そこでの「自己への配慮」が自由主義的統治性に対する抵抗戦略を編みだそうとする晩年の彼の理論となった。なぜなら「ネオ・リベラリズムとは日常生活に介入し、ある特定のタイプの生を積極的に生みだし、作りだしてゆく〈生―権力〉の１タイプ」であるとみなしうるが、「実際には全体の秩序や繁栄と両立しうる特定のタイプの自由に価値を与え、その価値を自ら受け入れゲームに参加する個人を作りだしているからである」。[93]

しかし、これはフーコーにとって理論的に突破できない問題となるだろう。なぜなら司牧的権力は、フーコーにとっては、現代的な生政治の歴史的な理念型であり、それは規律権力とは異なり、個人を捕らえて排除するものではないからである。司牧的権力に即して「二項構造」を論じるとき、そこでの「暗黙の価値評価」は、もはや人は「差別されない」ではなく、近代自然法論におけ

---

91) フーコー・前掲『知への意志』174頁、重田・前掲『戦争から統治へ』32-4頁。1976年３月17日の講義でも、フーコーは「ずっと昔から存在していた」「人種主義を国家のメカニズムに組み込むことになったのは、生権力の出現」であると述べるにとどまる（同・前掲『社会は防衛しなければならない』253-61頁）。1982年のヴァーモント大学での講義でも「絶えず先へと推し進められる個人化」と「全体性の強化」の相互作用する政治的合理性の歴史的解明を試みているが、生政治の裏側に「死の政治」があり、「国家は必要とあれば人口の虐殺をおこなうこともできる」と述べるにとどまる（『フーコー思考集成』Ⅹ巻、no. 364、370頁）。
92) フーコー・前掲『安全・領土・人口』240-1、252-6頁。
93) 米谷園江「自由主義の統治能力」鬼塚雄丞、他編『自由な社会の条件』新世社、1996年、216-7頁。

る個人の「自由」の尊重と区別できないものとなる。重田は、こうしてミクロな権力関係の編み目の中に「『汚辱に塗れた人々』とは違う人間、自己と他者の欲求と充足手段との関係を勘案しながら行動を積み上げてゆく、ある種の自己のテクノロジーを有する、しかもごく平凡な個人」が現れたことになると指摘して、フーコーはリベラリズムが誰を不可視にするかを明らかにした、と逆説的に読み解いた[94]。しかし、むしろ単純に、フーコーは「国家の外に出る」ことを試みて、規律権力を手の内に納める権力テクノロジーを追求したために「底辺の不合理性」を捉え難くしたと理解すべきであると思われる。終章で紹介するように、現在のリベラル優生主義は、根源的な「死」「病」の経験からの自由を追求しているが、これに対してフーコーが個人の自由を尊重して「死ぬ権利」を支持するのであれば[95]、これにはすでに前述の生権力論による反論があるとおりである。

3　自由主義的統治性の自由のゲーム

　フィクショナルな「法的モデル」に対して歴史的・経験的な「戦争モデル」があり、後者から出発する法論（「新しい司法」）は「底辺の不合理性」を梃子として支配の合理性に挑み権力関係を修正する。フーコー権力論の観点から、このような法的実践に開かれた法論が提出されてよいだろう。フーコーがリバタリアニズムに最接近して、従来の暗黙の規範的立脚点を見失い、彼の権力論が躓いてみせるところで、平等の法的実践が必要となることを論じてみよう。
　フーコーは主権の法的モデルを斥けるために「国家の外に出る」ことを試みて、「市民社会」という「新たな参照領野」を見いだした。そこは「利害関心の主体（ホモ・エコノミクス）」の活動舞台である。法的主体が「定義上、否定性を受け入れる主体、自分自身の放棄を受け入れる」のに対し、ホモ・エコノミクスはスコットランド啓蒙思想の経験主義の捉える人間像であり「原子論的

---

94) 重田・前掲「戦争から統治へ」35-40頁。
95) 『フーコー思考集成』Ⅶ巻、no. 232、132頁、同、no. 242、294頁、同Ⅸ巻、no. 325、226頁。フーコーはリベラル優生主義を「人種主義という伝統的な観点から」論じるのは有益でないと述べている（同・前掲『生政治の誕生』279-83頁）。

で無条件に主体自身に準拠する選択の原理」に突き動かされている。この経済主体は、たしかに法律上の契約により経済活動を展開するが、法的主体に対して還元不可能であり、そこから「はみ出し、それを包囲して、常にそれが機能するための条件をなす」。その社会的条件とは「1人ひとりの利害関心の最大化そのものから出発して一般的利益が構成される」「利己主義的メカニズム、直接的増大のメカニズム」である。市民社会とは、このような経済主体に住みつかれた主権空間が、これを法的かつ経済的に統治可能とするために開いた1つの総体、すなわち「生産と交換のプロセスとしての経済に対して法的なやり方でかかわることでその合理的測定がなされなければならないような、1つの統治テクノロジーの相関物」である[96]。

このように自由主義的統治性は「法律の形式」を携えて「国家の外に出る」。「公権力の強制的な性格の原理および起源となるのは」「主権者の意志ではなく、法律の形式」である。「法の支配と法治国家によって、統治の行動が、経済ゲームに規則を与えるものとして形式化される」。いわば国家は法律の枠組みの中に埋没しているので「個々人にとってと同様、国家にとって、経済は1つのゲーム」であり、その結末は操作できない。社会全体がこの経済ゲームに貫かれており、そこでは誰も排除されることなく、個々人は自由を消費し、生産する。それは、フーコーによれば「逆さまになった社会契約」である。つまり「もともと経済ゲームに参加したいと望んだ者など誰もいない」が、「その内部にとらえられている者が誰一人としてそこから排除されないようにする」。これが「社会の役目であり、国家によって課されたゲームの規則の役目である」[97]。

しかし「社会には、老人や障害者のように決定的なやり方で、あるいは職を失った失業者のように一時的なやり方で、社会が適切とみなす消費の一定の閾にまで到達することのできない人々のカテゴリーがある」。彼らは経済的に援助されねばならない。ただしこの援助は、援助が必要とされる理由を取り除こうとしているのではない。「彼が麻薬中毒者であろうと、意図的な失業者であ

---

96) フーコー・前掲『生政治の誕生』334-40、362-5頁。
97) フーコー・前掲『生政治の誕生』208-9、249頁。

ろうと、そんなことは全くどうでもよい」。「唯一重要なのは、その個人が一定のレヴェルから転落したということであり」、そのことが認められたなら「よい貧者と悪い貧者」などといった規範的選別を行うことなく「彼に援助金を付与すべきである」。彼が閾の上方に戻ることを欲すればよし、彼がそれを欲しなければそれもよし、彼は援助を受け続けて、経済ゲームに参加するだろう[98]。

　この市民社会では、刑罰制度（国家の強制的な権力行使）の役割も変化しているとフーコーは述べる。例えば薬物規制の方法は、密売人が初心者には安く、依存者には高く流通させようとするのに対し、薬物供給を完全に遮断するのではなく、反対に初心者には高く、依存者には安く供給されるように統制すれば、経済的にも合理的であり、また依存者が薬物を入手するために行う犯罪を防止することができる。依存者を薬物依存のままに放置する点で、これは生権力の「死なせておく」機能であるともいえるが（フーコーは自由と呼ぶが）、しかし薬物依存者であるかぎり、経済ゲームからは排除されない。こうして「交通法規に対する違反と計画的殺人とのあいだにいかなる差異もなくなる」。「犯罪者は、完全に、どこにでもいる人物」である。「犯罪者は、1つの行動に投資し、そこから利益を期待して、損失のリスクを引き受ける他のあらゆる人物と同様のやり方でしか扱われない」。つまり刑罰システムは「個人が自らの犯罪を供給して正または負の需要に出会う場としての市場環境」に働きかけるものとなる。もはや「一般的な規格化」と「規格化不可能な者の排除」の区別はなくなる[99]。

---

98) フーコー・前掲『生政治の誕生』250-3頁。
99) フーコー・前掲『生政治の誕生』310-9頁。フーコーとは対照的に、生政治の文脈の中で刑罰制度は次のように議論されている。——日本では1990年代後半から犯罪被害者支援への関心が高まり、刑事法の観点から安全メカニズムが追求されるようになった。そこでは「定義なき不審者」が「陰のように偏在するリスク」がある。「安心・安全の街づくりはこのような不安をもたらすリスクを管理する装置として組み立てられる」。しかし、そのとき「ある種の人間たちが犯罪リスクとして浮上してくる」。「そのなかには失業者や野宿者、そして精神障害者や知的障害者が多く含まれている」。彼らは「排除されていく」（芹沢一也「〈生存〉から〈生命〉へ」同、高桑編・前掲書112-4頁）。欧米でも刑罰制度の肥大化が人種差別主義と結びつき排外主義を煽っている（ロイック・ヴァカン『貧困という監獄』森千賀子、菊池恵介訳、新曜社、2008年、74-118頁）。

フーコーはこれを18世紀後半の近代刑法学の原型への回帰であると捉える。ただし、有用性の計算から出発して法体系（すなわち主権の法的モデル）を構築するという部分を除いて。つまり近代刑法学（ベッカリーア）は社会に損失を与える行為に対する応報（必然的・強制的な反作用）として刑罰を正当化するために（犯罪に対する正当な効果として刑罰を説明するために）、あらかじめ全市民（潜在的犯罪者）が国家主権に服従すると説いたが、その部分ではなく、罪刑法定主義という法律の形式により刑罰システムを機能させるという単純なメカニズム、すなわち「最もコストがかからず最も確実であるような形式」への回帰である。そのためには、刑罰の理由である犯罪「行為」を問うのではなく（その特徴は何か、なぜそれは禁止されるかを問うのではなく）、「犯罪を犯すであろう者の視点」から、犯罪とは「そうした主体に対して処罰されるリスクをもたらすものである」というように、視点を変化させる必要がある、と。[100] つまり法哲学的には、自然法論ではなく、功利主義的な法実証主義が採用されねばならないということである。

　この視点の変化によって自由主義的統治性は、近代自然法論の難問、すなわち自由の尊重と主権への服従（「主体化＝従属化」）のジレンマに煩わされることがなくなる。言い換えれば、刑罰権の本質を人間の自由のための強制可能性であり、刑罰による強制も広義の自由に含まれる、とカントのように考えなくて

100）　フーコー・前掲『生政治の誕生』305-9頁。ベッカリーアの刑法思想について『犯罪と刑罰』（1764年）の原著第5版が邦訳された（チェーザレ・ベッカリーア『犯罪と刑罰』小谷眞男訳、東京大学出版会、2011年）。フーコーは、近代刑法学が、刑罰の目的について、消極的一般予防論（威嚇刑論）から積極的特別予防論（教育刑論、治療モデル）へと理論的に展開した点を捉えて「もたついていた」と述べる。その意味するところは、刑法学は、功利主義的な快苦の心理連想という素朴な科学主義から、「犯罪者の人間学的意味」を追求する洗練された科学主義へと展開したが、そうではなく経済的有用性の観点から理論的に深化されてよかった、ということである。しかし、まず、刑罰の威嚇力に限界があることは、威嚇刑論の人間像（ホモ・エコノミクス）にはじめから問題があったことを示唆するように思われる。次に、刑法学で相対的応報刑論が通説となり、行刑論において積極的特別予防論が採用されるのは、カントのような、刑罰による自由の考え方（受刑者の人間の尊厳の思想）が受容されているからであると考えられる。これはフーコーのいう「人間性」「刑罰の人間化」よりも西洋史に根深く学問を規定していると思われるのであり、したがって洗練された科学主義による受刑者への過剰な介入という現代的問題（性格の改変など）を「もたつき」と解するのは要点を外すことになると考えられる。

もよくなる。しかしながら、近代自然法論は、国家の権力関係の外側に、自然状態における自由と平等という規範的立脚点をもつことで、権力関係における人権侵害を、パターナリズムという逆立ちをしながらでも、問題にすることができたのだった。これに対し、自由主義的統治性が犯罪「行為」の視点を回避するとき、例えばわいせつ規制を完全に否定することができるが、その反面で薬物規制の必要性そのものをもはや説明することはできない（受刑者の薬物使用の自由を制限する必要はなくなる）。同様に、自動車事故に対して行政的制裁だけでなく、自動車運転過失致死傷罪や危険運転致死傷罪が設けられるのは、自動車事故を経済的に統制しているからではないことを説明できない（それは応報感情に基づく規範的非難の表れである）。あるいは、ポルノグラフィーは理論でありレイプは実践であるというフェミニズムの見解に対して聞く耳をもてないし、差別的行為の違法性や差別的表現の規制される理由や方法について考えることができない。つまりフーコーは、国家の外に出て社会契約を逆さまにしたために、従来の彼の暗黙の規範的立脚点を失い、薬物依存者が依存者として放置されること、その社会的排除の機能を規範的に問題にできなくなった。

　しかし、前述のとおり、初期のフーコーは、精神障害の排除とは自由を人間性の根幹に据える文化のことであると述べていた。ここから、主体化＝従属化の論理、すなわち自由と安全のために自由が奪われる、という近代自然法論の自由な法的主体の論理（主権の法的モデル）を疑問視することができた。自由と安全のために自由を制約するのであるから、その不可避性・必要性のグレーゾーンで、実際には多数者や有力者に有利な現実が追認され、その規範的合理化が生じることは理論に内在的であり、また（問題視されながらも）事実上容認されている。例えば「現代は、ヨーロッパの高速道路で一回の週末に産み出される犠牲者が、一回の軍事作戦で産み出される犠牲者よりも多いという時代である」。この「平俗きわまる」「先例のない暴力」に、自動車を運転しない子どもや高齢者や視覚障害者などは必要以上に巻き込まれている。フーコー権力

---

101) カントの法思想について三島・前掲書278頁以下。
102) ジョルジョ・アガンベン『ホモ・サケル』高桑和己訳、以文社、2003年、161頁（引用にあたり英訳1998年を参照した）。

論の観点から、これを排除の文化の現実である、と以前はいうことができた。

　今やフーコーは、近代リベラリズムの論者のように、次のように述べる。自由主義の統治実践は「自由を生産し」「自由を消費する」ことによって、自由との「生産的および破壊的な関係」をつくる。つまり「自由主義は、個々人のあいだの自由と安全を、危険というあの観念を中心にして絶えず仲裁しなければならないようなメカニズムのなかにはめ込まれ」ている。「自由主義は、安全と自由の作用を運営することによって、個々人と集団とができる限り危険に晒されないようにしなければならない」。つまり「メダルの裏側のようなもの」として刑罰制度が運営されねばならない。そして、その「危険の陶冶」の言説を問題化するとき、フーコー権力論の終始一貫したテーマ、つまり前述の「根源的な経験」の次元が現れるはずだった[103]。しかし、近代自然法論の自由な法的主体の論理と同様に、自由主義的統治性の理論から、それを実践的に突破することは困難になっている（薬物依存者が依存者として放置されることを認識させるが、それはもはや善し悪しの問題ではない）。

　それでも自由主義的統治性に対する抵抗戦略を編みだそうとする1980年代のフーコーは、前述のとおり、個人の自由の練り上げという規範的立脚点を導入して、経済ゲームを自由のゲームとして動かそうとした。1984年のインタビューで「権力の諸関係は、そこから解放されなければならないような、それ自体で悪いものではない」とされた。つまり、権力関係と「支配の事実ないし支配の状態」を区別して、権力関係が後者に遭遇するとき、権力関係がせき止められて固定されてしまう、そこでは「自由の実践」（自己統治）が奪われている、そこに問題がある、と。言い換えれば、権力関係と支配状態の間に、統治のテクノロジーが用いられる領域があり、その用いられ方次第で「支配状態が成立したり維持されたりすることが非常に多い」。それは「諸個人がその自由において互いにたいして向けうるような」戦略である。「人々がたがいに自由であればあるほど、他者の振る舞いを決定しようとする相互的な願望も大きくなり」「ゲームが開かれていればいるほど、それはますます魅力的で誘惑的に

---

103) フーコー・前掲『生政治の誕生』25、77-82頁。

なる」。したがって「自己を統御することによって、自由に根を下ろしなさい」というソクラテスの命法が哲学の役割として妥当する、と。[104]

ここから、フーコー権力論による法論の再構成を試みる関良徳は、権力関係における支配状態なき自由の享受を保障することが法論の課題である、と敷衍している。例えば教師と生徒の権力関係で、生徒が教師の言いなりにならないように「支配の効果を回避する手法を生徒自身が知る」ことが「自由の実践」である。この自由の実践が妨げられたときに「人権侵害に対する司法的救済」が行われねばならない。これは「現実の個人が既に存在する社会的コンテキストにおいて自ら権利を主張する」ということであり、政治的に個々人に権利が配分されるという主権の法的モデルとは異なる、と。しかし、その権利主張が司法的に救済されるか否かは「法律家の倫理的態度」、すなわち十分に自由に根を下ろしているか否かによる。このように「法律家の倫理的態度」に対して問題提起を行えるところに、たしかにフーコー権力論の意義がある。[105] しかし、これは、自由による自由の侵害に対し、自由が自由を保障するという、自由な法的主体の論理とあまり変わらない。

フーコーが自由のゲーム（権力関係における自由の享受）を推奨するとき、彼の権力関係は自由を生産している。支配状態と区別される権力関係は「自由の実践」の基盤として要請されている。自由のゲームが近代自然法論の自然状態と異なるのは、前者が権力関係の中に位置することである。それゆえ支配状態なき教師と生徒の関係に、権力関係を指摘しなければ、権力関係の中で合法・違法を判断する法的実践の余地は残らない。つまり近代自然法論が自然状態と権力関係を組み合わせるのに対し、自由主義的統治性は権力関係と支配状態を組み合わせる。前者では、権力関係に違法判断が下されれば、自然状態の自由が（その回復として）権力関係の「外から」再配分される。後者では支配状態に違法判断を下す法的実践の「中から」自由がでてくる。この意味で権力関係の中に閉じ込められた法的実践は、自由の配分のゲームとして、むしろ純化されている。

---

104) 『フーコー思考集成』X巻、no. 356、221、242、244-6頁。
105) 関良徳『フーコーの権力論と自由論』勁草書房、2001年、27-33、176-7、205-7頁。

つまり自由のゲームは、もはやその論理の外に出ることは困難であるから、その中で「人権という思想を鍛え上げていく」しかない[106]。しかし、では、精神科病院に長期強制入院中の患者や死刑囚・受刑者、あるいは虐待されている子どもは、どのように「自由の実践」をして、ゲームに参加して、自由の配分に与ればよいのか。もし、彼らには他者から配慮されるに値する現実があり（監獄情報グループが受刑者らの声を引き出したように）、その配慮の論理こそが、彼らがゲームに参加するための条件であるとするなら、それは、権力関係の中にあるが、権力論の外にある規範的立脚点を参照してはじめて動きだすゲームであるといえるのではないか。関によれば、もはや抵抗に際して「女性や黒人、労働者たちが、そのための後ろ盾となるような絶対的な理論的根拠を自らの実践の拠り所として提起することは不可能である」[107]。しかし、被差別の些細な諸事実を認識できているのであれば、人は「差別されない」という規範的立脚点がその絶対的な拠り所となっていることを理解できるのではなかろうか。

4　平等の法的実践

1　ドメスティック・バイオレンスの権力関係

　はたして自由のゲームの理論はミクロな具体性において有効に動き出すだろうか。夫婦間のドメスティック・バイオレンス（DV）について、関は、これをフーコーのいう「支配状態」（「非対称的な関係性の膠着化・固定化」）であるとして、ここから抜けだすために、DV被害者は「自由の実践」として加害者と「交渉」する能力を身につける必要があると指摘する。しかし、まず、この「交渉」を促すとしても、これがDV当事者双方にとって（少なくとも日本人には）かなり難しい実践であることに留意せねばならない。そのため、関も述べるように、DV被害者保護・支援体制を整備しなければならないし、また、関によれ

---

106)　市野川・前掲「安全性の装置」134頁、同「安全性の論理と人権」同編『人権の再問』法律文化社、2011年、209-13頁。「安全性の危険」を自覚して安全性を享受するしかないという現実があるが、同時にそれは「人権という思想を鍛え上げていくこと」であると指摘されている。
107)　関・前掲書161頁。

ば、加害者に対する教育・治療・訓練を強化しなければならない。これらはDV被害者とその保護・支援者の間に、またDV加害者とその教育・治療・訓練者の間に、それぞれ権力関係（それゆえ新たな支配状態の可能性）を生じさせることになるが、DV被害者の「自由の実践」のために、それらは要請されていると理解してよいのだろう。しかし、関も述べるように、「自由の実践」はDVという「支配状態」を排除するために必要であるが、そこに陥らないようにするために、例えば高校生への性教育などを通して、事前に身に付けておいたほうがよいものでもある。なぜなら、このことが「DVの背後にある負の法文化を徐々に後退させることにつながる」からである。「負の法文化」とは、関によれば、第二派フェミニズムが指摘する「女性に対する構造的差別ないし構造的従属性」であり、これが個別のDVを引き起こす背景としてある。[108]

では、この「負の法文化」は、もちろん「支配状態」そのものではなく、また「それ自体で悪いものではない」とされたミクロな権力関係とも異なるのであるが、これを後退させねばならない理由は、それがフーコーのいう「全体的な支配の形式」であるからだろう。フェミニズムは、これを個々のDV関係をもたらすマクロな権力関係として、下からの分析によって（「個人的なことは政治的である」）、それ自体が悪い大枠であると把握している。つまり、ここには問題とされるべき３層の構造があり、DV被害者保護・支援の実践が「交渉」能力の養成を促すのは、第１に、ミクロな権力関係が「支配状態」として固着化している場合に、そこから抜けだすためであり、第２に、はじめからこのような「支配状態」に陥らないように、マクロな権力関係の下で、「それ自体で悪いものではない」ミクロな権力関係を形成するためである。これを実際のDV被害者に即してみると、被害者が「交渉」能力を身に付けるとよい理由は、DVという「支配状態」、その剥き出しの事実からいったん離脱して、DV加害者との関係を再形成するためであり、あるいは別の相手方との新たなミクロな権力関係の形成に備えるためである。したがって、DV被害者に「交渉」「自由の実践」を促すためには、特に後者の場合は「支配状態」にとどまりながら

108）関良徳「暴力・支配・交渉」林康史編『ネゴシエイション』国際書院、2009年、107頁以下。

「交渉」能力を養成する必要はないので、まず「支配状態」からの離脱という、それ自体は必ずしも「自由の実践」を追求しているとはいえない１つの実践を介在させることになる。それは具体的な関係性を欠く、個人と個人の対等性を、DV当事者間にもたらす効果をもっている。これは規範的に無意味ではなく、これだけですでに差別的な非対称性から抜けだす、という意味で平等の価値回復をもたらす実践である。

　もちろん、ひとたびDV関係から離脱できたなら、新たな（あるいは旧に復する）配偶関係というミクロな権力関係を形成しなければならない理由は必ずしもない。しかし、それでも「交渉」能力を身に付けておいたほうがよいのは、マクロな権力関係の中で「支配状態」をもたらしうるミクロな権力関係の編み目が縦横無尽に張りめぐらされているからである。つまりDV被害者保護・支援の実践が「交渉」能力の養成を促すのは、マクロな権力関係の下で自由を享受できるようになるためであることを否定できないが、しかし、それは保護・支援の対象となる（潜在的な）被害者１人１人の自由のゲームのためであるとともに、その前に、それが差別的な大枠としてのマクロな権力関係に対して、下からともに立ち向かう方法となっているからであると考えられる。つまり、それは規範的には自由の実践である前に平等の実践である。他者による配慮が自由のゲームを動かすのは、人は「差別されない」という規範的立脚点があるからにほかならない。

　次に、DV関係の解消の方法として、加害者が被害者を、または被害者が反撃して加害者を殺害することが行われている。つまりDV問題に対する法論の課題は「交渉」能力の養成に絞られるのではない。DV加害者による被害者殺害をどのように特別な殺人事件として、つまりDVによる殺人であることの意味を法的にどのように捉えて審理するか、あるいは後者の場合に、法論が加害者殺害の事件の被告人である元被害者に、どのようなメッセージを発するのか、ということが問われている。これを自由のゲームのための法的実践であるとするのは、殺人の奨励でなければ、結論の先取りでしかない。

　後者の場合、DV被害者保護・支援の実践は、いわば人生の底をついた地点にある被告人と向き合い、うまく再出発してもらう、その手助けをしなければ

ならないだろう。そのために数年間、刑務所で矯正処遇をうけることが本人のために不可欠である、とは必ずしもいえないと思われる。それは制度的には有罪判決の効果であるから、被告人の反撃行為をどのように法的に評価するかが先決問題であり、ここで法論は、法的実践として、被告人と向き合っていることになる。なぜなら法論は、DV被害者保護・支援の実践と規範的立脚点を共有しているはずだからである。

このように刑法理論は、遅くとも裁判の中で、被告人との対話を促されているのであり、そこで被告人への励ましとなり、その再出発の契機となるような内容を示すことが望まれている。したがって、それは生命侵害に対する責任非難よりも、その違法性の阻却・減軽、あるいは情状の酌量を優先させ、反撃行為の正当化や刑の免除・減軽を求めなければならない。これは価値的に負荷された理論であるが、その規範的立脚点は自由ではない。なぜならDV加害者殺害の事例において自由の侵害は当事者間に相互的だからである。

それゆえここでの理論的根拠は、ミクロな権力関係における差別的な非対称性の諸事実そのものであるとしなければならないだろう。すなわち、DV加害者は安心して就寝しているが、DV被害者にはその間にも抱く大きな不安感があり、外出できない、逃げられない、物音を立てられない、トイレにも行けない、吐き気がする、頭が痛い、泣いている、眠れない、死にたいと切に思う、といった非対称性、言い換えれば、DV加害者が自宅で寝ているときにも、少なくとも退去命令に値する違法状態があり、そこにまさしく支配し／される非対称な差別的状態があることである。それゆえDV加害者が就寝中の反撃行為は正当化されうるし、少なくとも実刑判決に相当すると考える必要はなく、被告人は刑務所に入らないで再出発をする、つまりDV被害者保護・支援をうけてマクロな権力関係に立ち向かっていくことが可能となると思われるのである[109]。そして、そこにDV加害者の生命の価値侵害と被害者の何かしらの自由

---

109) 森川恭剛「DV被害者の反撃と正当防衛」琉大法学80号、2008年、1頁以下（ただし判例研究としてDV防止法前文の「個人の尊厳」を重視して正当防衛の解釈論を展開している）。被告人の追いつめられた精神状態に着目して、心神耗弱など被告人の責任能力を争うこともできるが、この場合に、鑑定意見によりDVが被害者を精神的に追いつめ加害者殺害の動機を形成する、という殺意形成の精神的メカニズムの説明をすると、逆に法的に、犯行動機が十分了解可

の侵害をみるだけであれば、フーコー権力論をもちださなくても、近代自然法論で足りるだろう。

2　同性愛差別と憲法 14 条

　フーコー権力論を法論において敷衍する意義は、ミクロな権力関係における被差別の些細な諸事実に対して、人は「差別されない」という規範を法的に擁護して、局面的に現状を打開することにあると思われる。したがって、それは被差別の立場からの何らかの利益救済の訴えに対して、法的に当該利益を再配分することで足りるというものではない。例えばハンセン病を理由に入学試験で不合格となった受験生に対して、司法的に救済して合格資格を付与するときに、その学力成績等が合格水準にあったことを確認すれば足りるのではない。なぜなら差別的な大枠としてのマクロな権力関係、フーコーのいう「全体的な支配の形式」があるからこそ、これをいわば形相因として、学校と受験生の間で差別的なミクロな権力関係が成立したからである。受験生には「交渉」の余地はなかった。つまり差別されたことと合格できなかったことは 2 つの内容的に異なる価値侵害である。そして前者にこそ、違法判断が下されねばならない。憲法14条 1 項の解釈論が抱える問題点がここにある。判例研究によりこれを具体的に説明して、権力論の観点から平等の法的実践に開かれた法論が導かれることを例示しよう。

　1990年 4 月、東京都教育委員会は、同性愛者団体「動くゲイとレズビアンの会（通称アカー）」が宿泊研修のために都立府中青年の家を利用することを不

能となり、主張が斥けられるというジレンマがあると思われる。したがってDV加害者に対してだけ特別に規範意識が麻痺してしまい、行動制御できなくなるという精神的・心理的な病理性が説明されねばならないだろう。ともかくこれはDV被害者の「個人の尊厳」が侵害されており、客観的に重大な被害が生じていることを意味する。違法判断の方法について、水俣病被害補償請求の自主交渉での「加害企業と被害民との紛争」に関する宗岡嗣郎、梅崎進哉、吉弘光男「違法判断の実践性と法的価値発見」法の理論14、1994年、17-42頁参照。――なお、法解釈論による法的実践を待たずとも、立法的に、盗犯等の防止及び処分に関する法律 1 条 2 項（「現在の危険あるに非ずと雖も行為者恐怖、驚愕、興奮又は狼狽に因り現場に於て犯人を殺傷するに至りたるときは之を罰せず」）に似た、正当防衛の特則をDV防止法に書き込むことは検討されてよいと思われる。

承認とする決定をした。都青年の家条例8条は「秩序をみだすおそれがあると認めるとき」(1号)、「管理上支障があると認めるとき」(2号)、住民の利用が承認されないと規定する。翌91年2月、アカーはこの不承認処分が憲法21条1項(集会の自由)、同26条1項(教育を受ける権利)、同14条1項(法の下の平等)に違反するとして東京地裁に提訴した。これに対し東京地判1994(平成6)・3・30(判例時報1509号80頁)は「本件不承認処分は、地方自治法244条2項、都青年の家条例8条の解釈適用を誤った違法なもの」であると判断した(地方自治法244条2項は「正当な理由がない限り」住民が公の施設を利用することは拒まれないと規定する)。なぜなら、第1に「憲法21条、26条、地方自治法244条に鑑みると」、アカーのメンバーらは府中青年の家を利用する権利を有するからである(地方自治法244条3項は「住民が公の施設を利用することについて、不当な差別的取り扱いをしてはならない」と規定する)。第2に、同性愛者団体による利用が「秩序をみだすおそれ」や「管理上支障」があると認められるためには、「一般的に同性愛者が同室に宿泊すれば男女が同室に宿泊した場合と同様に性的行為に出る可能性があるというだけでは足りず、当該同性愛者においても性的行為に出るという具体的可能性がなければならない」からである。

　一般的に青年の家では、宿泊者間の性的行為を防止して青少年の健全育成をはかるために男女別室宿泊を原則としている。異性愛を前提としたこの原則をその趣旨通りに同性愛にそのまま適用すると(同性別室宿泊が必要となるので)同性愛者の同室宿泊利用は承認されない。同判決はこの原則を肯定しつつ、しかし法の下の平等の観点を考慮して、アカーにおいてその「具体的可能性があるか否か」を都教育委員会が検討せずに「秩序をみだすおそれ」や「管理上支障」があると認めたことは、同性愛者の宿泊利用の権利を侵害すると考えた。「したがって、男女の場合にも、男女の同室宿泊を拒否すれば宿泊そのものができなくなることが常態の場合には、当該男女が同室宿泊をすることによって性的行為に出る可能性が具体的になるか否かを検討することが必要となろう」。この独自の見解はやや分かりにくいが、男女別室宿泊の原則も「具体的可能性」の基準も、異性愛と同性愛に平等に適用されるとの趣旨だろう。被告が控訴したが、東京高判1997(平成9)・9・16(判例タイムズ986号206頁)は、

男女別室宿泊の原則を同性愛に適用する場合には「一定の条件を付するなどして、より制限的でない方法により、同性愛者の利用権との調整を図ろう」とすべきであると指摘して、原判決の上記違法判断を支持した。

また高裁判決は、無知・無関心による同性愛差別の処分はやむをえなかったとして過失の有無を争う被告に対し、次のように明確に諭した。「行政当局としては、その職務を行うについて、少数者である同性愛者をも視野に入れた、肌理の細かな配慮が必要であり、同性愛者の権利、利益を十分に擁護することが要請されているものというべきであって、無関心であったり知識がないということは公権力の行使に当たる者として許されないことである」と。この点は高く評価されている[110]。

しかし、当初アカーは男女別室宿泊の原則そのものが不合理であることを主張したいと考えていた。ここが重要である。ところが「男女別室宿泊の原則の下の平等」という被告の主張を論駁できないとの見通しから、裁判では同原則が同性愛に適用されるかぎりで合理的ではないことを訴えた。すなわち①同室宿泊といっても大部屋の団体利用であり「そこで性行為がおこなわれることは通常考えられない」②大部屋団体利用の同性愛者の性的行為に関する蓋然性判断は偏見に基づく③施設を同時利用する異性愛者団体の同性愛者団体に対する違和感を優先的に考慮する結果となるのは不当である、と[111]。裁判所はこれらを認めた。しかし、第１審判決は①②について「具体的可能性」の審査基準を設定した。この「具体的可能性」の調査は、控訴審判決が述べたように、異性愛にせよ同性愛にせよ、「困難であり、調査すべきものでもない」。そこで同判決は同性愛者団体の利用に際して「一定の条件を付するなどして、より制限的でない方法」を採用しなければ、「結果的、実質的に不当な差別的取り扱い」をすることになると判断した。つまり本件は、実質的には、男女別室宿泊の原則の、憲法14条１項に反する適用違憲であると考えた。「一定の条件」とは、①②との関係では例えば「性的行為に及ぶ可能性をなくすために、特に利用者の自覚を促したり、監視をするなどの働きかけ」をすること、また③

---

110) 大谷恭子『共生の法律学（新版）』有斐閣、2002年、258頁。
111) 風間孝、河口和也『同性愛と異性愛』岩波新書、2010年、59-60頁。

との関係では同時利用の団体間の利益等が相反する場合に「後に使用申込をした団体の申込を都青年の家条例8条に基づき拒否すること」である。

　本件の実質的な争点が、このように憲法14条1項であるとすると、さらに次のように問う必要があるだろう。すなわち「男女別室宿泊の原則を考慮すること」（つまり「異性愛者を前提とする社会的慣習」―控訴審判決）に抵触しないように、同性愛者団体に対して「一定の条件」を付すことは、はたして異性愛者と同性愛者に対する地方自治法244条2項の平等適用であるといえるだろうか、と。控訴審判決が厳しく指摘したとおり、男女別室宿泊の原則の必要性と効果が、疑問視されうるのであればなおさら、同条3項が禁止する「不当な差別的取り扱い」とは、異性愛者団体に「一定の条件」を付さずに男女別室宿泊原則を適用することか、それとも同性愛者団体に同原則を適用するために「一定の条件」を付すことかを問う余地がなお残されているだろう。もちろん、これは机上の空論である。前述のとおり、第1審判決は「男女の同室宿泊を拒否すれば宿泊そのものができなくなることが常態の場合」を示唆したが、そのような常態は認められないからである。異性愛者の社会的慣習が同性愛者の宿泊研修を拒もうとしているのが「常態」（マクロな権力関係）である。男女別室宿泊の原則の同性愛適用は、その「常態」のミクロな機能そのものである。これは同性愛差別の現実の一齣である。したがって、第1審判決と控訴審判決が、この「常態」に対する貴重な例外的判断を示したとはいえ、男女別室宿泊の原則と同性愛者の宿泊利用権との調整をはかるべきであるとする考え方それ自体は、同性愛者団体に対する一方的条件付けを合理的とすることになるので、なお十分とはいえまい。同性愛者が宿泊利用権を保障されることは重要であるが、異性愛者から同性愛者が差別されないという憲法14条1項の平等の価値はまだ十分に保障されていないと考えられるからである。

　前述のとおり、当初アカーは男女別室宿泊の原則そのものを問い直そうとしていた。しかし、その見解が法廷に提出されなかったのは、異性愛者と同性愛者に対する男女別室宿泊の原則の「平等」適用が、そのようなものとして（平等であるなら問題はないとして）、法理論的に（憲法学的に、つまり憲法14条1項違反であると）問題視されていなかったからである。その後の憲法学は、本件控

訴審判決を「法の下の平等」に関する重要判例として位置づけているので、その判例解説を検討してみる必要があるだろう。それは次のように説いている。すなわち、男女別室宿泊の原則の合理性を前提にして、その同性愛適用が憲法14条1項違反となるかを審査するためには、同性愛者が同条項列挙事由の「社会的身分」に該当することを示して、その適用の違憲性を厳格審査の対象にする必要がある。さらに「社会的身分」の意義は「先天的・生来のもの、あるいは本人の努力や能力とは無縁のもの」と狭義に理解して、その切り札的機能を補強する必要がある、と。憲法学では基本的人権をより実質的に尊重するために、その資格について限定的に理解すべきであるとする考え方がある。ここでは同性愛者の平等権を実質的に保障するために、そこに二段階の絞りをかけて、男女別室宿泊の原則の同性愛適用(同性愛者の差別的取扱いという効果)について、最も厳格な基準で、その違憲性を判断すべきであると提案されている。ただし、これと引き替えに、同性や異性あるいは両性に対する性的指向を行為選択から法的に切り離すことがよいか、という問題があると思うが、ここでは取り上げない。同性愛者が狭義の「社会的身分」に該当するなら、男女別室宿泊の原則の同性愛適用が「やむにやまれぬ」目的を有するか、仮にそうであるとしても、同性愛者の宿泊不承認がその目的達成のための「必要最小限」の手段であるかが問われるとされる[112]。

　なるほど理論的にはこのように考えて、本件処分を憲法14条1項違反であると再構成しうるだろう。しかし、第1に、同原則の同性愛適用は、青少年の健全育成という「やむにやまれぬ」目的を有する、とする見解は、むしろ支配的であるように思われるので、違憲性の判断の根拠は、結局、手段性の審査に委ねられ、「より制限的でない方法」が採用されねばならなかったとした控訴審の見解に求められることになるだろう。第2に、しかし従来から憲法判例では、かなり緩やかな審査基準である合理性の基準が用いられてきたので、青少年の健全育成という目的達成のための手段選択には、教育的配慮に基づく広範な裁量権が認められるべきである、とする被告の主張が、実際の法廷では、説

---

112)　君塚正臣・判例解説(憲法判例百選Ⅰ第5版、2007年) 68-9頁。

得力を有するだろう。それゆえ憲法学では、本件は、地方自治法244条3項（憲法14条1項）違反ではなく、同条2項違反、つまり同性愛者が差別されたのではなく、その宿泊利用権（集会の自由か幸福追求権か）が侵害された事案であると一般的に考えられている。[113]

つまり憲法学説は、同性愛者が憲法14条1項の「社会的身分」であるか否かを議論するが、異性愛者による同性愛者の差別（あるいは前者と後者の平等）、つまり異性愛規範の働くミクロな権力関係そのものを不問に付している。しかし、本件はアカーが同性愛者団体であることを明らかにしたから差別をうけた事案であり（それゆえ憲法14条1項の問題として議論されねばならない）、[114]この意味で、同性愛者が宿泊利用しうるか否かは、二次的な問題である。あくまでアカーは同性愛差別の不当性（つまり青少年の健全育成を目的とした男女別室宿泊の原則の同性愛適用のおかしさ）が明らかにされた点に、彼ら自身の訴訟提起や控訴審判決の意義を認めている。青少年の健全育成という目的、すなわち男女別室宿泊の原則を派生させたところの、最高度に「やむにやまれぬ」ともみなされる大前提が、すでに規範的に歪められており、同性愛を排除する（同性愛者を沈黙させる）、という差別の現実があるからにほかならない。フーコーの言葉を借りれば、この大前提は同性愛という「生の様式」を蔑むのである。

アカーによれば本件は次のように捉えられる。同性愛の表明（同性愛者団体による宿泊利用の単なる申込み）は「異性愛主義の社会では」「性的側面をあたかも強調しているかのように受け取られてしまう」。したがって、同性愛は青少年の健全育成上不適当であると直ちにみなされ、その必要性と効果が疑問視される男女別室宿泊の原則が、もともと異性愛者団体用のものであるにすぎないのに、同性愛者団体にも当然のように適用されてしまう。そしてそれは、同性愛者団体の宿泊利用の不承認という形で、同性愛差別を露見させるが、同原則の「平等」適用を問題とするかぎりでは、同性愛差別の現実から目を背けさせ

---

113) 君塚・前掲判例解説69頁、棟居快行・判例解説（判例地方自治160号、1997年）112頁、齋藤笑美子・判例解説（同、他編『性的マイノリティ判例解説』信山社、2011年）103頁。

114) 赤坂正浩「公共施設は同性愛者の宿泊を拒否できるか」棟居快行、他編『基本的人権の事件簿（第2版）』有斐閣、2002年、29頁、清野幾久子・判例解説（法学教室・判例セレクト'97、1998年）4頁。

る、と[115]。つまり憲法14条1項は、同性愛差別の現実と向き合えていないのである。もちろん判例解説でも、異性愛者の男女別室宿泊という原則の差別的効果が同性愛者に集中的に生じるとき平等権違反とならないか、という問題があることは指摘されており、さらに同原則の同性愛適用の方法についても「その遵守を誓約させること、違反が立証されれば罰金や違約金を科し、当事者の以後の利用を断るなどで十分だ」と考えられている[116]。これらは大変重要な指摘である。なぜなら、異性愛者と同性愛者の双方に対して、施設利用に際し青少年の健全育成のために性的行為の自粛について協力を求めるという方法があることを示唆するからである。そして、もしこの方法で足りるのであれば、男女別室宿泊の原則は不要となる（「同室に宿泊するかどうかは、その団体の自主性にもとづいて判断すべきである」[117]）。つまり同原則の合理性を前提として、これを異性愛者と同性愛者に「平等」適用する、という形容矛盾を回避することができる。

しかし、憲法14条1項の解釈論としてこのように敷衍されないのは、以上の論理が、同原則の適用による違憲性から、同原則そのものの違憲性を導き出す、という構成になっているからである。つまり同原則は同性愛差別を前提とするが（まず同性愛者を沈黙させ、次に同性愛者の宿泊を認めない）、憲法学説は、異性愛を前提として、男女別室宿泊の原則化を合理的であると考えるので、同原則の違憲性を自明視できないし、合理的な原則の適用による違憲性（効果としての不合理な差別性）を憲法14条1項違反であると説明できない。つまり憲法学では、憲法14条1項は、同性愛差別に反対する絶対的な規範的根拠ではない（同性愛差別も程度の問題である）と理解されている。同性愛者を「社会的身分」であると解釈する見解は、その解釈をまってはじめて憲法14条1項により同性愛差別を禁止する試みであるが、前述のとおり、それはせいぜい同性愛者であることを明らかにする者の宿泊利用権を肯定することにしかならない。

本件被告は、同性愛者の浴場利用も認められないと考えたが、これに対して

---

115) 風間、河口・前掲書47-55頁、キース・ヴィンセント、他『ゲイ・スタディーズ』青土社、1997年、112-23頁。
116) 君塚・前掲判例解説69頁。
117) 風間、河口・前掲書59頁。

憲法学説の提案する最良の解決策は、おそらく歪められた青少年健全育成の原則を前提として、利用時間の区別により、同性愛者の浴場利用権を保障することだろう。しかしこの区別は、同性愛者であることを明かしていない者からすると、男湯と女湯からそれぞれ同性愛者を排除するという意味をもつので（同性愛専用の浴場設置を意味するので）、異性愛規範の働くミクロな権力関係そのものとなる。宿泊研修利用では、同性愛者団体がそれを明かさないで利用するなら、自尊感情（集合的アイデンティティ）の抑圧という否定的意味を指摘できるが、浴場は、異性愛か同性愛かにかかわらず、それを気にしないで１人１人が勝手に（性別の制約をうけるが）利用してよいものだろう。つまり憲法学は、異性愛者と同性愛者の相違にかかわらない、その平等とは何であるかを理解する方法を知らない。

　これは憲法学だけではなく、法学一般に認められる問題である。ハンセン病違憲国賠裁判が法学に迫った反省とは、人は「差別されない」という規範的立脚点から平等を希求する実践に法論が開かれていない、ということだったと考えられる。法学は、自由の侵害があると訴えられなければ、差別を認識できなかったし、それゆえ、自由が自由を侵害するグレーゾーンで差別を容認し放置してきた。法学では具体的に追求されるべき平等の概念が確立されていないので（各人各様と考えられているからである）、差別禁止の明文規定も誠実さを欠く。

　そして現在も同じ問題が精神障害差別について提起されている。精神障害の閉鎖的医療政策が精神障害差別を作出・助長・維持することは、ハンセン病隔離政策の誤りの歴史を知った現在の法学が類比的に考えざるをえないことである。しかし刑法学では、少数の反論はあるものの、[118]医療観察法による長期継続可能な強制入院医療が広く容認されている。また憲法学でも精神保健福祉法による「医療及び保護」のための広範な入院医療が、憲法14条１項に違反するとは論じられていない。前述の同性愛差別の事案では、もともと同性愛を差別する男女別室宿泊の原則が、合理性（すなわち平等適用）を装い、同性愛を排

118）　内田博文、内山真由美「精神科医療と患者の権利」精神医療59号、2010年、115頁以下、森尾亮「触法精神障害者の処遇に関する諸外国の法制と問題点」福岡県弁護士会精神保健委員会編『触法精神障害者の処遇と精神医療の改善』明石書店、2002年、98頁以下。

除したのに対し、ここでは精神障害を排除する法律が、精神障害者の利益を装い（「医療及び保護」のために）、差別するという違いがあるが、いずれも理論的には適用違憲の迂路を通って法令違憲に到達できるという、憲法学にとって難しい迷路構造をもっている。しかし、すでに憲法学では、精神障害者が強制入院医療により著しく基本的人権を侵害されていると指摘されており、またフーコー権力論の観点から人権論の再構成が試みられている[119]。それを精神障害と呼び、その医療と保護が必要であると考えて排除したのは「理性」の側であることを指摘したのがフーコーだった。ミクロな権力関係からマクロな大枠として差別的な「全体的な支配の形式」が組み立てられ、「非理性」が包囲されて被差別の些細な諸事実が生じている。「理性」と「非理性」の平等を見失っているのが近代的な法論の特徴である。

　ハンセン病差別の長い歴史から、フーコー権力論を捉え直すとき、近代自然法論の自由な法的主体の主体化＝従属化の論理が、ミクロな権力関係において、差別の論理として機能せざるをえないことを理解できる。そこでは自由を前提として平等があるので、差別は自由の侵害となる。しかし、実際には日常性に自由が埋没しているところで差別は起きている（ハンセン病ならとても社会では暮らせなかったし、子をもてなかった）。彼は根源的に自由であると説いてきたのが法学である[120]。しかし、根源的に経験されたのは、平等が失われているということだったと考えられる。

---

[119] 石埼学『人権の変遷』日本評論社、2007年、8-10頁、同、他編『リアル憲法学』法律文化社、2009年、31頁以下。平等概念を深化させる必要性について横藤田誠『法廷のなかの精神疾患』日本評論社、2002年、50-8頁。

[120] 例えば情報社会における「状況づけられた」「超越論的自己」の自己同一性（アイデンティティ）の自由について酒匂一郎「自己・社会・情報」ホセ・ヨンパルト、他編『自由と正義の法理念』成文堂、2003年、63頁以下。しかし、超越論的な意志の働き（脳の働きにおける複雑性・創発性・偶然性）の失われた者、非常に少ない者に関する個人情報の社会的蓄積の意義が、相互的な自己同一性の自由の保障にあるとは考えられない。同性愛者に対する他者解釈が容易であるのに対し異性愛者であることの自己解釈が困難であることが、抑圧的な他者解釈に対抗する他者の自己解釈を生むという点に留意が必要である。他者は、書物のようには、理解できるように存在しているとはかぎらないことをフーコーから学ぶことができると思われる。

第3章

ハンセン病とエイズの差別

1 基本法時代の「準当事者」

1 「療養所の社会化」

　2009年2月15日、沖縄愛楽園将来構想フォーラム(「名護から発信する未来の沖縄～国立ハンセン病療養所沖縄愛楽園将来構想フォーラム」)が同園所在地の名護市で開かれた(同園自治会、名護市、同フォーラム実行委員会共催)。①シンポジウム「みんなで考えよう！地域と歩む医療」②啓発劇「光りの扉を開けて」③パネル展「ハート・プロジェクト」の3つの内容からなる。

　同フォーラムは、同年4月施行のハンセン病問題基本法12条1項(「療養所の社会化」条項)が、ハンセン病療養所入所者の「良好な生活環境の確保を図るため、国立ハンセン病療養所の土地、建物、設備等を地方公共団体又は地域住民等の利用に供する等必要な措置を講ずることができる」としたことをうけて、沖縄愛楽園の将来構想を地域ぐるみで検討していくために開催された。同条項により「ハンセン病の患者であった者」だけでなく、広く地域住民が療養所を利用することが可能になり、この意味で療養所は社会化される。同フォーラム実施要項はその基本的な考え方を次のように記す。「沖縄愛楽園は高度の医療・看護・介護技能を提供することのできる人的・物的資源を備え、2002年から8診療科目で外来診療を開始して地域医療の一端を担ってきました。沖縄愛楽園は地域社会に門戸を開こうとしています。しかし、現在の沖縄愛楽園の姿を正しく理解する人は多くありません。地方公共団体や地域住民は、ハン

セン病隔離政策の過ちの歴史に学び、その反省に基づき、沖縄愛楽園のこれまでの取り組みをさらに発展させていく必要があります」。

　基本法12条2項は「国は、前項の措置を講ずるに当たっては、入所者の意見を尊重しなければならない」と定める。「入所者の意見」の前提にあるのは入所者の自治であり、各療養所の「入所者の意見」は各自治会がとりまとめる[1]。つまり「療養所の社会化」の鍵を握るのは入所者の自治であるが、ここに入所者の高齢化に伴う自治機能の縮小という難しい現実がある[2]。愛楽園で

---

1) 基本法は、序章で紹介したとおり、「将来構想をすすめる会」（全療協、全原協、全弁連、市民学会、全医労、首都圏市民の会）が9か月間に93万筆の署名を集めるなど全国展開した法制定運動の成果である。同会作成の『ハンセン病問題基本法手びき』（2009年2月発行）は同法12条2項について次のように解説する。療養所の将来構想は「入所者の被害回復を目的とするもの」であり、「入所者が望まない将来構想は無意味であり、入所者の意見に反する地域開放はあり得ません」「具体的には各園の入所者自治会の同意が、前項の措置の必要条件となると考えられます」。この解説文は、国立ハンセン病療養所が厚生労働省と全療協の協議に基づき、入所者の自治を前提として運営されてきたという戦後史を踏まえて書かれている。全療協は1951年1月に「全国国立癩療養所患者協議会（全癩患協）」として発足し、翌年11月に略称を「全患協」と改めた。全患協規約（1976年）によれば同会は各自治会からなる組織であり、その目的は①ハンセン病差別・偏見の解消②入所者の「療養権」の確立③退所者対策の充実である。らい予防法廃止に伴い、1996年5月に「全国ハンセン病療養所入所者協議会（全療協）」と改称されたが上記3目的に変更はない。このうち全療協による戦後当事者運動が大きな成果を獲得したのが「療養権」についてであり（1960・70年代の療養所運営の転換について坂田勝彦「ハンセン病療養所の施設整備に関する社会学的考察」社会学ジャーナル34号、2009年、71頁以下）、それは「国の強制隔離政策によって受けた損失の補償要求」（1995年1月臨時支部長会議で再確認・採択された宣言内容）に基づく。これをうけて基本法もまた「入所者の意見」を尊重し、被害回復を目的として療養所の将来構想が策定されねばならないとした。

2) 現在の療養所将来構想問題を論じる文献として国民医療研究所「栗生楽泉園将来構想調査団」（井上英夫、他）「ハンセン病療養所を社会に─栗生楽泉園とまちの明日を創る」月刊国民医療201号（2004年）、遠藤隆久「ハンセン病療養所の将来構想を考える」部落解放591号（2008年）、訓覇浩「ハンセン病問題基本法制定におもう」同身28号（2008年）、内田博史「ハンセン病問題基本法について」全療協ニュース934号（2008年）、徳田靖之「『将来構想』はこれから」部落解放606号（2008年）などがある。徳田は、国が法的責任に基づき作成する各療養所の将来構想案を入所者らが検討する、というのが本来のあり方であるとする。たしかに入所者の平均年齢は80歳に達しており、入所者自治会が主導して地域社会における療養所の有効な利用方法を構想することは事実上困難である。したがって例えば香川県の大島青松園入所者自治会は「現状のハンセン病療養所単独での体制を維持継続する」「現在の医療・看護・介護の体制を維持継続する」「今後、国に将来に向けた具体的なビジョンの提示を求める」という基本方針を打ち出したが（四国新聞2009・2・19）、国に対するこのような要求は正当であると思われる。「療養所

は入所者自治会と施設当局が協議を重ね、地域社会の医療機関として地域住民による同園の利用を促進する取り組みをしてきた。これが愛楽園の将来構想を描きだす出発点となる。第1部シンポジウムはこれを確認した。

しかし「療養所の社会化」は、その内容策定・実現のプロセスを充実させることが不可欠となる。[3] このためフォーラムは第2部啓発劇にも力点をおいた。というのは、名護市は2005年11月に「国立療養所沖縄愛楽園の将来構想を検討する懇話会」を設置し、同懇話会は市長に対する翌年8月の提言で「沖縄愛楽園の将来構想を早急に策定すること」を求めたが、「沖縄愛楽園将来構想策定部会」が設置されたのは2008年12月であった。そのため、愛楽園の将来構想の策定が地域社会の課題としてまだ共有されていなかった。この状況で「療養所の社会化」を議論しても、ハンセン病差別の被害をうけた療養所入所者の「良好な生活環境の確保」に結びつく「社会化」を構想できないだろう。つまりフォーラムを通して愛楽園やハンセン病差別の歴史と現在について広く地域住民に理解を促し、どのようにして、またどのような医療機関として同園を存続させるか、その望ましい方法を入所者と同じテーブルについて考えうるようになることが先決とされた。[4]

また啓発劇への取り組みは、人材発掘・育成を意図したものでもあった。愛楽園自治会は、沖縄島中南部を活動拠点とする市民運動団体「ハンセン病問題ネットワーク沖縄」と連携して『沖縄県ハンセン病証言集』（資料編2006年、沖

　　の社会化」が今後の療養所運営の唯一の望ましい方法であるとはかぎらない。しかし、これとても青松園自治会の「将来的にも現状維持」という意見が尊重されねばならないという意味では、入所者の自治こそが療養所運営を指導するということができる。
3) 富田めぐみ「地域の側がどう変わるか」部落解放606号、2008年、60頁以下。
4) 名護市「沖縄愛楽園将来構想策定部会」は2009年3月に報告書「国立療養所沖縄愛楽園将来構想」をまとめた。同報告書によると愛楽園将来構想の基本目標は(1)入所者の豊かな生活環境の維持・向上(2)地域開放・交流の推進・充実(3)地域振興に資する施設利用・整備の3つであり、ここから次の4つの基本方針が導かれている。①医療・介護水準の維持と施設の地域開放②ハンセン病に対する理解の向上と交流の充実③地域振興に資する新たな施設整備④市レベルの振興に結びつく新たな施設整備。このうち③④は基本的に中長期的な取り組みを想定しており、短期的には（概ね10年未満）①②が重要課題であるとされた。注目したいのは②のいわゆる啓発活動が具体的例（「愛楽園ガイド講座」や資料館の設置等）をあげて将来構想計画に組み込まれたことであり、行政による一層の支援が期待される。

縄愛楽園編2007年）の聞き取り調査や編集作業をし、また学習会・講演会等を開催してきた。さらに2007年度からは愛楽園ガイド講座を共催して「愛楽園の歴史を学び、入所者の心を理解し、愛楽園のことを人々に紹介できる、愛楽園のいわばサポーターを募ろう」としてきた（同講座開催趣旨）。しかし、高齢化する入所者に代わってガイド受講者が担う園内ガイド実践は、被差別の非当事者が、差別の被害経験を引き継ぎ、語り伝えうるかという難問を提起している。そこで、より即効的で、また地域住民が参加しやすい取り組みとすべく、名護市とその隣接町村から中高生・大学生らの出演者を募り、一方で出演者らにハンセン病問題に触れる機会を与えるとともに、他方で若い世代による舞台からの世論の喚起を期待することにした。

基本法6条は、ハンセン病問題に関する国の政策は「ハンセン病の患者であった者等その他の関係者」の意見を反映したものでなければならないとする。序章で述べたとおり、これはハンセン病違憲国賠裁判とその後の支援活動を通して、全療協によるハンセン病当事者運動を継承しうる「その他の関係者」が、いわば「準当事者」として現れてきたことを意味している。そして基本法の「療養所の社会化」条項は、入所者自治の理念と機能の継承という困難な課題を地方公共団体や地域住民に授けた。療養所入所者が「良好な生活環境」を享受できるか否かは、この課題がどのように引き受けられ、取り組まれるかにかかっている。啓発劇は観衆にここへの行動参加をともかくも呼びかけたように思われる。本章は、この演劇作品を手掛かりにして、ハンセン病当事者運動を支えようとする市民運動がハンセン病差別にともに立ち向かうとはどういうことかを考えていきたい。[5]

[5] フォーラム会場ロビーで行われたパネル展示「ハート・プロジェクト」は、フォーラムの趣旨をより多くの人に伝えて、より多くの人が参加できるようにするために企画された。指をハート型に組み合わせ、あるいはハート型の何かを持った笑顔の写真を集めたりして、これをブログや当日の会場パネル展示で公開するという「笑顔の署名」運動である。ハンセン病回復者が後遺症のある手でハート型をつくり微笑むもの、回復者と健常者が片手ずつを合わせてハートをつくっているものなど興味深い写真が展示された。これを発案した琉球大学のロースクール生らの趣旨説明は次のとおり。「『差別をしない』『一緒に歩みたい』というそれぞれの想いを『ハート』と『笑顔』に込めて、ひとりひとりが写真という形で顔を出すことで、この社会が少しでも変わっていければ、差別を受けている人たち、その周りのひとたちの勇気になれ

2 啓発劇をうけて

　啓発劇「光りの扉を開けて」は、2004年から沖縄県内でNPO法人HIV人権ネットワーク沖縄主催の「人権フォーラム」等の機会に上演されてきた。HIVに感染した高校生が、ハンセン病回復者との出会いを通して、生きる力をつかむという内容である。当初から高校生らの教育的演劇活動として取り組まれており、上演を通して観衆と一緒に人権や共生社会のあり方を考えることを目的としていた。[6] エイズ問題とハンセン病問題を融合させたところに意義があると高く評価され、2007年9月に東京公演を実現し、その後も厚生労働省を主催者として2008年9月に岡山公演、また翌09年2月7日に大阪公演、その翌週に本フォーラム名護公演を行った（その後も香川、青森、静岡等で上演されている）。

　舞台は6幕構成であり、主人公の高校生Aが順次6つの扉を開けていく。第1は「孤独の扉」であり、Aが保健所でHIV陽性の告知をうける。第2は「無知の扉」であり、友人BとCの差別・偏見がAを傷つける。第3、4は「深層の扉」「希望の扉」であり、ハンセン病回復者DがAらに対し、ハンセン病差別の過去とその中でDに勇気を与えてくれた1人の教員がいたことなどを語る。第5は「勇気の扉」であり、ハンセン病違憲国賠裁判が描かれる。最後は「光りの扉」であり、Aらは差別に立ち向かうための鍵をつかむ。台本は、上演時間との関係もあり、少しずつ書き直されてきたが基本構成は以上のとおりである。Dの語りがAの心を激しく揺さぶり、HIV陽性を打ち明けるAが2人の友人に抱きかかえられるシーンがハイライトである。

　本作品は、現在のエイズ問題について考えるためには、ハンセン病差別の歴史に学ぶことが必要であるとの理解に基づき構想された。それゆえ、ハンセン

　　ば…そう、私たちは考えます」。——また終演後に次の「フォーラム宣言」を実行委員会委員長金城雅春（沖縄愛楽園自治会長）が読み上げ、採択された。「（私たちは）愛楽園の将来像を愛楽園入所者・退所者、地域住民、名護市が共に考えていくことで、誰もが認めあって生きていける社会づくりができると確信します。私たちはその第1歩を踏み出しました。ハンセン病であった人たちも、エイズと向き合う人たちも、障害のある人もない人も、みんなが平等で自由な、人に優しい人権と福祉の『あけみおのまち』名護を目指し」ます。
6）比嘉正央「沖縄県におけるエイズ教育——演劇の輪を広げて」現代性教育研究月報24号、2006年、8頁以下。

病回復者Dが回想する家族との別れや強制堕胎等の被害体験とハンセン病違憲国賠裁判の法廷シーンは、ハンセン病問題を学ぶための入門的な内容となっており、このことが厚生労働省の主催するハンセン病啓発事業として上演される理由となっている。また、ハンセン病回復者にとって、法廷の再現はそれ自体で「人間回復」の肯定的意味をもつ。しかし他方で、ハンセン病の歴史からHIV感染症を考えるために何を引き出すかについて、この啓発劇はあからさまに表現することをしないで、ただ「愛」というキーワードを提示する。このため、かえって高校生らに対し、性行為予防啓発の禁欲的な文脈で「愛」の大切さが伝わりかねないという欠点をもつようである。実際に第6幕でAはBとCに「2人にはエイズになってほしくない」「好きだからこそ、愛し合っているからこそ、自分の行動に責任を持たなきゃいけない」「性って、本当に尊いものだから」と唐突に述べる。この台詞は日本の若年層で増加傾向にあるとされる異性間性行為によるHIV感染に対する予防啓発的な目的で挿入されている[7]。しかし、この意味での「愛」や「性の尊さ」は、ハンセン病問題を経由して導き出される差別に立ち向かうための鍵とは別物であると考えられる。この点は重要であるので後述するが、その前に本作品が観衆の心をうつ理由を考えてみたい。

ハンセン病回復者Dは、序章で紹介した金城幸子のように、違憲国賠裁判を通して人権侵害の過去を乗りこえた文字通りの「回復者」（患者ではなく元患者、もはや「ハンセン病者」でもない）として描き出されている。このような回復者と出会うことで、エイズという名の病気と差別にまさしく怯えるAは生きる力をつかむ。2人の被差別の当事者が奮い起こす勇気が共感と感動を呼ぶ。さらにこの作品は副旋律をもっている。差別問題が差別をうける者だけの問題であるとは捉えられていない。

というのは、前述のとおり、この啓発劇は高校生を中心とする出演者らが人権や共生社会のあり方を観衆と一緒になって考えようとするものである。ハン

---

[7] 若年層のHIV陽性率の傾向について赤枝恒雄「青少年へのエイズ教育」公衆衛生67巻12号、2003年、18頁以下、木原雅子『10代の性行動と日本社会』ミネルヴァ書房、2006年、43頁以下。厚生労働省エイズ動向委員会によるサーベイランス報告についてはウェブサイト参照。

セン病とエイズという差別問題において、出演者と観衆がしめる位置は啓発の対象であり、その大半が無知・無関心などから偏見に基づき差別行為を加えることのありうる人々である。その立場性は被差別の当事者性からは遠く、被差別の当事者から警戒の眼差しを向けられているという意味で、加害側にある。つまり観衆の多くは、Aの友人２人と同じ立場にある。したがって、演劇活動を通して人権や共生社会について考えるという目的との関係では、BとCが、どのようにしてその加害側にある立場性から解き放たれ、Aと向き合いAを支えるに至るか、この点が重要なテーマとなる。

　第３幕で、Aら３人は高校の教員に引率されてDの家を訪ねる。まず描かれるのは２人の友人とAの間にある意識のずれである。Dから、家族と切り離されて療養所に隔離されたことや堕胎を強いられたことを聞いたBとCは、泣きながら「おかしいよ」「何でみんな止めなかったの」と感想を述べる。これに対しAは「みんな人ごとなのよ」と２人を突き放すように言い放ち、そして第４幕の冒頭で、Dに「死のうと思ったことはないんですか」と問いかける。Dはこれを肯定しながら、療養所内の学校に１人の教員がいて「お前たちといつか堂々と街を歩ける日」「お前たちが幸せになれる日」が来ると述べたこと、これが小さな救いとなったと語る。Cは「勇気がある」教員だと賞賛し、その勇気は病気に関する正しい知識から生まれたと述べる。Bも「知っていたから、偏見や差別をしなくてすんだ」と同調する。しかし、Aは「知っているだけじゃ、行動に移せない」として再びBとCの理解を斥ける。

　このように、一方でBとC、他方でAは、Dの話を異なってうけとめている。第２幕でBとCからすでに差別的に接せられたAは、Dから何かを吸収しようと切実にどん欲である。しかしBとCは、Dの話に驚き、分かったという気持ちになっているだけである。Aとその友人の間には埋まらない溝がある。

　しかしこの溝が、第５幕でDがハンセン病違憲国賠裁判を語ることにより埋められる。Dに救いを求めるように、AはエイズについてDの意見を聞こうとする。興奮して取り乱すAの姿をみた引率教員が、Dに対し「Aに本当の勇気を与えてくれませんか」と依頼する。舞台は回想シーンとなり、法廷の中のDは、威圧的に質問を浴びせる被告代理人に対し「国とは誰ですか。石を持って

私たち家族を追いかけてきたあの人たちですか。私の子どもを奪って殺したあの人たちですか。私と縁を切った家族のことですか。それとも、あなたですか」「今からでもいい、私をみなさんと共に生き直させて下さい」などと訴えて反対に彼を圧倒する。国を相手とする裁判とは、Dにとって「苦しみの根源との闘い」であり、弁護士などたくさんの支援者に助けられて、これに勝訴したことによって、Dは「ずーと、ずーと苦しんで、悩んで、人を天を恨んで生きてきた」人生からぬけだすことができたと述べる。Dは「本当の勇気」をもって一歩踏み出して「人間回復」した元患者、すなわち共生を取り戻した１人の人間としてAの模範となる。

　こうして第６幕で、AはHIVに感染していることをBらに告げて、同様に一歩踏み出すことになる。BとCは静かにその言葉をうけとめる。ようやく溝が埋まる。Aの言葉を引き出すのは「愛」である。以下のようにBとCがこの「愛」を理解したことで、Aは「光りの扉」を開けることができた。

　　C　病気を患っていても、人と違う部分があっても、でもみんな１人１人が同じ人間だよね。本当の勇気があれば、人としての正しい行いが自然とできるはず。私、本当の勇気を持って生きていきたい。
　　A　C。
　　B　先生、Dおばあちゃんは、すべてを許し、共に生きていこうとしている。すごいことですよね。
　　先生　そうだな。心からそう思い、行動に移すのは大変なことだ。けれど人には、それをやってのける力がある。
　　B　愛。それって愛じゃないですか。
　　A　愛。
　　先生　そうだよ、B、A。誰もがもっている愛。愛は勇気をくれる。先生はそう思う。なあ、A、Aはどう思う。
　　A　私、私、HIVに感染しているの。

　Dが「本当の勇気」をAに与えたというよりは、友人BとCが与えている。この２人に「本当の勇気」を生みだす「愛」を理解させたのが、Dの回想するハンセン病違憲国賠裁判であることになる。もっとも上記の台詞では、被差別の当事者が「すべてを許し、共に生きていこうとしている」その心情を指して

「愛」であるとされている。この意味の「愛」は「人を天を恨んで生きてきた」Ｄが共生を回復する条件となっている。しかし、これに先行したのは、ハンセン病差別（その加害者）に対する恨み、怯え、恐怖、諦めなどの心情を鎮めた何ものかであり、この啓発劇では、それは違憲国賠裁判へとＤら回復者を一歩踏み出させたところのものである。これをＢとＣが見抜いたことで、Ａの言葉をうけとめることができるようになった。この作品はむしろこれを「愛」と表現しているように思われる。

というのは、前述の2007年度愛楽園ガイド講座に参加して、現在は愛楽園訪問者らにボランティア・ガイドを実践している同園退所者の平良仁雄は、このように自らを駆り立てた大きな要因として、この啓発劇があったことを第1部シンポジウムで述べたからである。

　私は、ハンセン病であったということを、隠しに隠して、隠れて生きてまいりましたけれども、一昨年、愛楽園のガイド募集がありまして、それに応募致しました。普通だったら、できません。何か知らないけれども、自分の方から自然と申し込んでしまいました。なぜ自分が申し込んだのか、その時は分かりませんでした。しかし、今日これから演じられる子どもたちの劇を観ると、皆さん、お分かりだと思いますけれども、「光りの扉を開けて」というのが題名です。私は何度か観ましたけれども、本当に胸が詰まって、涙しながら観ました。家族が一般社会から迫害されて、親子、石を投げられる。そしてその場面で親子引き裂かれて、子どもがハンセン療養所に送られるという場面があります。これを観ましたときに、自分の9歳だったとき、親と別れたとき、もう一度自分の寂しさ、親の無念さというか、親の涙が、思われて仕方ありませんです。私たちに対する偏見差別はまだまだ残っているけれども、しかし、熱い瞳で、熱い思いで、私たちを見守って下さる人達がいるんだと思いましたら、あぁ、私はそういう皆さんのお心に、答えるべくガイドに申し込んだなということをはじめて悟ります。今日も、この高い場所に座っておりますけれども、生まれて初めてです。私のアパートの隣の人が、明日テレビ観たら、新聞見たらびっくりするかもしれません。また、兄弟がびっくりするかもしれません。けれどもまた、感動して「あぁお前、人前に出れるようになったか」と言って涙を流して喜んでくれる、家族や兄弟もいるかもしれません。そう思うと、いよいよ自信を持って愛楽園のガイドをしなければいけないんだなと、そういうふうに思われて仕方がありません。

Ｄにとっての国賠裁判は、平良にとっての愛楽園ガイド実践であり、愛楽園

の歴史を来園者らに語りながら、彼は人々を許し、共に生きていこうとしているのだろう。ほんの2、3年前まで、彼はハンセン病回復者であることを社会的に隠すことで差別から逃れようとしてきた。それは現実的には彼をハンセン病差別の被差別の当事者として社会的に固定させた。しかし、今や差別問題における加害と被害の対向的な立場関係、すなわち彼を巻き込む差別的なミクロな権力関係が、少しずつくずされていっているようである。このように彼を一歩踏み出させた、その重要な要因の1つがこの啓発劇だったと彼は述べている。つまり高校生らの演劇活動が彼に対してもった力が、まさしく「愛」であるということになるだろう。

　この啓発劇は、被差別の当事者が差別に立ち向かって一歩踏み出す勇気への讃歌であるとともに、これを可能にさせる「愛」の大切さをBとCに気づかせている。Dが国賠裁判に参加することができたのは「今、あなた達が勇気をだして、真実の声をあげてくれなければ、差別されてきた人、差別してきた人、そして差別を見過ごしてきた我々さえも、誰1人、人間とはいえなくなる」と原告代理人に背中を押されたからである。法廷の中でも、療養所はあなた達の安住の場所ではないかとDに詰問する被告代理人に対し、原告代理人は執拗に異議を申し立て「ハンセン病のことを見て見ぬふりをしてきた我々はみな罪人なんですよ」と司法に反省を迫る。これをうけてはじめてDは自らを解き放つ言葉を発しえた。またDが療養所の教員に小さな救いをみたのもそこに「愛」があったからであり、さらにAらにDを紹介する引率教員にも同じものがある。

　つまり「愛」が「差別されてきた人」と「差別してきた人」の間にある溝を埋めて共生社会への扉を開く鍵となっている。前者の許しという意味での「愛」の前提になるのは後者の「愛」である、ということが描かれているように思われる。Dの話を聞き終えたCは、教員に向かって「差別した人や隔離政策をとった国が悪い、ってことだけでは済まされないんじゃないかって思ったんです。私たち1人1人が真実を見抜く目を持たないと、偏見や差別はいつまでも続くんじゃないかって」と述べる。ハンセン病隔離政策の違法性と国の法的責任を明らかにした国賠裁判を描いた後で、あえてCにこう語らせているのは、ハンセン病差別を過去の問題であるとうけとめていたCが、まさに現在のエイズ差

別の加害側に位置せざるをえない自分の立場性をはっきりと認識したからである。続いてBが、同様に教員に向かって「私、自分が恥ずかしい。今日まで、ハンセン病や、多くのことに無関心で生きてきた。人を見た目や能力で無意識に判断してきたかもしれない」と反省する。Dに救いを求めて取り乱すAをみて、そのHIV陽性を感じ取っていたBとCは、これらの言葉を明らかにAに聞かせようとしている。それから、上述のとおり、BとCは教員との対話で「愛」にたどり着き、これを隣にたたずむAに伝えて、そしてAの手を取り支えることができるようになったのである。

3 差別と「愛」

　この啓発劇は、ハンセン病違憲国賠裁判がハンセン病の被差別の当事者の「人間回復」をもたらしたとされるその意義を踏まえて、差別問題に無関心な人々がHIV陽性者を支える者（つまり「準当事者」）へと変化することの重要性を「愛」という言葉を用いて表現している。エイズ問題に即して、同じような「愛」の価値は、アメリカでHIV陽性児のホスピスをつくろうとしたE・C・ロスによっても説かれており、例えばHIV陽性児の里親となることや献身的な患者看護などが「無条件の愛」の行為として紹介されている。[8]

　しかしながら、感染症予防の観点からすると、抗体陽性者への「愛」がつねに感染の可能性を回避する行動選択をもたらすとはかぎらないということは指摘されねばならない。実際に1990年代のアメリカのゲイコミュニティでは「HIVポジティブの生のロマン主義化」があったとされ、セイファーセックスに対する反動も愛情表現の一手段として許容されたという。性行為の相手との「親密感」がコンドーム不使用の理由となり、またコンドーム不使用で「親密感」が高まるという日本の意識調査報告もある。[9] もちろん、これは性感染症にかぎられたことではなく、例えば1879（明治12）年の日本のコレラ騒動でも「家

8）　エリザベス・キューブラー・ロス『エイズ　死ぬ瞬間』読売新聞社、1991年、151頁以下、246頁以下、池田恵理子『エイズと生きる時代』岩波新書、1993年、187頁以下。

9）　マリタ・スターケン『アメリカという記憶』岩崎稔、他訳、未來社、2004年、271頁以下。平成11年度厚生科学研究費補助金エイズ対策研究事業「HIV感染症の疫学研究（主任研究者・木原正博）」研究報告書、2000年、181頁以下。

族を看病できないこと」「家族が引き裂かれること」が民衆の不満の原因であったとされている。感染症の予防介入には法律的に、そして公教育的に、踏み込めない限界のあることが認識されねばならないだろう。

　他方、差別問題という観点からも、ハンセン病隔離政策の歴史を振り返るとき、ハンセン病療養所で献身的に職務に従事した医師や職員らが、同時に隔離政策を推進する役割を担っていたことを知ることになる。ハンセン病違憲国賠裁判でも、迫害されているハンセン病患者を救おうと思えば、療養所で断種手術を行わざるをえなかったという趣旨の貴重な証言があったが、近代ハンセン病差別はハンセン病患者にもっとも愛情を示した人々によって作出・助長されたという一面をもっている。端的にハンセン病を「愛の火」で焼き殺そうと述べて隔離政策に拍車をかけた人々もいる（「沖縄MTL趣意書」）。この点が「愛」というキーワードを提示した啓発劇に対する評価を左右するように思われる。

　前述の証言が貴重であるという意味は、入所者から断種手術を依頼されて、「あまり気が進むことではない」が、結果的に過ちを重ね続けていた、という療養所の医療従事者らには、「らいのことは療養所で働く人々にまかせておき、療養所の真のありかたに関わろうとしなかった国民全体の無関心さにも責任はあります」という認識があり、そのために自らの行為を反省することが困難になっている中で、例外的に自己批判的に表明されたものだからである。もちろん、入所者から同意をえていたにせよ、断種手術が「当然いいことのように思いこんでしまった」と医療従事者が述べたことに対して、現在の私たちは、戦前から隔離政策や断種手術に反対していた小笠原登の例を示すことができる。しかし、小笠原が過ちを避けえた理由について、「国家の視点」ではなく「患者の視点」をもっていたから、あるいは「正しい科学的病因論」に従っていたからと説明されるが、これらは第1章で検討した患者救護の観点と両立しえ

10）　尾崎耕司「1879年コレラと地方衛生政策の転換」日本史研究418号、1997年、37頁以下。
11）　上原信雄編『沖縄救癩史』沖縄らい予防協会、1964年、105-7頁。
12）　ハンセン病国家賠償請求訴訟弁護団編『証人調書③「らい予防法国賠訴訟」犀川一夫証言』皓星社、2001年、22頁以下、121頁以下、136頁以下。
13）　藤野・前掲『「いのち」の近代史』301頁以下、同『忘れられた地域史を歩く』大月書店、2006年、80頁以下、和泉・前掲書60頁以下。

ないものではないことをもう一度ここで考えなければならない。さもなければ「国民の無関心」を「愛」に転換しようとする論理のジレンマから抜け出せない、つまり患者救護の観点の過ちの沈黙がその過ちを繰り返すだろう。

　小笠原は愛知県海部郡甚目寺町（現あま市）の真宗大谷派圓周寺に生まれ育った。祖父の啓実は圓周寺の僧侶であり、またハンセン病を診療した医師でもあり、境内に患者らを住まわせ寺の仕事を手伝わせた。後に隔離政策の時代に京都大学医学部でハンセン病の外来診療を続けた小笠原は、東洋医学的な素養をもって祖父の医療実践を受け継いでいた。小笠原が近代西洋医学の知見に基づく隔離政策を批判しえた医学的な理由はここに求められる。この意味で彼は特別な存在であるといえる。しかし「ハンセン病は治る」「ハンセン病は簡単にはうつらない」という彼の信念が祖父譲りのものであるとされるとき、それは、祖父がこれを日常的な経験知として医療実践の根拠としていたことを示唆するだろう[14]。このような経験知は、小笠原家だけのものではなかったはずであるが、彼の医療実践が今日高く評価されるのは、この経験知が彼の信念となってそれを支えていたからだろう。

　これに対し1963年にアメリカのカーヴィル療養所を訪問した神谷は「いったいこの病院では消毒に関してはひどくゆるやかにみえた」「それでも子供の感染力が強いことにはずいぶん注意を払っている」と記したが[15]、少なくとも神谷の医療実践と小笠原の経験知はどこかで切断されている。同じ頃に沖縄で外来診療を続けた湊治郎は、こう述べたことがある。困ったことに自分がハンセン病になる夢をみて、はっとして目覚めたことが何度かある、と（2004年面接調査）。つまり彼らは、うつる／うつらないを意に介しないか、うつらないと信じてはいるが、必ずしも自己への感染のリスク認識をゼロにしたところでハンセン病医療に従事していたのではないと思われる。この意味で小笠原にあった経験知は、感染を許容するという意味の「愛」として彼らに継承されている（それゆえ第**2**章で紹介したやせ我慢の義理人情の意義も否定できない）。しかし

14）　菱木政晴「小笠原登の生涯と思想」玉光順生、他編『小笠原登』真宗大谷派宗務所出版部、2003年、10頁以下、大場昇『やがて私の時代が来る』皓星社、2007年、57頁。
15）　神谷・前掲『人間をみつめて』282頁。

細菌学は、未感染者の感染予防のために感染者を感染源として隔離することを医学的な方法として提起したので、感染者は自己犠牲的な隔離受容に追い込まれる。これが神谷にはパラドキシカルな負い目と感じられ、ハンセン病療養所で懸命な医療行為に従事させることになった[16]。これは感染許容の「愛」よりも豊かで十全な「愛」であったと思われる。また、それは正義（法論）とは次元の異なる実践領域にある。しかし、後者の「愛」の実践の前提にある隔離医療の正当性に関する問いは法論の対象であるから、そのかぎりで「愛」は無制限の活動領域を約束されているのではない。

ところで、精神保健福祉の領域では、社会的入院の常態化した閉鎖的な施設で、利用者のために尽くそうという使命感をもった援助者PSWが不可避的に直面する「疲弊体験」をバネにして、「援助観」が鍛えられていると指摘されている。PSWが「いい人」であろうとするとき、利用者にとってはいつまでも「向こう側の人」であり、精神科医療の社会防衛機能に善意のベールをかぶせることになる。しかしPSWは、利用者の対象化・客体化を許さない「今・ここ」での「全人的な応答」が求められる「現場」の経験知として、援助者も利用者もともに自分らしく生活者としてつながるという「援助観」をつくりあげてきた。この援助観生成プロセスは「援助において自己と他者を発見し、見据えていくプロセス」であり、愛他主義にはおさまりきらない幅と深みを有しているとされる[17]。

精神科医療の患者隔離主義は、社会で生活する機会やひいては「人生そのもの」を彼らから奪いうる点で、ハンセン病隔離政策と同じ過ちをしているとされる[18]。後者が患者を隔離してハンセン病差別を作出・助長したのであれば、

---

16) 神谷・前掲『人間をみつめて』62頁。神谷の「初めの愛」はハンセン病であり、その心情を詠んだ彼女の詩の中に印象的な言葉がある。「なぜ私たちでなくてあなたが？／あなたは代って下さったのだ」「ゆるして下さい、らいの人よ」（同書138-40頁）。

17) 横山登志子『ソーシャルワーク感覚』弘文堂、2008年、110頁以下、206頁以下。精神科医療の目的も「治すこと」であるよりは「仲間になること」であると指摘されるようになっている（斉藤道雄『治りませんように』みすず書房、2010年、198頁以下、向谷地生良『統合失調症を持つ人への援助論』金剛出版、2009年、76頁以下）。

18) 八尋光秀＆精神科ユーザーたち『障害は心にないよ社会にあるんだ』解放出版社、2007年、130頁以下。障害者権利条約19条（地域社会で生活する平等な権利）に反すると指摘されてい

同様に前者も精神障害差別を作出・助長しているだろう。この現実に直面するとき、PSWが「いい人」を装うことはできない。このような矛盾を抱える現場で、被差別の当事者の傍らでその姿をもっともよく知りうる立場にあるPSWは「援助観」の見直しを通して、精神障害差別の加害と被害の対向的な立場関係をくずすための方法を模索しているように思われる。それは豊かで十全な「愛」を追求しない方法であると思われる。

　本書ではこれを「配慮」の方法と呼んで、その意味内容を盛り込んでみたい。第2章で神谷の医師目線に対してフーコーの患者目線を採用し、患者の権利論にも通じるものとして、つまり権力関係における被差別の当事者性の見地から、平等の法的実践の意義を説明した。本章ではこれを共生への配慮の実践として一般化していく。なぜなら、前述のとおり、基本法時代のハンセン病差別の問題では「療養所の社会化」に参加する地方公共団体と地域住民が、差別の加害と被害の双方の立場性が出会う接点として、新たに追加されたと考えられるからである。それは、そのあり方次第で差別的にも反差別的にも機能しうるのであり、この意味で現在のハンセン病差別の問題は、療養所の将来構想に関する行政や市民運動体の取り組み方を問うている[19]。

　そして、この点で違憲国賠裁判後のハンセン病問題研究は、むしろ薬害エイズ裁判後のエイズ問題に関する実践的な研究に学ぶことができるように思われる。ハンセン病問題研究は隔離政策廃止後のハンセン病への関心を、歴史的かつ現在的に準当事者性において持続させていくことで、差別研究としての緊張感を保てるだろう。

る（藤井克徳「障害者権利条約と自立生活」法律時報81巻4号、2009年、41頁）。

19）　守本友美「ハンセン病回復者へのソーシャルワーク実践の方向性」皇學館大学社会福祉学部紀要13号、2010年、125-8頁。根本久仁子「国立ハンセン病療養所における医療ソーシャルワーカーの存在、実践や意識に関する考察」聖隷クリストファー大学社会福祉学部紀要8号、2010年、32頁。また、日本社会福祉士会「社会的に孤立しがちなハンセン病回復者・家族に対する見守り・個別支援に関するモデル事業報告書」（2010年）は、基本法の趣旨を踏まえて、退所者が「療養所に戻らなくてもすむ地域生活の保障」を求める提言を行っている。ハンセン病療養所の看護師による「ひらかれたケア」への活動記録として河野和子、外口玉子編『らい看護から』日本看護協会出版会、1980年、235頁以下。

2 HIV感染予防とエイズの「生」

1 医学的議論と規範的議論

2007年の「性の健康週間」に寄せて、ある医師が次のように書いている[20]。

　過去にエイズウィルスの感染力に関しての誤解から、エイズ患者に対して理不尽な社会的差別が行われた時期がありました。今はその反動からか、エイズ患者の人権保護を声高に主張する方々の大声に、冷静な医学的議論が圧倒されがちなきらいがあります。

　日本人のHIV新規感染者は、男性251名に対し女性19名（2007年4～7月）と圧倒的に男性優位であり、男性患者の81％は同性愛者によるものです。したがって日本でのエイズ対策は、男性同性愛者対策に的をしぼる必要がありますが、行政側の男性同性愛者への対応をみますと、十分な対策がとられていません。

　毎年12月1日の世界エイズデー（中略）のようなイベントに動員すべきなのは、女子高生よりも男性同性愛者であるべきだと考えますし、100歩譲っても（将来の男性同性愛者予備軍である）男子高校生が中心になるべきだと思っています。

患者の人権に関する議論と医学的議論がかみ合っていないという現状認識を示しながら、他方で男性同性愛者に重点化してHIV感染症対策をすべきであると提案されている。「冷静な医学的議論」がHIV感染症対策を正常化すると考えられているようである。これに対し序章では、差別的に誤りうる医学を牽制する方法が模索されていることを述べた。この観点からすると、第1にエイズ差別を過去の問題であると認識すること、第2にエイズ差別について感染力の誤解があったとしか医学的に反省しないこと、第3にもっぱら医学的に感染症対策について議論できると考えることは、いずれも間違っていると指摘せざるをえない。

　第1に、感染症法（1998年法律114号）の前文は「我が国においては、過去にハンセン病、後天性免疫不全症候群等の感染症の患者等に対するいわれのない差別や偏見が存在したという事実を重く受け止め、これを教訓として今後に生

---

[20] 沖縄県医師会報43巻11号、2007年、46頁。

かすことが必要である」とする。たしかに「過去に」「差別や偏見が存在した」と書かれている。しかし、エイズ差別に関するその後の社会学的調査研究は「医療・行政・教育・会社の上司など本来守秘義務のあるはずの人々、最も患者サイドに立つべき人々からのプライバシー漏えい、差別的言動が、患者を傷つけ追い詰めている」と指摘する。[21] 1987年に国会に提出されたエイズ予防法案に関する島比呂志（作家、1999年星塚敬愛園退所、2005年逝去、享年84歳）の次の見解を重くうけとめるべきである。すなわち、同法案は病気に対する人々の嫌悪感と恐怖感を徒に掻き立てて患者を追い込むものである点で、らい予防法に倣うものであり、ハンセン病隔離政策の誤りを繰り返すものである。「癩患者に手錠をかけようとした思想は、いまエイズ患者の上に吹き荒れて」いる。しかもその思想は、これをエイズにあてはめるべきではないと援用されて、それ自体としては反省されることもないほどに根強いものである、と。つまり島によれば、私たちは「癩患者に手錠をかけようとした思想」そのものが、今なおハンセン病の当事者らを苦しめている現実に、エイズ予防法案をみて、気付くべきだった。[22] 差別や偏見が過去にあったとする前述の前文は、それが現在にないことまでを意味しない。

　第2に、エイズ予防法（1989年法律2号）は「感染者が疾患と闘うのを支援しようとする精神の法律」ではなく、[23] 感染症法の制定にともない廃止された。行政担当者の説明によれば、エイズ予防法の性格をもっともよく表すのは感染予防、治療、情報収集のうち、情報収集の機能であるという。[24] そのため同法は、感染者や感染の可能性が高いとされる人々を取り締まりの対象（「排除すべき加害者」）とし、エイズ差別を作出・助長した。[25] しかし「病気への恐怖と感

---

21) 山崎喜比古、瀬戸信一郎編『HIV感染被害者の生存・生活・人生』有信堂、2000年、103頁。また免疫機能障害で身体障害者手帳を取得している人は、保健・医療・福祉・行政からの差別的取り扱いを受ける機会が多くなるとされている（若林チヒロ「経済と福祉サービス」井上洋士、他編『健康被害を生きる』勁草書房、2010年、88頁）。
22) 島比呂志『来者のこえ』社会評論社、1988年、138頁以下。
23) 根岸昌功「臨床現場からみたHIV感染と法的問題の背景」ジュリスト1035号、1993年、31頁。
24) 泉真「『後天性免疫不全症候群の予防に関する法律』の制定について」北大法学論集41巻1号、1990年、282頁。
25) エイズと闘う一日本人「エイズにみる差別と偏見」技術と人間17巻12号、1988年、77-80頁、

染者の排除によって病気を防ぐことはできない[26]」。それゆえ感染症法の前文は、差別や偏見の事実を重くうけとめ「これを教訓として今後に生かすことが必要である」と述べた。つまりエイズ予防法の感染症対策は、感染予防の目的のために医学的に体裁を整えていたともいえないほどに誤っていたのであり、その中で患者の治療を後回しにして、差別を作出・助長した。治療法が確立しておらず、社会的差別と関連する、慢性の重い感染症に対して、おそらく医学は戸惑い、治療優先の感染症対策を打ち出せなかった。このことは医学的に十分に反省されてよいことである。

しかし、感染予防の観点と人権と共生、つまり共生への配慮の観点を両立させる方法について、法論は明確な解決策を提起してこなかった。隔離医療は患者の「最善の医療を受ける権利」を保障して「必要な最小限度」において許容されるとするのが最も慎重な有力説である[27]。ハンセン病問題に関する検証会議は「感染症患者の人権を保障し感染の拡大を防ぐ唯一の方法は、患者に最良の治療を行うことであって、隔離や排除ではないとの認識を普及させること」が必要であるとする（最終報告書上巻1043頁）。あるいは、国民は国家に対して私的善を共同善に適合させる義務を負うので、公権力は「社会全体を危険におとしいれる病人から自由を奪うこと」ができる、と潔く説く見解がある[28]。こうして、第3に、感染症対策について「冷静な医学的議論」（治療のための）がまさしく必要であるとする誤解を許している。

ところで、日本のハンセン病隔離政策は、疫学的な観点からすれば、はじめから不必要であったとされている。つまり隔離医療による感染予防の効果は実

菊池治『つくられたAIDSパニック』桐書房、1993年、41-9、111-48頁、松浦武夫「『らい予防法』の歴史に学ぶ」部落解放380号、1994年、39頁、風間孝「エイズのゲイ化と同性愛者たちの政治化」現代思想25巻6号、1997年、414、418頁、東京HIV訴訟弁護団編『薬害エイズ裁判史』4巻、日本評論社、2002年、101頁以下。

26) 樽井正義「エイズと人権とワクチン」エイズ＆ソサエティ研究会議『エイズを知る』角川書店、2001年、154頁以下。

27) 光石忠敬「新型インフルエンザの健康危機管理における法的問題」佐藤元編『新型インフルエンザ』東海大学出版会、2008年、118-20、126頁、内田博文「健康危機管理における強制と人権」同書136-7頁。

28) 三島淑臣編『法哲学入門』（第3章高橋広次執筆）、成文堂、2002年、123-4頁。

証されていないということであり、この意味では、ハンセン病感染予防の方法の誤りを指摘するために、人権と共生の観点をもち出すことは余計なことのようにみえる。また、ハンセン病問題に関する啓発活動で、ハンセン病はうつりにくい病気であるのに、隔離政策を推進したところに誤りがあると説明するのは、他のうつりやすい感染症であれば隔離医療が無条件に合理化されるという誤解を与えかねないので、好ましくないともいわれている。つまり、うつりやすい感染症における感染予防と患者の権利の両立こそが現代の課題であり、ハンセン病隔離政策の反省はこの点で役立たない、と。しかし、ハンセン病が「恐ろしい伝染病」とされ、ハンセン病差別を作出・助長しながら、未感染者の感染予防をその目的の1つとして、隔離政策が推進されたことも否定できない。

つまり、ハンセン病違憲国賠裁判では1960年当時のハンセン病に関する国際的な医学的知見に照らして日本の隔離政策の違法性が認められたが、感染力に関する医学的な誤りが後に（1960年に）判明したとしても、当時から（1907年、1931年、1953年のそれぞれの立法時から）指摘されていたとしても、医学的に誤った知見が感染症予防対策の根拠とされた、ということがここでの教訓の1つである。「冷静な議論」を妨げるのは、医学的真理の不在、つまり医学的無知だけではないということをここから学ばねばならない。

なぜなら「医学的知見」とは、特にその最先端では、必ずしも確定的であるとはかぎらないからである。したがって医事法の領域では「その時点における医学的、薬学的知見」が一致していないとき、医事・薬事行政の合法・違法の判断基準となるその「医学的、薬学的知見」とは「規範的概念」あり、「事実として何を認識していたかではなく、何を認識すべきであったか」という視点が重要になるとされている。「少なくとも、審議会のような狭い場における情報収集だけでは十分でないはずで、学会や学術団体等がいかほどの機能を果たしうるのかを含め、今後検討を深める必要がある」と。[29]同じことは、医師による治療方法の選択をめぐる刑事責任（過失）の有無の判断方法の問題として、

---

29) クロロキン網膜症国賠請求事件に関する宇賀克也・判例解説（判例評論446号／判例時報1555号、1996年）54頁、ハンセン病違憲国賠裁判に関する磯部哲・判例解説（医事法判例百選、2006年）57頁。

薬害エイズ帝京大ルート判決（東京地判2001（平成13）・3・28法律時報1763号17頁）でも問われていた。同判決が「我が国の大多数の血友病専門医」の採る治療方法に「軽視し得ない重み」があるとして被告人を無罪としたのに対し、患者団体等の考え方を考慮して「人一般としての『慎重さ・誠実さ』を基準とする」「規範的判断」が求められていたとする批判的見解が有力である[30]。これは優生学的または遺伝学的知見による医療の是非を論じるときにも不可欠の視点となるだろう。つまり医事・薬事行政において医学的議論は、規範的議論に対して必ず開かれていなければならない。

　HIV感染症対策の前提となる疫学的知見についていえば、まず、そもそも男性同性愛者の人口が明らかにしえないものであること、したがって「性的指向の側面で配慮の必要な同性愛者」を個別施策層とする感染症対策がつねに不安定なものとならざるをえないことを自覚せねばならない。例えばかつてHIV感染予防啓発パンフレットが「同性愛の人との性的交渉を避ける」ことを呼びかけていたとき、同性愛者から「『同性愛』についての知識や情報もないまま『迷っていたり』『知られたくない』立場にある同性愛者がどうやって危険な性交をするのか」と疑問の声が上がった[31]。「男性同性愛者」という枠組みそのものがすでに十分に規範的であるという趣旨である。同性愛者という個別施策層

---

30)　松宮孝明『過失犯論の現代的課題』成文堂、2004年、176-83頁。「もし判決のような考え方によるなら、一定の危険を示す疫学的データがあったとしても、結果発生に至るまでの病理学的機序がかなりの程度に解明されない限り、結果回避措置をとる義務はない、ということにもなりかねない」（井田良『変革の時代における理論刑法学』慶應義塾大学出版会、2007年、175頁）。「安易に通常の治療行為における医療水準論を持ち出すことには、疑問がある」（甲斐克則「薬害と医師の刑事責任」広島法学25巻2号、2001年、82頁）。判決は「患者の意思という重要な考慮要素を見落としてしまった」（佐伯仁志「過失犯論」法学教室303号、2005年、47頁）。同判決の問題点について詳しくはHIV薬害訴訟を支える会・大分編集発行の冊子「薬害エイズ刑事裁判を問う」（2002年）参照。ただし理論的には薬事行政と臨床治療に対する法的評価の考慮要素は異なりうる。同判決では薬事行政に対して厳格に用いられるべき判断方法が個々の治療行為に対して緩やかに用いられたと考えられる。なお、原子力の「平和利用」についてなど、科学的知見と価値判断の交錯する問題領域において行政訴訟の機能不全（日本の司法判断の限界）が指摘されていたことを深く省みる必要がある（小林傳司『トランス・サイエンスの時代』NTT出版、2007年、119頁以下）。

31)　新美毅「エイズ、同性愛者の視点」技術と人間17巻12号、1988年、85-6頁。

にどのように予防介入するのが適切であるかは、その介入方法が特定範囲の「男性同性愛者」を対象として考案されるものであるかぎり、その範囲外で同性間性行為をする者からつねに再検討を迫られるという意味で、医学的議論のみでは解決できない問題である。

次に、後述するとおり、厚生省（当時）のエイズ対策研究推進事業としてHIV疫学研究班が1995年に着手した男性同性間のHIV感染に関する疫学調査について、その調査方法が差別的であると指摘され、後に見直されたということがあった。HIV感染症に関する医学的議論がすでに規範的議論により支えられていることについて認識不足のないようにしなければならない。要するに、HIV感染症対策は、感染予防の観点と人権と共生の観点の両立を課題として取り組まれねばならないが、この問題意識を欠落させて、同性愛者を個別施策層とすることはもはや許されていない。そして、このことが具体的に何を意味するかを規範的議論は差別の「事実を重く受け止め」明確に示す必要がある。

2 差別の複合性・互換性

これは前述の啓発劇が、感染予防の啓発劇として抱える問題点でもある。それは、男子高生と交際する女子高生がHIV陽性の検査結果の告知をうけるところから始まった。普通の高校生がHIVに感染しうること、つまりHIV感染症は男性同性愛者や薬物使用者やセックスワーカー、すなわち「ハイリスクグループ」とされ差別化された人々の特別な病気と考えられてはならないことが示唆されている。また、その感染経路も不問にされている。第2幕で、HIVに感染するのは「同性愛の人とか、変な薬をやってる人とか多いんです」「ああいう病気にかかるのは、後ろめたいことしてる人がなるものなの」「私は本当に好きな人としか、そういうことはしませんから大丈夫」と述べるCが、さらに「何でこの人が、エイズになったのかなとか気になるよね」と述べて、HIV陽性者Aを深く傷つける。これは、エイズの差別偏見が、特定の感染経路に関する認識（「ハイリスクグループ」との関連づけ）を介して、HIV陽性者におけ

---

32) 新ヶ江章友「HIV感染不安の身体」論叢現代文化・公共政策3号、2006年、218頁。

る被差別の事実となって現れると理解されているからである[33]。ここからセックスワーカーらに対する「ハイリスクグループ」としての新たな差別化の論理を取り込みたくないという作品の意図を読みとることができる。しかしながら、暗黙のうちに異性愛を前提として、前述のとおり「性の尊さ」「愛」が語られるとき、これはおそらく生殖の営みを指した「尊さ」であり[34]、感染予防の方法として異性愛中心主義（異性愛の性の尊さ）を説くものであるとの誤解を与えかねない。

　この「性の尊さ」は、若年層における異性間性行為によるHIV感染に対する予防教育的な目的で挿入されたものであると考えられる。しかし、感染予防を目的として「性の尊さ」を説くことは、生殖行為をするにあたり、抗体検査による陰性の証明を求めるということでなければ、教育的な指導としても徹底していない。HIV感染症は特別な疾患ではない、と述べることの意味は「誰がHIVを持っているか分からない以上、コンドームなしのセックスがあれば、誰でも感染し得る」ということである。そして生殖のためには避妊具を使用しないのであり、高校生をまったくその例外であるとすることも適当ではないだろう。性的接触という基本的かつ複雑な関係性を介してうつる性感染症の予防教育には、どうしても実効性の期待しえない領域が残らざるをえない[35]。1人の人を愛してHIVに感染したと述べる北山翔子は、治療により血液中のウィルス量を抑えることができるようになったのだから、HIV陽性者とその配偶者は子をもつことを選択できるし、人工授精によらないで妊娠する機会を奪われてはならないと考えている[36]。

---

33) アービンド・シンガル、エベレット・M・ロジャーズ『エイズをめぐる偏見との闘い』花木亨、花木由子訳、明石書店、2011年、288-9頁。

34) 初期の台本には「断種と堕胎の事実を聞いたとき、生命の尊さを知った」「性って、とても、とても尊いものだと思う。2人の間に愛があるから、生命を授かるという尊いことができるんだと分かった」という台詞がみられた。

35) 安田直史、宮本英樹「成功したタイのエイズ予防対策」公衆衛生67巻12号、2003年、917頁、佐藤美奈子、岩室紳也「当事者からのメッセージ」同935頁以下、五島真理為「作られた差別 女性の人権とエイズ」女たちの21世紀39号、2004年、7頁。

36) 北山翔子、他『エイズ・SDTと性の教育』十月舎、2002年、45-7頁。現在のHIV感染症は「慢性疾患」であり、医療的な観点からも陽性者に対し感染拡大防止の意識付けだけでなく「陽

それゆえ近年の若年層に対する性感染症予防教育は、性感染症によって重大な健康問題が起こることや特定の相手からも感染の可能性があることなど、正しい予防情報の伝達だけでなく、「人間関係の大切さ」や「時間をかけて丁寧な人間関係を築いて欲しい」というメッセージを伝えるものに変化してきている。これは性感染症予防教育がはっきりと性教育化しているということである。そこでは無防備なまま性行動に駆り立てられている子どもの性をめぐる深刻な社会状況の1つの現れとして、予定外の妊娠や中絶、性的虐待の問題などとともに、性感染症の問題が取り上げられている。教育の目的は、いわゆる「性の尊さ」や「愛」ではなく、こうした状況に「まともに立ち向かい幸せにつなぐ性のあり方を目指す力」の養成であり、子どもの性的権利（「安全権」「幸福追求権」「学習権」）の保障である。これは異性愛か同性愛かを問わない、子どもに対する大人からの共生への配慮の方法であると考えることができる。

 啓発劇に即して言えば、HIV陽性の検査結果の告知をうけるのが女子高生であれ男子高生であれ、また交際中の同級生からの感染であれ第三者からの感染であれ、普通の高校生のHIV感染は、子どもの性をめぐる疎外状況の1つの現れとして理解されることになるだろう。舞台設定ではHIV陽性者は女子高生であるが、これは15歳から25歳の年齢層では女性のHIV感染が多いという

　　性者の性生活の回復への支援という視点」が必要であるとされている（長谷川博史「『生き残る時代』から『よりよく生きる時代』の治療へ」日本エイズ学会誌12巻3号、2010年、18頁）。——タイのHIV感染症について、フーコー権力論に依拠して、1990年代のセルフヘルプグループの生薬中心の民間治療の取り組みを肯定的に捉え、そして2000年代以降の抗HIV療法の普及により、それが保健医療体制の生政治＝統治性に回収されつつある、と否定的に報告されている（田辺繁治『ケアのコミュニティ』岩波書店、2008年）。しかし日本では最新・最良のHIV感染症治療法について患者（国民・外国人を問わず）と情報を共有し疾病をコントロールすべきであると一応考えられており、治療法の改良（西洋医学的であるとしても）を生政治に関連させて議論する意義は乏しいと思われる。

37) 木原・前掲書117頁以下、池上千寿子「禁欲・純潔の強調でなぜHIV/STIは防げないか」社団法人家族計画国際協力財団編『アメリカの禁欲主義教育と日本の性問題』エイデル研究所、2003年、34頁以下。
38) 村瀬孝治「子どもと性的自己決定」法律時報75巻9号、2003年、45頁以下。池上千寿子「若者の性と保健行動および予防介入についての考察」日本エイズ学会誌5巻1号、2003年、48頁以下。池上は有効な予防介入・性教育プログラムは若年層を巻き込んで楽しく手作りされるべきであるとする。

統計を反映させたものである。そしてこのような統計結果は、現代の若年層の性行為のカジュアル化において、第**2**章で指摘されたフーコー権力論のいう「全体的な支配の形式」、すなわちフェミニズムのいう「女性に対する構造的差別ないし構造的従属性」が、ミクロな権力関係において再現されているものとみることができるだろう。

したがって、エイズ問題に関する啓発劇として、HIV陽性の女子高生が、強制堕胎等を経験したハンセン病回復者の半生から学ぶ「勇気」とは、病気それ自体やエイズ差別に立ち向かう力であるとともに、女性に対する暴力（強制堕胎）をうけた屈辱や強制された胎児の死に対する自責の念への共感から導かれるところの、女性のリプロダクティブ・ヘルス／ライツの回復を求める力であるとすることができるだろう。[39]啓発劇では女子高生がコンドームを使用できなかった理由を問題にすべきであるように思われる。そこに世代を引き継ぐ「女たちの絆」（ドゥルシラ・コーネル）が結ばれるだろう。これはハンセン病かHIV感染症かを問わない、女性差別に対する共生への配慮の方法である。

このように、差別される者において差別が複合的でありうると同時に、差別される者が単に被差別の立場性にとどまることはほとんどできないという意味で、差別における加害と被害の立場性には互換性がある。また差別される者の配偶者がそうであるように、差別される者に近い立場にある者は被差別の当事者に準じた立場性をもちうるという意味でも立場の互換性がある。差別における加害と被害の対向的な立場性を、配慮の方法により、くずそうとするときには、このように諸差別の織りなす重層的な関係性を前提にしなければならない。感染予防の啓発・介入は、こうした配慮ある共生の方法を採用しなければ、おそらく支持をえられないし、また実効性を欠くことになるだろう。

---

[39] 宮坂道夫「『胎児標本』問題について考えるために」『ハンセン病市民学会年報2006』2006年、130-1、133-4頁、訓覇浩、他パネルディスカッション「胎児標本問題から私たちが学びとるべきものは何か」『ハンセン病市民学会年報2008』2009年、113頁以下。HIV感染予防教育の性教育化をさらに女性の性のあり方の問題へと敷衍するものとして飯野由里子「『エイズ予防法』案に反対したレズビアンたち」桜井厚編『戦後世相の経験史』せりか書房、2006年、200頁以下、池上千寿子、川名奈央子「女性のライフサイクルとジェンダーの視点からの考察」日本エイズ学会誌9巻1号、2007年、1頁以下。

3 加害と被害の対向的な立場性

前述のとおり、啓発劇は女子高生の感染経路について触れていなかったが、しかし観衆の多くは女子高生が交際中の男子高生から感染したと無意識にうけとめてしまうようである。それはこの作品が、女子高生からの感染の可能性を視野に入れたパートナー間の関係に関わる問題には立ち入らず、感染予防の啓発劇として、HIV陽性者に対する陽性告知をそのパートナーによって受容されるべきものという正の意義づけにおいてではなく、本人にとって絶望的なもの、回避されるべきものという負の意義づけにおいて主題化して、社会的にも一般的なその意味付与の逆転をはかるという構成を採用しているからである。感染予防の啓発活動は、ともすれば感染者／未感染者の線引きを強調しかねない、という問題がここに隠れている。本郷正武の説明を聞いてみよう。

本郷によれば、日本のエイズ問題史は1980年代後半のエイズ・パニック期、1989年から1996年の薬害エイズ訴訟期とその後という3期に区分される。第1期において、HIV陽性者・エイズ患者は恐怖や排除の対象とされ孤立無縁状態のまま死に直面せざるをえなかった。第2期においてHIVに感染した血友病患者は薬害の「被害者」として集合的アイデンティティを獲得し、エイズに「生」の意義づけを行い、「良心的支持者」の訴訟支援という運動参加をもたらした。第3期は、治療法の進歩とともに「エイズ＝死」という負のイメージが軽減され社会的関心が薄まる中で、第2期のメモリアルキルト運動に胚胎する市民的運動体が、行政や教育機関等と連携し、当事者支援や啓発活動などの様々な活動を展開する時期である。本郷はこの過程を振り返り、エイズに関する社会意識の変容に注目している。[40]

つまり、第1期においてHIV感染を「自業自得」とみなす風潮があったが、第2期において「無垢の被害者」対「有責の加害者」という捉え方が定着し、エイズのイメージを大きく変えた。その一方で「良いエイズ」（薬害被害者）と

---

40) 本郷正武『HIV/AIDSをめぐる集合行為の社会学』ミネルヴァ書房、2007年、1-38頁。1980年代前半の日本でのエイズ報道について種田博之「雑誌記事見出しで見るエイズ認識」2002-05年度科学研究費補助金（基盤研究(B)(1)）研究成果報告書「輸入血液製剤によるHIV感染被害問題の社会学的研究（研究代表者・栗岡幹英）」2006年、451頁以下。

「悪いエイズ」という差異化が起こった。そこで第3期において「加害者／被害者」図式に代わり、「性感染症としてのエイズ」（誰でも感染者になりうる）という認識とともに、感染者を理解する枠組みが押し広げられることになった。つまり、非加熱血液製剤によるHIV陽性者だけでなく、性行為をするすべての人が感染をする可能性のある者として「感染当事者」性をもつとされるようになった。しかし、このとき感染予防の啓発活動は「正しい知識」が差別偏見を解消し、感染予防の効果をもたらすと説いた。残念ながらそこで身に付く人権意識は表面的なものであり、そのためHIVは「自分事」になり切らず、予防すれば感染しない「特殊で排除すべきもの」と誤解されてしまった。感染は「悪」であり、こうして「感染者を差別しないということと、予防啓発との深い溝が浮かび上がる」。このような現状に対して、本郷は「良心的支持者」による「当事者性の探求」が求められているとする。[41]

良心的支持者とは「特定の社会運動の一部でありながら、その社会運動組織の目標達成からは直接的な利益を得る立場にない個人や集団」であるとされる。分かりやすく言えば「当事者と向き合い、問題を共有しようと奮闘する」人々である。もちろん、そこには運動を通して実現したい社会像が描出されるのであり、本郷によれば、エイズ問題では、それは、未感染者が感染者を支えるのではなく、共に生きる社会を構成する、つまり「支援する／支援される関係の超克」を目指すということである。具体的には、感染経路だけでなく、感染の有無も問わないで、カミングアウトを強いることなく（「感染者をあぶり出すことなく」）、感染不安者や感染者が1人の良心的支持者として、活動に参加できる状態が確保されていなければならないという。[42]

これは、共生への配慮という問題関心からすると、感染することを「悪」とすることで感染した人を（感染させる人として）遠ざけてしまいかねない感染症予防啓発の抱える矛盾を解消するためには、差別問題の被差別の当事者と非当事者が、ともに当事者性を追求することのできる実践的な機会、つまり彼らが出会う場を新たに設ける必要がある、ということを意味するだろう。本郷によ

---

41) 本郷・前掲書154-203、225-7頁。
42) 本郷・前掲書43-7、166-9、195-202、219-21頁。

れば、それは、差別の加害と被害の、あるいは善と悪の二項対立的な枠組を採用せず、差別する／される権力関係を支援する／される権力関係に転換させないために、最初から二項融和・解消的な戦略的運動目標を設定する方法である。この運動参加自体が社会的共生への第一歩であるとされた。

　しかし、融和的な当事者性を探求するために、提起された問題解決の方向性は、エイズ問題の啓発活動を「生教育」に転換するということである。「生教育」とは、性的な禁欲を旨とする「性教育」と区別された性教育のことであり、そこでは前述の子どもの性的権利と同様のアプローチが採用される[43]。性感染症予防教育は後者の意味でたしかに性教育化されている。しかし、本郷が示唆したのは「性感染症としてのエイズ」（「誰でも感染当事者になる」こと）を前提として、良心的支持者によるエイズ問題に関する啓発活動全般を性教育へと収斂させる、という方向性であるように思われる。

　本郷は「社会運動論」からエイズ問題に取り組んでおり、良心的支持者による「当事者性の探求」を通して、良心的支持者層が拡大されることに運動の目的があるとする。運動の拡がりなくして社会は変革されないからである。それゆえ一方で、問題が多くの人々に共有されうるように、性感染症の観点からエイズ問題を取り上げることを「戦略的フレーミング」としつつ、他方で、良心的支持者による「当事者性の探求」自体を「動機的フレーミング」とする。つまり、良心的支持者の共生への希望（社会変革の動機）がミクロな運動参加を可能にして、マクロな権力関係を下から修正するのである。

　しかし、この論理では、本郷も述べているように、エイズ問題において薬害エイズの被害経験を継承することが困難となる[44]。これは、エイズ差別に立ち向かうというエイズ問題に関する社会運動の本来的なフレーミング（つまり共生への配慮という社会的課題）が、正しく位置づけられていないからであると思われる。エイズ問題が多くの人々に共有されねばならないのは、あるいは共有

43）　本郷・前掲書237-51頁。
44）　本郷・前掲書174-5、180、200頁。本郷は薬害エイズ裁判において薬害被害者が良心的支持者として運動参加したことを考察しているが、エイズに対する差別偏見の根強い中での協働（訴訟運動における共生）にその意義をみている（同「『良心的支持者』としての社会運動参加」社会学評論62巻1号、2011年、80頁）。過小評価であると思われる。

されうるのは、多くの人々が性行為を通して感染者になりうるという意味で当事者性をもっているからではない。それは社会運動における戦略と動機の理論的区別からもたらされた、差別における加害と被害の二項の融和・解消という、あくまでも理論上の要請である。それは実践的には例えば信教上の理由で性行為をしない者の当事者性や性行為によらないHIV陽性者の当事者性を戦略的・動機的に排除するものではありえないだろう。

　これに対し共生への配慮とは、加害と被害の対向的な立場性の接点のあり方を修正することによって、対向的な二項の差別的な関係性を対等な二項へと転換しようとする方法である。エイズ差別の当事者にとって、その余の多くの人々とは、差別行為を加えうる不特定多数者として、エイズ差別の加害側にあるという社会的な地位をひとりでに与えられている。ここに差別される者を包囲する「全体的な支配の形式」を認めることができる。しかし、より具体的には、この差別関係は重層的・複合的であり、また差別における加害と被害の立場性には互換性があり、そして前者は好んで選択されるものでは必ずしもないだろう。したがって、その荷物を軽々と取り外すような、つまり被差別の非当事者を「準当事者」として組み込むような社会的実践によって、重層的・複合的に織りなす様々な二項の差別的関係性を、各々の二項の対等な方向性へと転換しうる余地が、具体的にはあると考えることができる。そこでは当事者と非当事者の接する実践的な機会として、良心的支持者による社会運動は、差別と被差別、あるいは加害行為に対する責任追及という善悪の二項の融和・解消を戦略目標とするまでもなく、差別的な対向的関係性がそこでくずれること（例えば私はハンセン病回復者であって、あなたはそうではないが、人として対等であること）それ自体を1つの価値（善）とすることができる。薬害エイズ裁判でもこれが実践的に追求されたと考えられる。

4　薬害エイズ裁判

　薬害エイズの被害者らは「まずHIV感染ないしエイズ患者というカテゴリーを強制され、次に自ら原告という立場を選び取った」とされる。「HIV感染者・エイズ患者→薬害裁判原告」というカテゴリーの変遷にあたり、根底にあった

のは薬害加害者に対する「怒り」であり、これに表現形式を与えたのが薬害を繰り返さないための提訴の「責任」であった。後者により、薬害エイズの被害者という集合的アイデンティティがもたらされ、エイズに「生」の意義づけが行われた。この「責任」とは、ある躊躇いを克服して果たされたものであり、それが他ならぬ「原告になることで生じる差別」、つまりエイズ差別への恐れであった。[45]前述のとおり、エイズ予防法（案）により「薬害被害者は、感染加害者として社会的に圧殺されるに至った」からである。[46]

それゆえ「怒り」と「責任」の関係は、次のように説明することができる。エイズ・パニックとエイズ予防法（案）は、エイズ差別を作出・助長し、法制定時の統計で日本のHIV陽性者の約9割をしめた薬害被害者らの被害救済の声を押さえ込もうとした。しかし、法的責任追及なき被害救済では十分なエイズ発症予防治療にもつながらないのであり、「このまま葬り去るのはぜったいに許さない」「それが薬害再発防止に役立つはず」と考えられて「匿名裁判」が提起された。[47]つまり薬害エイズ裁判は、薬害とエイズ差別という少なくとも2つの被害をうけた被害者らが、これらの加害者に対し提起したものである。

こうして薬害エイズ裁判は、加害と被害の二項図式を採用することによって、薬害責任の法的追及により薬害防止体制やHIV感染症治療体制の整備など薬害被害の救済について一定の成果をあげた。しかし、それだけでなく、それとともに薬害エイズ裁判は幅広い訴訟支援をえて、被害者らが「社会に飛び出していく」通路になった。少数の被害者の闘いが、多数の被害者を励まし、闘いへの参加を促し、さらにこの被害者らの闘いが世論を動かし、「人間としての共感を唯一の動機とする」支援者の闘いをうみだした。[48]人間は信頼に値

---

45) 栗岡幹英「薬害被害者手記に見るクレイムの構成」中河伸俊、他編『社会構築主義のスペクトラム』ナカニシヤ出版、2001年、100頁以下。

46) 菊池・前掲書159頁。

47) 菊池・前掲書149頁以下、石田吉明、小西熱子『そして僕らはエイズになった』晩聲社、1993年、200頁以下、東京HIV訴訟原告団『薬害エイズ原告からの手紙』三省堂、1995年、270頁以下、仁科豊、大平勝美「被害者運動」東京HIV訴訟弁護団編・前掲書2巻、2002年、238頁以下、244頁以下。

48) 東京HIV訴訟弁護団編・前掲書2巻、279頁、保田行雄「HIV訴訟はどのような可能性を切り拓いたか」法学セミナー 500号、1996年、22頁以下。

することが示されたのである[49]。そしてエイズに「生」の意義づけが行われた。差別における加害と被害の対向的な立場性がそこでくずされていったのである。

　加害と被害の二項図式はエイズに「生」の意義づけを与えたのであって、それがエイズの差異化を招いたのではない。この図式は、エイズ差別に関するかぎり、感染経路にかかわらずHIV陽性者らにあてはまるべきものだった。重層的に織りなす諸差別に立ち向かう、共生への配慮の方法は、そのとき岐路に立たされていた。その進路を阻んだのは、同性愛者やセックスワーカーや薬物使用者に対する差別偏見であり[50]、もちろん薬害エイズ裁判ではなかった。

　社会学では加害と被害の二項図式では差別問題を捉えきれないと論じられており[51]、差別問題が法律上の争訟に収まりきらない、あるいは差別問題の法律的解決には限界があるという意味ではたしかにそのとおりである。しかし同様に、社会学的な質的調査研究が、薬害エイズの加害・被害のマスター・ナラティブに対して「何かそぐわない」語りを聞き取ることの意義を説くにあたり、その加害・被害を薬害としてのそれに限定し、エイズ差別の側面を考慮しないのであれば、その方法論には問題がある[52]。なぜなら、エイズ予防法からの血友

---

49) 川田悦子、保田行雄『薬害エイズはいま』かもがわ出版、1998年、126頁以下、137頁以下。
50) 河口和也、大石敏寛「エイズをめぐる言説、規制、患者・感染者」山崎カヲル、他編『ゆらぎ シリーズ性を問う5』専修大学出版局、1998年、171-8頁。
51) 好井裕明「日常的排除の現象学に向けて」同編『繋がりと排除の社会学』明石書店、2005年、15頁以下。
52) 山田富秋『フィールドワークのアポリア』せりか書房、2011年、159-60、206-7頁、本郷・前掲書34頁。なお薬害エイズについて被害者ら（ネットワーク医療と人権）の依頼により、社会学の調査研究者らが血友病専門医に対する聞き取り調査を行っている。被害の真相究明と薬害根絶を目的としていたが（前掲・2002-05年度科研費報告書「輸入血液製剤によるHIV感染被害問題の社会学的研究」303-9、319-22、474-83頁）、依頼者と調査者の間で問題意識が十分に共有されていなかったという（輸入血液製剤によるHIV感染問題調査研究委員会編『輸入血液製剤によるHIV感染問題調査研究最終報告書「医師と患者のライフストーリー」第1分冊論考編』特定非営利活動法人ネットワーク医療と人権、2009年、521頁）。なぜなら、調査研究の方法論が「実践的な問題解決」を志向していないからであると指摘されている（横田恵子「『薬害エイズ問題』調査の6年間」平成17-19年度科学研究費補助金（基盤研究(B)）研究成果報告書「被害当事者・家族のライフヒストリーの社会学的研究（研究代表者好井裕明）」2008年、239頁以下）。1990年代半ば頃の日本でHIV感染症が主に薬害として報道されていたことに偏りがあったことを銘記すべきである。また支配的な差別の言説がつねに「語り」として顕在化す

病患者の除外論と同様に、そこでは血友病とHIV感染症は「良い」関係にあるとされ、その被差別の経験が不可視化されてしまうと考えられるからである。

　血友病患者の除外論は、薬害HIV陽性者を感染の「加害者」から除外することでエイズの差異化を招いた。それはエイズ差別から切り離されるべきである血友病患者に薬害陽性者（血友病患者にかぎらない）を同一化させる方法である。同様に薬害被害の「輸入血液製剤によるHIV感染問題」としての再構築の議論は、HIV陽性者らを感染「加害者」視しないために、加害と被害の二項図式を斥け、まず彼らをHIV感染症患者と理解することで、次に支援し／される権力関係の修正、つまり二項の融和・撹乱的な解消を課題とすることになるだろう。これは薬害陽性者を「被害者」と位置づけないことで可能になる、感染経路を問わない「良いエイズ」の言説であるといえる。それはHIV感染症を１つの「慢性疾患」であると考える点で優れているが、しかし、まず、少なくとも加熱製剤認可後の血友病を、避けられないエイズ差別の問題から切り離すことになる点で一面的である。次にそれは、例えば配偶者への性行為感染や母子感染のリスク認識をゼロにしないで子をもとうとすることが反対されるのは、それが「慢性疾患」であるからだけでなく、エイズの差別偏見があるからである、という差別の現実と向き合うことのできる論理ではない。そしてこれは、その感染経路に関わらずHIV陽性者が直面しうる問題であり、このような差別に立ち向かう「エイズの生」の行為を支えうるかが、まさに問われている。

　差別の社会学とは「〈受苦者〉の生、〈被差別当事者〉の生を原点」としつつ、さらに「〈かつて差別したわたし／差別する可能性があるわたし〉の生を原点」として差別を捉えなおすことであるとされている。薬害エイズ裁判における

　　　るものではないことにも留意したい。
53)　菊池・前掲書101-14頁。風間、河口・前掲書21頁。
54)　好井裕明「差別を語るということ」社会学評論55巻3号、2004年、327-8頁。好井はハンセン病差別について「国策」によるものであることだけでなく、現在もそれが「日常に息づいている」ことを把握して、これを変革していく必要があると指摘する（同「ハンセン病者を嫌がり、嫌い、恐れるということ」三浦耕吉郎編『構造的差別のソシオグラフィ』世界思想社、2006年、126-31頁）。

加害と被害の二項図式をこの意味で理解するとき、エイズ差別において加害の立場性をもつのは誰か、「差別すること」「差別してしまうこと」とはどのようなことか、という問いが提起されるだろう。実際に、このような問いに応答する中で、薬害エイズ裁判で獲得されたエイズの「生」の意義づけが、エイズ問題において実践的に継承されている。

3　MSMと共生への配慮

1　MSM疫学調査とLiving Together

前述のとおり、日本のエイズ差別の歴史において、男性同性間のHIV感染に関する疫学調査が、その調査方法に問題があったとして見直されたことがあった。それは次のような調査であった。

1990年代前半の統計で男性同性間のHIV感染報告数が増加傾向にあり、その理由として、潜在していた陽性者が統計的に確認されるようになったこと、あるいは実際に感染の拡がりが生じていることなどが推測された。しかし、その当時は「男性同性間の性的接触者」（MSM: Men who have Sex with Men）の性的行動に関する調査情報が少なかったため、まず、その実態を把握し、その調査結果をHIV感染症等の予防啓発方法の評価・推進に役立てることが計画された。調査方法として、週3日6週間にわたり、新宿にあるMSMが利用する簡易宿泊施設（2施設）の「個室及び大部屋から出されるゴミ箱の内容物全てを個々のビニール袋に詰め、これを宿泊施設ごとにまとめて回収し」、肉眼的観察（精液所見、糞便痕跡所見など）と精液付着ティッシュペーパー溶出液の科学的観察が行われた。ここから「肛門性交率」「コンドーム混入率」等を算出し、「MSMに対するコンドーム使用のための啓発を促進する必要がある」との結

---

55) 薬害エイズにおける後述の「薬害隠し」について「日本国民のホモフォビアとナショナリズム」がこれを可能にしたと指摘されている（キース・ヴィンセント「敵はどこにいるのだろう？」現代思想24巻9号、1996年、97頁）。薬害とホモフォビアの関係は、前述の（本章注52）血友病専門医調査でも検証の対象とされていない（輸入血液製剤によるHIV感染問題調査研究委員会編・前掲書12-3、570頁）。

論がえられた。[56]

　同様の調査方法による疫学調査は翌96年にも行われた。「ゲイ対象の雑誌（4誌）へのコンドーム啓発広告の掲載、施設でのコンドーム配備、啓発ポスター掲示及びセーファーセックス・パンフレットの配布等」の感染予防介入の前後にそれぞれ調査が実施され、コンドーム混在率とHIV抗体検出率を算出し、「施設にコンドームを配備することがMSMに対するHIV感染防止対策として有効な啓発活動の1つである」との結論がえられた。ただし96年調査では、前年の調査とは異なり、調査グループは感染予防介入の方法等を協議するため、同性愛者のCBO/NGOと接触をもち、そこで前年の調査と96年の予防介入前調査に対する次のような厳しい評価をきいた。①精液所見や糞色所見等がMSMの性行動を直接的に表すとはかぎらない、MSMの性行動に対する偏見の誘因となる恐れがある、②MSMが利用する施設の廃棄物を回収して使用済みコンドームを調査したり、HIV抗体検査を実施したことは不快であるというものである。これをうけて調査グループは①の精液所見等を96年の調査項目から削除したが、②の「ごみ漁り」を介入後調査でも継続した。CBO/NGOは「方法は不快であるが現状ではHIV感染予防のためのセーファーセックスの啓発が重要である」との考えから調査に協力した。この譲歩に応えて、調査グループは「今後は広くコンセンサスがえられる方法をCBO/NGOと共に模索したい」と報告した。[57]

　その後、この疫学調査を転機として、疫学研究者とCBO/NGOとの共同研究という形式で、厚生科学研究費補助金（エイズ対策研究経費）による男性同性間のHIV感染予防の調査研究と啓発・介入活動が行われるようになった。CBO/NGOには人文社会科学系研究者や非当事者も含まれている。例えば「関東および関西地域における男性同性間のHIV感染に関する疫学研究」（1997～

---

56)　平成7年度厚生科学研究費エイズ対策研究推進事業「HIVの疫学と対策に関する研究（主任研究者・山崎修道）」研究報告書、1996年、155頁以下。
57)　平成8年度厚生科学研究費エイズ対策研究推進事業「HIVの疫学と対策に関する研究（主任研究者・山崎修道）」研究報告書、1997年、168頁以下、風間孝「表象／アイデンティティ／抵抗～疫学研究におけるエイズとゲイ男性」同、他編『実践するセクシュアリティ』動くゲイとレズビアンの会、1998年、250頁以下。

1999年度、97年度は「関東地域における男性同性間のHIV感染に関する疫学研究」)、「男性同性間におけるHIV感染の動向と予防介入に関する疫学研究」(2000〜2002年度)、「男性同性間のHIV感染予防対策とその推進に関する研究」(2002〜2004年度)、「男性同性間のHIV感染対策とその評価に関する研究」(2005〜2007年度)、「男性同性間のHIV感染対策とその介入効果に関する研究」(2008〜2010年度)、「エイズ予防のための戦略研究——首都圏および阪神圏の男性同性愛者を対象としたHIV抗体検査の普及強化プログラムの有効性に関する地域介入研究」(2006〜2010年度)等が行われている(厚生労働科学研究成果データベース参照)。

　これらの共同研究の中心を務める市川誠一(名古屋市立大学看護学部教授)は「研究者は、予防、予防と口では言うけれど、頭のなかは空っぽです。ゲイに必要な情報、その提示の仕方、なにも分からない。しかし、辛抱づよく意見を交換しあうなかで、私たちは当事者と組まないと事態は進まないことを知りました」と述べている[58]。男性同性愛者に対する疫学研究者側の理解不足と後者に対する前者側の不信感を克服しようと努めながら共同研究が進められたということであり、その成果として市川はMASH大阪とコミュニティセンターakta(アクタ)の啓発事業を報告している。

　MASH大阪は疫学研究者、男性同性愛者・CBO、行政の3者が協同して、大阪地域のMSMを対象にHIV/STI感染の予防介入を行い、彼らのセクシュアルヘルスを増進するために、1998年に発足した団体である。しかしHIV感染予防そのものを直接の目的とはしないで、事前にニーズアセスメントをしてから、クライアントのニーズにそったプログラム作成とその提示が行われた。「ゲイタウンにやって来る人たちは予防のメッセージを受け取りにやってくるわけではないので、啓発色の強いメッセージに出会うとプログラム全体を忌避する可能性が生じる」。したがって間接・直接介入のプログラム(コンドーム配布・ハッテン場への啓発資材配布・企画展の開催やSTI勉強会・ハッテン場のオーナー懇談会)は、関連介入プログラム(コミュニティペーパー配布・クラブパーティ開催・ドロッ

---

[58] 永易至文編『レインボーフォーラム』緑風出版、2006年、144頁。

プインセンターにおけるコミュニティプログラム)の一環として提示される。こうして予防介入は「ゲイコミュニティ」の活性化を伴いつつ行われる。[59]

このような方法をとった特徴的な取り組みの1つがSWICHである。これはMSMの中でも若年層、コンドーム不使用層、感染不安を有しない層においてHIV抗体検査受検率が低かったことから、「セクシャル・ヘルスにSWICH(切り替え)しよう」を標語として、検査機会や健康管理の提供、医療・福祉・心理関連のリソース情報の紹介等を目標にした「検査イベント」である。SWICHによりHIVの拡がりが事実として認識されるようになり、1つの課題がコミュニティペーパーやホームページを通してフィードバックされ始めたとき、大阪のゲイコミュニティは「堂山・ミナミ・新世界のゲイビジネス関連施設およびドロップインセンターの利用者でMASH大阪の発信する予防メッセージにアクセスするMSM集団」と規定され、ようやく実体をもつものとして捉えられるようになったという。[60] そして、これらの介入プログラムを通して、抗体検査の受検行動の向上が確認された。その結果、一方で大阪地域の男性同性間のHIV感染報告数は増加傾向を示すが、他方でエイズ発症後に感染が判明するエイズ患者報告数は減少することが予想できるようになった。[61]

もう1つのaktaは、財団法人エイズ予防財団の試行的事業として、2003年にMSMを対象として新宿2丁目に設置されたコミュニティセンター(啓発活動拠点)であり、NGO Rainbow Ringが運営を担い、予防啓発プログラムの開発・普及に取り組んでいる(現在は非営利団体aktaが継承)。事業内容は多岐にわたり、例えば「デリヘルプロジェクト」(デリバリーヘルス、健康を運ぶプロジェクト)では、フライヤーを使って募集した若年層のボランティアスタッフが「デリバリーボーイ」としておしゃれなユニフォームを着用し、趣向をこらしたデザインのコンドームパッケージをバーやクラブに配布する。「スタッフのモチベー

---

59) 鬼塚哲郎「ゲイコミュニティへの予防介入事業、その現状と課題」日本エイズ学会誌6巻3号、2004年、35頁以下。
60) 市川誠一「MSM(Men who have sex with men)におけるHIV感染予防介入」日本エイズ学会誌5巻3号、2003年、32-3頁、鬼塚・前掲論文35-6頁。
61) 市川誠一「わが国の男性同性間のHIV感染対策について」日本エイズ学会誌9巻1号、2007年、26-7頁。

ションは、バーなどへのアウトリーチが楽しい経験となり、デリヘルの活動を通してゲイ・コミュニティに参加できること」であり、それが彼ら自身の啓発の機会ともなっているとされる。[62]

またaktaはCBOぷれいす東京と協働し、「HIV陽性者と共に生きる」をテーマに「Living Together計画」を推進している。ぷれいす東京が制作したHIV陽性者やそのパートナー、母親、友人などの手記を掲載した冊子「LIVING TOGETHER」(2002年)を朗読する「Living Together Lounge」(音楽と朗読の夕べ)は、読み手を介してMSM陽性率3～4％などという数字だけでは分からない陽性者との共生の感覚、その「リアリティが伝わる瞬間」である[63](もちろん冊子は感染予防のための情報提供を含む)。「EASY！ Living Together is easy」(第2版、Rainbow Ring、2007年)から1例を転載してみよう。

　丁度、つつじの花が街に溢れる季節。彼と出逢って1年目を迎えていた。
　メール送信。〈ごめんね。今日検査の結果を聞きに行く日だったね。本当ならメールじゃなく、昨日までにちゃんと話をしなければいけなかった。大丈夫だとは思うけど、やっぱり感染させてたら…と思うと心配なんだ。〉
　出逢った時から、1年に1回は記念日にHIV検査に行こうと話し合っていた。この1年間、HIVは薬でコントロールできていて、ウィルス量も限界値以下ではあった。セイファーSEXにも心がけていたし、そんなはずはない、と思っていても、ただ実際はギリギリの接触もあった。もし感染させてしまったら…どうしようと思っていた。すると間髪入れずに…。
　メール受信。〈はーい、お疲れさま。これから行きまーす。大丈夫だよ。もし感染したら、一緒に治していきましょ。〉
　こんな簡単で、優しい返信が…。彼だって不安だろうし、もっといろいろな思いを書いてくると思っていただけに、かえってジーンときてしまい、僕の目は涙でいっぱいになった。車を止め、ただひたすら彼のマイナスの結果を祈る。30分後再度メールが届く。
　メール受信。〈マイナスでした。心配かけたね。ごめんね。〉
　夕飯をファミレスで一緒にすることにして、彼の目を見たら、それだけでまた涙が

---

62) 市川誠一、張由紀夫、佐藤未光「MSMコミュニティーにおけるコミュニティセンターの役割と活動」保健医療科学56巻3号、2007年、230頁以下。
63) 生島嗣「LIVING TOGETHERという戦略」日本エイズ学会誌6巻3号、2004年、20頁以下。ぷれいす東京による調査研究活動等について同会ウェブサイト参照。

溢れてきた。メールのやり取りの中で感じたことを彼に伝えると、更に涙が止まらない。そんな僕を見て、彼ももらい泣き。その彼を見て、僕ももう一度もらい泣き。そして2人で泣き笑い…。(40・会社員・ゲイ・HIV＋)

ぷれいす東京の生島嗣は「Living Together計画」の意図について、「地域や職場へも、HIV陽性者がすでに身近に存在するという感覚を広めていくことで、HIV陽性者が自分らしく生き易くなると同時に、住民や職場の同僚などがHIV感染を身近なこととして感じられ、HIV感染の予防の効果が高まることが期待できる」と述べている。[64]感染予防そのものではなく、治療の目的はもちろんであるが、その手前で、まさに共生への配慮の実践こそが、結果として感染予防の効果をもたらすと考えられているのだと思われる。

そして、市川らにより2006年度に着手された前述の「戦略研究」は、5年間でMSMにおける「HIV抗体検査件数を2倍に増加させエイズ発症患者を25％減少させる」ことを目的とした。しかし検査件数の増加は、必ずしも陽性者の医療保障を意味しない。「検査をする以上、陽性と判明した後の支援・受け皿体制が整備されていないかぎり『検査のしっぱなし』でおわるという事態も招きかねない」。なぜなら「医療的には慢性疾患のひとつといわれても、他の疾患とはちがうスティグマが根強くあり、当の本人がそのスティグマを内在化している場合も少なくない」からである。そこでぷれいす東京は「検査と陽性告知は、陽性者の『発見と告知』だけが目的であるのではなく、告知後の社会参加の継続支援と適切な受診支援のスタートでなければならない」と考え、検査事業と告知後相談・支援事業のドッキングをはかるために「戦略研究」に参加した。それは2001年から同会で陽性者の孤立や不安を少しでも克服しようとして始められた「新陽性者PEER Group Meeting」の効果評価調査の分析結果、すなわち「周囲の受け入れや支援」の「準備性の欠如のしわよせ」を陽性者本人に負わせている現状に対する反省に基づく課題設定だった。[65]

---

64) 生島・前掲論文22頁。生島らによるWeb調査によりLiving Togetherのメッセージに接することでコンドーム使用予測が高まることが示されている（厚生労働科学研究費補助金エイズ対策研究事業「HIV感染予防対策の効果に関する研究（主任研究者・池上千寿子）」平成16年度総括・分担研究報告書、2005年、51-64頁）。

65) 池上千寿子「検査をより有効にするための相談体制の整備について」保健医療科学56巻3号、

「戦略研究」は2011年12月の日本エイズ学会で次の研究成果を報告した。「首都圏では受検者に占めるMSM割合は定点保健所で高く、男性受検者のHIV陽性割合も上昇し、2010年のエイズ患者報告数は推計値より16.1％減少した。阪神圏では定点クリニックでMSM割合が上昇し、陽性割合も５％と高かったが、2010年のエイズ患者報告数は推計値を超えた。阪神圏では、保健所等でMSM受検機会を拡大する介入体制を構築できなかったことが影響している」と。言い換えれば、阪神圏では「阪神圏で初めてとなる」HIV陽性者のための電話相談「陽性者サポートライン関西」と陽性者支援プログラム「ひよっこクラブ」を準備し、また専門職ネットワークを形成するためのケースカンファレンスや保健師研修をしたが、これに対し首都圏では「保健所等の検査担当者を対象とした研修（セクシュアリティ理解、MSM対応の模擬体験）を通じて、MSMの検査を積極的に受け入れる検査体制を整備し、『あんしんHIV検査サーチ』として保健所等検査施設を各種の相談支援機関情報と共にWebや冊子で広報する体制を整備した」。つまり、そこには「準備性」の進捗度の差、すなわちCBO/NGOと保健所との陽性者相談・支援における連携密度の差があり、これが患者報告数（介入効果）の違いとなって表れた[66]。「HIV陽性者が自分らしく生き易くなる」とき、つまりエイズの「生」への配慮があるとき、疫学的介入の効果があがったということである。

２　集合的アイデンティティ

　疫学調査方法の差別性を指摘されたことから「Living Together計画」へ展開した疫学研究者とCBO/NGOとの共同研究であるが、人権と共生の観点から、後者により具体的にどのように共同研究が牽制されたかを確認しておくべきだろう。1997年度から始まった最初の３年間の共同研究で、全体で９つに細分化された研究テーマのうちCBO/NGOが積極的に関与したのは「男性と

　　2007年、224頁以下。池上によれば「だれもがHIVと共に生きているこの時代、必要なのはケアと予防のLiving Together」である（「Living Together"Our Stories"」2005年、34頁）。
  66)　MSMのHIV感染対策の企画、実施、評価の体制整備に関する研究（研究代表者市川誠一）編「首都圏および阪神圏の男性同性愛者を対象としたHIV抗体検査の普及強化プログラムの有効性に関する地域介入研究（研究成果報告概要版）」2011年、13、15頁。

第3章 ハンセン病とエイズの差別

性行為を行う男性に対するHIV感染予防啓発プログラムのあり方に関する一考察」と「男性同性愛者におけるHIV／エイズについての知識・性行動と社会・文化的要因に関する研究」の2つであった。まず、1つ目の研究課題で疫学研究者が採用したMSMの略語が「男性と性行為を行う男性」と日本語に置き換えられている。MSMは、男性と性行為をするすべての男性を指す価値中立的な学術用語として使用されていた。しかし、疫学調査がMSMを対象として予防介入する中で「一枚岩の存在としてカテゴライズされる集団を構築してしまう恐れを感じる[67]」、あるいは配備されたコンドームを用いて性行為をするだけの予防介入の客体としてMSMが集合的に可視化されることで、同性愛差別に立ち向かう「ゲイ」「男性同性愛者」というアイデンティティ形成が妨げられる、という懸念が表明された[68]。

　ゲイ・アイデンティティとエイズには密接な関係があり、エイズを通して「アイデンティティや自分を主張する意識が発展」したことが指摘されている[69]。日本でも、1985年3月にアメリカ在住で一時帰国中の男性が「エイズ第1号患者」として認定されるまで、1980年代前半のエイズ言説の中で、日本の男性同性愛者は、アメリカと比較すると性的におとなしい、つまりエイズはアメリカの乱交的な男性同性愛者の病気であるとされ、むしろ不在化したとされる[70]。しかし「薬害隠し」の目的があったとされる第1号患者の発表後、外国人の男性同性愛者とともに、彼らとアナルセックスをする日本人男性同性愛者が疫学上の危険因子とされ、厚生省通達により男性同性愛者の献血が拒否されるなどして、日本でもエイズの脅威とホモフォビア（同性愛者嫌悪）が結び付けられた[71]。これに対する抗議行動が現在につながる日本のゲイ・アクティビ

---

67) 平成9年度厚生科学研究費補助金エイズ対策研究事業「HIV感染症の疫学研究（主任研究者・木原正博）」研究報告書、1998年、149頁。
68) 風間・前掲「表象／アイデンティティ／抵抗」253頁以下。
69) 風間孝「エイズとホモフォビア」成蹊大学文学部学会編『病と文化』風間書店、2005年、193-6頁、デニス・アルトマン『グローバル・セックス』河口和也、他訳、岩波書店、2005年、136-7頁。
70) 新ヶ江章友「日本におけるエイズ言説と『男性同性愛者』」インターカルチュラル3号、2005年、104頁以下。
71) 風間・前掲「エイズのゲイ化と同性愛者たちの政治化」408頁以下、同・前掲「表象／アイデ

183

ズムの原点となり、さらにその後のエイズ予防法案に対する反対運動の中で、1988年4月、その廃案を求めて「動くゲイとレズビアンの会」が記者会見を開き、日本の同性愛者の団体として最初の政治的なカミングアウトを行った。[72] 彼らは「ホモフォビアがゲイの男性たちに、公衆便所やサウナでの匿名の、無言のセックスだけを強要している限り、(中略) 自分をゲイとして自認することを妨げている限り、どうやって彼らがセイファー・セックスの情報にたどり着けるというのだろうか？」「ゲイがHIVから自分の身を守ることができるようになるには、ゲイが自分のゲイネス（ゲイであること）を肯定しなければならない」と考えた。[73] しかし、ここに再び疫学研究者がMSMの語を掲げて、ホモフォビアとの対峙を回避させるような集合化作用をもって、男性同性愛者の性行為のあり方を感染予防の観点から操作可能なものとみなし、その行動変容を促そうとしていた。

したがって第2の研究は、男性同性愛者の「性行動に影響を与える社会・文化的な背景を把握することによって、現実に根ざした予防啓発方法および介入方法の開発」を目的として掲げた。[74] その前提には、新宿2丁目で男性との売春やその斡旋などを行う10代～20代の男性に対する聞き取り調査の結果として、彼らが売春をするときにセイファーセックスをすることができず、HIV感染のリスクにさらされているのは、ホモフォビアに規定された社会・文化的条件があるからである、とする認識があった。[75] つまり同性愛者はHIVを感染させるリスクグループではなく、むしろホモフォビアによって構築された感染リスクにさらされている、という認識の変更があった。これが感染症法に基づき作成されたエイズ予防指針（1999年厚生省告示217号、改正2006年厚労省告示89号）にいう「個別施策層」の概念を導いた。個別施策層とは「感染の可能性が疫学

ンティティ／抵抗」243頁以下。
72) 新ヶ江・前掲「HIV感染不安の身体」206頁、風間・前掲「エイズのゲイ化と同性愛者たちの政治化」416頁以下。
73) ヴィンセント、他・前掲書145頁。
74) 前掲・平成9年度「HIV感染症の疫学研究」研究報告書162頁。
75) 河口和也「エイズ時代における『同性愛嫌悪（ホモフォビア）』」解放社会学研究13号、1999年、45頁以下。

的に懸念されながらも、感染に関する正しい知識の入手が困難であったり、偏見や差別が存在している社会的背景等から、適切な保健医療サービスを受けていないと考えられるために施策の実施において特別な配慮を必要とする人々」であり、青少年などとともに「性的指向の側面で配慮が必要な同性愛者」がこれにあたるとされた。これはHIV感染症を差別問題化する「リスクグループ」表象を脱構築したものであり、こうしてエイズ問題においてホモフォビアに抵抗するための足場が獲得されたという[76]。つまり、そこから差別に立ち向かおうとするかぎりで、そこへの（特定層への）介入が認められるということである。

これを踏まえて第2の研究は「動くゲイとレズビアンの会」が主催するエイズ予防啓発事業である「出会いイベント」や同会主催の文化サークル等の参加者に質問票によるアンケート調査を行い、まず、次のような作業仮説を導いた。社会的な差別や偏見のために、感染していることをいえない、感染しているかもしれないという不安があっても検査を受けに行けないという状況があるために、感染者の存在が見えない状況になっており、そのため「自分が感染すると思えない」という誤解がもたらされている[77]。反対に、HIV陽性者との交流と正確な知識の取得・性行動のあり方との間には相関関係があり、したがって「HIV感染をオープンにできる社会環境をつくっていくこと——共生をすすめていくこと——が、感染者だけでなく、非感染者にとっても、重要である」[78]。この指摘が前述の「Living Together計画」へと発展したように思われる。

次に、男性同性愛者がさらされる感染リスクを減少させるためには、「出会いイベント」等を通して「同性愛の肯定的受容やコミュニティ意識を促進すること」が必要であるとする方法論の妥当性の検証が試みられた。この課題設定は、男性同性愛者の自己評価の低さなどの心理的ストレスと社会的なホモフォビアとが関連しており、HIV感染に対する脆弱性を高める要因となっているとする欧米の研究報告をうけたものでもあった[79]。このため共同研究の2年目

---

76) 風間孝「エイズにおけるリスクの構築」現代思想28巻1号、2000年、218頁以下。
77) 前掲・平成9年度「HIV感染症の疫学研究」研究報告書167頁。
78) 平成10年度厚生科学研究費補助金エイズ対策研究事業「HIV感染症の疫学研究（主任研究者・木原正博）」研究報告書、1999年、216頁。
79) 前掲・平成10年度「HIV感染症の疫学研究」研究報告書209頁。

(1998年度) から新たな研究テーマ「日本人ゲイ男性の生育歴とセルフ・エスティームおよび性行動に関する研究」が行われ、疫学的な観点から「被挿入経験群において、コンドーム非常用群は常用群に比べ精神的健康度が低い傾向にあった」ことが調査報告され、男性同性愛者の自己評価の向上や孤独感の軽減をはかるような健康対策の必要性が提言された[80]。しかし、この「健康対策」が単に個人の精神的な健康回復を目的として医学的に介入するものとなるなら、疫学的な感染予防の観点は、ホモフォビアとの対峙を三度回避して、人権と共生の観点と抵触することになるだろう。そこで「動くゲイとレズビアンの会」は2000年度から疫学研究者との共同研究を離れて、社会心理的アプローチを採用し、リスク行動の誘発誘因を分析し、これへの対処技術に関する啓発介入手法の開発、つまり男性同性愛者に伝えるべき内容と、これを伝えるためにNGOや行政とどのように連携すべきかというその方法の開発を試みた[81]。その成果の1つである「小グループ・レベル」での啓発介入プログラム「LIFE GUARD」は次のような内容である。

　「LIFE GUARD」(2002-2003) は1回あたり20人程度を対象とする約3時間の参加型勉強会であり、ゲイ・バー等で開催され、参加者は地域コミュニティ内の友人にセイファーセックスを伝えるコア層となることが期待されている。ゲイ同士で「話す」ところに予防プログラムとしての特色があり、第1部「おしゃべりルーレット」(導入)、第2部「ミニレクチャー」(HIVの基礎知識)、第3部「コンドーム・ランキング」(コンドームについての態度変容)、第4部「クローズアップGay Sex」(セイファーセックスのバリエーションの開発＆提案)、第5部「使えるテクニックとハウツー・シェアリング」(セイファーセックス・スキルを共有

---

80) 前掲・平成11年度「HIV感染症の疫学研究」研究報告書200頁。日高庸晴他「ゲイ・バイセクシュアル男性のHIV感染リスク行動と精神的健康およびライフイベントに関する研究」日本エイズ学会誌6巻3号、2004年、66頁。

81) 「動くゲイとレズビアンの会」により「エイズに関する普及啓発における非政府組織（NGO）の活用に関する研究（同性愛者等への普及啓発に関する研究）」(2000〜2002年度)、「同性愛者等のHIV感染リスク要因に基づく予防介入プログラムの開発及び効果に関する研究」(2003〜2005年度)、「同性愛者等への有効な予防介入プログラムの普及に関する研究」(2006〜2008年度) が行われている（厚生労働科学研究成果データベース参照）。

第3章　ハンセン病とエイズの差別

するケース・スタディ）からなる。第4部ではセイファーセックスをエロティサイズすることが試みられ、第5部ではリスク・アセスメント調査結果に基づき、コンドーム使用やセイファーセックスのための交渉・主張のためのスキルを身につけることが目的とされる[82]。

　このようなプログラムは、前述の子どもの性的権利の教育と比較しても、性教育の枠には収まりきらない内容である。それは、ここでは「まずはボクたち自身が自分たちのエッチにもっと自信もつことが大切」であり、コミュニティ・エンパワメントから感染予防が始まると考えられているからである[83]。子どもの性教育では、大人からの配慮として、大人の性文化への参入が期待されるが、ここではコミュニティ・レベルの行動変容を視野に入れた小グループ・レベルの啓発介入そのものに「（ヘテロ）セクシズムに対する抵抗の契機」があると考えられている[84]。つまりセイファーセックスは生殖的性交の「代替物」ではなく、そこでは「関係に入る前に、私は誰であるか、あなたは誰であるかを知る必要はない。私は自分が感染しているかどうかを知る必要はないし、あなたが感染者であるかどうかを穿鑿する必要もない」。それは創造された「ゲイ

---

82) 平成13年度厚生科学研究費補助金エイズ対策研究事業「同性愛者等への普及啓発に関する研究（主任研究者・動くゲイとレズビアンの会）」研究報告書、2002年、45-65頁、平成14年度厚生科学研究費補助金エイズ対策研究事業「同性愛者等への普及啓発に関する研究（主任研究者・大石敏寛）」研究報告書、2003年、48-52、65-85頁。「LIFE GUARD」は改良を加えられ、2003～05年度に全国54ヶ所で実施、のべ1356人が啓発プログラムに参加した。また2006～08年度に全国61ヶ所で実施、のべ1568人が参加した（現在も継続中）。その効果評価は、介入前・後・1ヶ月後にそれぞれ質問票調査を実施する方法により行われており、「感染知識」「リスク要因」（コンドーム抵抗感、セイファーセックスの魅力・快感、主張スキル等）「行動」（コンドーム携帯等）の各指標について有意な変化が確認された（厚生科学研究費補助金エイズ対策研究事業「同性愛者等HIV感染リスク要因に基づく予防介入プログラムの開発及び効果に関する研究（主任研究者・大石敏寛）」平成15～17年度総合研究報告書、2006年、7-16頁、厚生科学研究費補助金エイズ対策研究事業「同性愛者等への有効な予防介入プログラムの普及に関する研究（研究代表者・嶋田憲司）」平成18～20年度総合研究報告書、2009年、4-5頁）。
83) 前掲・平成14年度「同性愛者等への普及啓発に関する研究」研究報告書26、59頁、厚生科学研究費補助金エイズ対策研究事業「同性愛者等のHIV感染リスク要因に基づく予防介入プログラムの開発及び効果に関する研究（主任研究者・大石敏寛）」平成17年度総括・分担研究報告書、2006年、54頁。
84) 風間孝「介入の場としてのゲイ・ポルノグラフィ」女性学10号、2003年、22-5頁。

という生の様式」(フーコー)であると考えられている[85]。

このように、ホモフォビアとエイズ差別のある中で、男性同性愛者に対する感染予防介入は、その集合的アイデンティティ形成を条件として、はじめてエイズの「生」への配慮の方法と両立しうるものとなった。前掲の手記が示すように、パートナーのHIV感染の有無は実際には大きな関心事となる。「EASY！」には「付き合って4ヶ月の時」「突然Positiveの告白」があり驚き、「どうして始めに教えてくれなかったのだろう」と相手を「恨んだ」という陽性者のパートナーの言葉が記されている。しかし、それは「何度か話し合いを重ねるうちに理解ができるように変わっていた」(39頁)。それは穿鑿する必要のないことだったのである。男性同性愛者はこれを生の様式として明確にすることでMSMにおけるエイズ差別をくい止め、HIV陽性者を支えるゲイ・アイデンティティを形成することができた。同性愛者としてエイズ差別の「準当事者」となり、プラスでもマイナスでも、支え合えるようになることで、同性愛者はホモフォビアを顕在化させるエイズ差別に立ち向かい、ゲイネスを肯定している。

3 支援・ケア・配慮

エイズに対する差別的な意味付与を「生」へと転換した薬害エイズ裁判の原告らの「怒り」と「責任」は、ハンセン病違憲国賠裁判が提起される1つの理由となった[86]。そして後者でも隔離政策の被害者らは多くの訴訟支援をえて勝訴し、これを「人間回復」であると表現した。この2つの裁判は、原告らが医療の責任を問いながら、被害者として集合化して、差別に立ち向かうために提起されたものである点で共通していた。

それだけでなくハンセン病違憲国賠裁判では、憲法違反の隔離政策を見過ごした法学の責任が厳しく問われており、ハンセン病差別が具体的な権利侵害として再構成されたため、人権教育の教材としての利用価値が高まっている。こうして啓発劇が描いたように、この裁判は数々の人権侵害を見過ごし、これに

---

85) 田崎英明「生の様式としてのセイファー・セックス」現代思想20巻6号、1992年、110頁。
86) ハンセン病違憲国賠訴訟弁護団『開かれた扉』講談社、2003年、25-7頁。

第3章 ハンセン病とエイズの差別

加担したともいえる1人1人の責任を問い返すことを可能にした。そして同じ頃、エイズ差別の問題では、HIV感染予防の同性愛差別的な介入・啓発が見直され、「NGO連携」（エイズ予防指針）により、差別の加害と被害の双方の立場性の接するところで、陽性者相談・支援体制を整備しつつ、感染予防効果をあげようとする貴重な取り組みが進行していた。

いみじくもハンセン病からの伝言として森元美代治がHIV感染に脆弱な男性同性愛者に対して述べたのは「その運命を自分で切り開いていく」「そうすれば、かならず支えてくれる人が現れます。自分が後ろ向きになれば、誰も支えてくれない」ということである。[87]日本の男性同性愛者がHIV感染予防の同性愛差別的介入と格闘する中で、HIV陽性者を支える集合的アイデンティティを形成していく経緯は、療養所の中から入所者自治会とその全国協議会がハンセン病差別に立ち向かい被害回復を求め続けて「療養権」を獲得していくという戦後ハンセン病当事者運動史に類比するものだろう。それゆえ、基本法時代の「療養所の社会化」において、その延長線上で、地域住民と地方公共団体は「入所者の意見」を尊重し、「準当事者」してその被害回復のために運動参加することが望まれる。そして「地域住民」には退所者と非入所者がおり、さらに入所者が含まれると解釈することもできるのであり、こうして「療養所の社会化」はハンセン病差別の加害と被害の双方からその立場性をくずしていく共生への配慮の実践となりうる。[88]

ところが、これはナイーブな運動論であり、むしろ理論的には、加害と被害の二項対立的なアイデンティティの政治は社会を分断させ共生の妨げとなるばかりか、マイノリティとしての個人の生の多様性を脅かすと解されている。これに対し本書は、まず、差別に立ち向かう集合的アイデンティティ形成の意義は社会への通路（「個人と社会をつなぐ架け橋のようなもの」）[89]を開くことにあると

---

87) 永易編・前掲書120頁以下。
88) 沖縄愛楽園は患者らの所有地が寄付されて設立された「患者立」療養所であるから（元自治会長・故迎里竹志）、療養所を入所者らに実質的に返還することが目指されてよい。
89) 河口和也「懸命にゲイになること」現代思想25巻3号、1997年、187頁。カミングアウトを通して「生きやすい関係」がつくられることについてRYOJI、砂川秀樹編『カミングアウト・レターズ』太郎次郎社エディタス、2007年。

考え、あらためて薬害エイズ被害者による次の一節を紹介しておきたい。[90]

> この20数年、差別不安や感染者と知られる恐怖を抱く消極的対応など自ら行動制限をしている被害者(患者・家族・遺族)が圧倒的に多かった。HIV感染被害者の枠内のみが安心が得られるという傾向(近親者も含めて隠し通す)が強かった。しかし、生涯そのままを認めていいのか？ これが恒久的救済か？ これは国を含めて誰も手をつけられない課題であったが、当事者団体はシェルターに居続ける被害者の背を押す役割を決意した。誰もがというのでなく、少しずつ、そして環境整備を同時行いつつ、患者・家族・遺族も含めて、私たちが背中を柔らかく押しはじめた。これが薬害被害者の社会との接点を広げて未来がつくられていくものと信じる。

1994年に横浜で開催された第10回国際エイズ会議の開会式で、逡巡の末に大石敏寛は「エイズ患者・HIV感染者の皆さん、お立ち下さい」と会場に呼びかけた。[91]立ち上がる者がいたが座り続ける者もいただろう。彼は当事者にその選択肢を示した。カミングアウトした者はこれを続けて、他の当事者にも促さなければクローゼットに引き戻されてしまう。そこにはカミングアウトをめぐる当事者間の綱引きがあるのであり、彼はそれを演出して、エイズ差別の中で生き抜いていく別の方法があることを示した。[92]それは「全体的な支配の形式」の中でミクロな権力関係を修正して平等に近づいていこうとすることであり、配慮の前提におかれるものであると考えられる。

次に、社会の分断の見解に対し、本書は、差別における加害と被害の二項の間には、現実的には接点があり、そこにはミクロな権力関係が働いており、これを修正する配慮の方法により、すなわち被差別の立場性におけるつながりを通して、対向的な二項の対等な共存を善とする社会を展望することができると考えている。前述のとおり、ゲイ・アイデンティティの形成はMSMにおける

---

90) 大平勝美「薬害エイズ被害者の現状と未来」日本エイズ学会誌10巻3号、2008年、13頁、セルフヘルプグループの役割について西田芳正「感染被害者の連帯の模索」前掲・2002-05年度科研費報告書「輸入血液製剤によるHIV感染被害問題の社会学的研究」59頁以下。
91) 大石敏寛『せかんど・かみんぐあうと』朝日出版社、1995年、146-61頁。
92) 石川准「アイデンティティの政治学」井上俊、他編『岩波講座現代社会学15 差別と共生の社会学』岩波書店、1996年、174-5頁。差別問題における「存在証明からの自由」は平等の価値実現にあると考えられる。

エイズ差別を顕在化させまいとして、Living Togetherの理念による、より一般的なHIV陽性者の相談・支援体制の整備を進めさせた。これは薬害エイズ被害者らが追求してきたものでもあり、今や「エイズの生」においてセックスワーカーや薬物使用者、またその他のHIVに脆弱な特定層を包摂し、被差別の立場性において連携させる条件が成立しつつある。

たしかにMSMの語は、男性同性愛者よりも広い概念として現在は定着している。それはゲイ・アイデンティティに収まらない豊かな同性愛や同性間性行為の現実があるからだろう。しかし、現在のMSMはゲイ・アイデンティティによらずとも「エイズの生」によりながら抗体検査を受検できるようになりつつある[93]。彼らは被差別の立場性においてつながる「生」において孤立を免れ集合化できる（もちろん個人の孤立の自由やアイデンティティ選択の自由は奪われないが）。それはエイズ差別に立ち向かい平等を追求する「生」である。そしてこれはエイズの「生」でもあるが、同時にハンセン病の「生」でもあるという複合性の特徴をもつ。また、それはカミングアウトに対し、これを「聞く準備」を整え[94]、その「生」の行為を肯定することにより、つまり異性愛者が身近な「準当事者」として同性愛者を対等視することを善として確かめ合うことにより、互換的にそこに参加しうる「生」でもある。

本書が提起する「配慮」の方法とは、このように人が「差別されない」平等な社会を目的とするものであり、この点でさらに「支援」「ケア」の概念と異なっている。まず「支援」とは、ここでは利他行為の自由の間接奨励の理論を指している。暴力行為の被害者や災害被害者の救助行為を法的に強制することな

---

93) ゲイ・イベントで同時開催された無料抗体検査の受検者のうち9割弱が「ゲイ男性群」であり、1割強が「その他群」（同性愛者だと自認しないMSM）であると報告されている（新ヶ江章友、他「HIV抗体検査会に参加した東海地域在住のMSM (Men who have Sex with Men)の性自認とHIV感染リスク行動」日本エイズ学会誌11巻3号、2009年、86頁）。なお新ヶ江らは「その他群」への効果的な予防介入方法を模索しているが、「ゲイ男性群」と分離することなく既存のHIV陽性者相談・支援体制の充実化とそこへのアクセスの容易化をはかることが重要である。特定層への予防介入は、その対象化において対抗的集合化が可能であることを条件とすると考えられる。連携的な集合化の意義について兵藤智佳「分野横断的アクティビズムの課題と可能性」根村直美編『揺らぐ性・変わる医療』明石書店、2007年、160-1頁。

94) 生島嗣「HIV陽性者や周囲の人への支援をめぐって」現代性教育月報27巻1号、2009年、8-9頁。

く、これを制度的に「側面支援」してその自発性と欲求充足を促すことで、リベラリズムの個人の生の多様性と支援し／される「社交」のネットワークを両立させることができるとされる。支援者のエンパワーメントが被支援者のエンパワーメントにつながるとき、それは有効であると思われる[95]。しかし、利他行為は要支援者に対する支援という狭い意味にかぎられるものではなく、他人に迷惑をかけない、病気を他人に感染させないといった消極的なものが含まれ、そしてこれは自己犠牲的な振る舞いとなることがある。「支援」の自由の奨励は、この自己犠牲を要支援の状態とみなして支援するという負の循環を招きかねない。本書はこれがハンセン病差別を作出・助長した一因であるとの歴史的反省から、そうした利他的支援の行為を豊かな「愛」の過剰として法的に制約するために「配慮」の方法を提起した。

　次に「ケア」の理論は、リベラリズムの正義論が「他者に頼らなければならない人々をケアしないような」「自律した」「成人」を前提にする不安定な理論であり、そのために女性に対する家事労働等の不平等な配分を是認してきた、とするフェミニズム由来の考え方である[96]。現在では医療や福祉の現場で「ケア」は社会的に広く実践されており、「正義」とは異なるもう1つの「ケア」をそれぞれ公・私の二領域に割り当てることはできない。そこで、例えば葛生栄二郎は「ケアする欲求とケアされる欲求とは、人間にとって等しく本源的なもの」であり、そして「他者をケアする経験を通じて、今度は他者を尊厳ある存在として認知するようになる」ので、リベラルな「ケア」の配分論ではなく、この尊厳感覚に基づき他者との間で人間の尊厳を尊重するケアリング・ネットワークを張りめぐらせることを目的とする共感的正義論を提出している[97]。

　しかし人間の尊厳とは何かという議論は非常に難しい。隔離政策下のハンセン病療養所にも人間の尊厳があったと思われるが、入所者らは違憲国賠裁判によって「人間回復」した。また葛生によれば「ケアリング行為それ自体は、本

---

95) 菅富美枝『法と支援型社会』武蔵野大学出版会、2006年、33頁以下、同「成年後見・高齢者介護とエンパワーメント」法の理論26、2007年、180頁。
96) W・キムリッカ『新版現代政治理論』千葉眞、他訳、日本経済評論社、2005年、596-600頁。
97) 葛生栄二郎『ケアと尊厳の倫理』法律文化社、2011年、74、169-89頁。

来、性差と直接結びつくものではない」が、しかし「男性の、ケアに関する本源的欲求は、ケアと女性とを強く結びつける文化的圧力や社会的・経済的圧力によって隠蔽されてきた」[98]。それゆえケア論は、女性による「ケア」を前提として女性差別があること、それゆえ平等の意味を、まず問い直さねばならない[99]。人間の尊厳とは、あくまで経験的な関係論的事実であるという[100]。しかし、はたして人間の尊厳論は、セックスワーカーとしての集合的アイデンティティ形成や、健常者が障害者を打ち負かす障害者プロレス[101]のような身体を張った差別に立ち向かう限界的な実践を支えうるだろうか。あるいはHIV陽性者が家族や友人らからうけた差別などに関する手記をその葬儀の席で朗読する「思い出箱」[102]のような、死者をして語らしめるHIV感染予防啓発の実践的意義を肯定できるだろうか（尊厳は死者にあり生者らは愚かである）。

　これらは自由と平等の関係をめぐる議論へと展開する。私たちの平等とは等しく自由であるかぎりのリベラルな平等か、それとも差異ある平等か。終章では後者を支持し、平等を根拠かつ目的とする法論を提出したい。人間の尊厳を説くことで男性に「ケア」を促すことは難しいと考えるからである。ケア論も基本的に女性が担ってきた「ケア」の意義や魅力を明らかにし、そこへ人々を誘い込むことで、差別に代えて平等を実現しようとしているのだろう。

　本章は「配慮」の方法がハンセン病療養所の「社会化」の方法であり、またHIV感染症予防介入を可能にしていることを述べた。HIV陽性者として配慮されることが受検行動を促し、その社会参加を通して新規感染や未治療のエイズ発症が予防される。そして「配慮」とは根底において感染を受容する「愛」に支えられたものであると考えられる点で、この「配慮」の効果は逆説的である。

---

98) 葛生・前掲書89-103頁。
99) エヴァ・フェダー・キテイ『愛の労働あるいは依存とケアの正義論』岡野八代、牟田和恵監訳、白澤社、2010年、123-73、242-8頁。「病んだ主人のケアを強要された奴隷が、主人が動けないのをいいことに逃げ出そうとしても、それが正義に適うと考えられるのはなぜなのか」（142頁）。
100) 葛生・前掲書57頁。
101) 倉本智明「異形のパラドックス」石川准、長瀬修編『障害学への招待』明石書店、1999年、234頁。横須賀俊司「障害者問題の解決に向けた『ゆらぎの学習』へ」藤村正之編『福祉・医療における排除の多層性』明石書店、2010年、141頁。
102) シンガル、ロジャーズ・前掲書308-10頁。

しかし陽性であることを受容しうることで受検行動が促される。陽性であることを受容されることでその告知（カミングアウト）も容易となる。それは陽性者が集合的・社会的に支えられており、その「生」が肯定されていることを条件とする。これはハンセン病差別の現在にも通用する簡明な道理であると思われる。これが差別の「事実を重く受け止め」、差別の加害と被害の双方の接点から平等を希求する配慮の方法の基本である。
　したがって感染症対策としての隔離医療は、それが差別を作出・助長しうるものであることを踏まえて、隔離される者が差別されないようにする事前の配慮を必要とするだろう。隔離された者の「生」を支えて、そこに人々が包摂されることを受容できるような、その対等性を失わない集合化作用を伴わなければならない。つまり感染症対策はその対象となる当事者らに準じようとするものでなければならず、感染予防と治療の目的のためだけに最適化されてはならない。これは隔離医療の対象者に対する配慮として必要であるばかりでなく、かつて隔離医療により差別的に取り扱われたハンセン病回復者らに対し、社会が共生への配慮をもって変化しつつあることを知らせるためにも必要である。

終　章

匡正の平等の法論

1　リベラル優生主義と「裸の平等」

　リベラル優生主義とは「親が自らの子供の福利のために、バイオテクノロジーを利用して子供の遺伝的特徴を改善することを、『生殖の自由』の延長線上に位置づけて擁護する立場を指す」。全体主義的でなく個人主義的である点で新しく、リベラリズムによって正当化される。治療と改良を区別することなく（遺伝病治療から免疫力と健康の増進、そして老化の防止など）、遺伝子工学的にヒトの生殖細胞系列を設計することを追求して良いとされる。[1] これを検討するにあたりマイケル・サンデルが次の2事例を紹介している。

　　事例1　ろうのレズビアンカップルが、ろうの子をもちたいと考え、家族5世代にわたりろうである者から精子の提供を受けた。
　　事例2　不妊カップルが対価5万ドルを提示して「極上の卵子」提供者を新聞広告で募った。

　事例2の選択は「人間本性も含めた自然」の人為的な作り直しを意味し、人間の「生の被贈与性」を損ない、人間社会の連帯を妨げるとするのがサンデルの見解である。なぜなら「われわれが自らの境遇の偶然的な性質に自覚的であればあるほど、われわれには他人と運命を共有すべき理由が認められるからである」。偶然を選択に代えることが可能になり「今日では、ダウン症やその他の遺伝的障害を持つ子どもの親の多くが、周囲からの非難や自責の念を感じて

---

1) 桜井徹『リベラル優生主義と正義』ナカニシヤ出版、2007年、3頁以下。「優生学」と「優生主義」をeugenicsの訳語として区別することについて同書22-3頁。

195

いる[2]」。

　これに対し事例1について、サンデルは当否の判断を明らかにしていない。どちらのカップルの選択も生殖技術を利用した「生の被贈与性」に対する遺伝子的介入を目指す点で同じである。しかし事例1のろう者のカップルは、ろうであることを誇りとしており、それは文化的アイデンティティであり治療すべき障害ではないと考えていた。それは子に贈られてよいものである、と。もしろう者との共生社会が目指されるべき1つの目標であり、そのためにその誇りを尊重すべきであるなら、事例1の選択はむしろ社会的連帯を動機づけているのではないか。サンデルは、ろうは「治療されるべき障害か、それとも、それは保護されるべき一種の共同体やアイデンティティなのか」について見解を述べていない[3]。

　しかし、ろう者はろうが治療されるべき障害か否かの選択を迫られる[4]。それは生存と生殖に関わる重大な選択であるが、先天性の病気や障害をもつ子の親が迫られた（生殖技術により迫られるようになった）選択と共通の性質をもっている。これは優生主義そのものの問題である。それゆえ「生の被贈与性」と事例1の選択の関係について、もう少し突き詰めて考察してよいと思われる。本章は、まずサンデルの議論に導かれてリベラル優生主義のリベラリズムの側面を検討し、それから平等の概念を捉え直し、最後に優生主義が迫る選択について、人は「差別されない」との立場から見解を述べようと思う。

　サンデルは現代リベラリズムの正義論において事例2のような新しい優生主義が容認されていることを疑問視する。リベラル優生主義の問題点は、そのリベラルな前提にあるとの立場である。同様に事例2を疑問視するユルゲン・

---

2)　マイケル・サンデル『完全な人間を目指さなくてもよい理由』林芳紀、伊吹友秀訳、ナカニシヤ出版、2010年、90-7頁。同様に林千章「〈偶然生まれる権利〉から考える」日比野由利、柳原良江編『テクノロジーとヘルスケア』生活書院、2011年、126頁以下。

3)　サンデル・前掲書51-2頁。日本でろう者とは「日本手話という、日本語とは異なる言語を話す、耳の聞こえない言語的少数者である」と定義されている（木村晴美、市田泰弘「ろう文化宣言以後」ハーラン・レイン編『聾の経験』東京電機大学出版局、2000年、399頁）。

4)　キャロル・パッデン、トム・ハンフリーズ『「ろう文化」の内側から』森壮也、森亜美訳、明石書店、2009年、236頁。

終　章　匡正の平等の法論

ハーバーマスのリベラル優生主義に対する反論が不十分であるのも、その前提が共有されているからであるとサンデルは指摘する。

ハーバーマスは次のように問題提起した。バイオテクノロジーの発展は私たち1人1人が「思い通りにならない」仕方で自然的に「与えられた」存在であるという人間の条件を変更しようとしている。しかし、この偶然的な所与性こそが「われわれの間人格的関係の、基本的に平等な性質の必然的前提」である。人間は連帯への責任や同じ敬意を相互に期待し合う規範的な存在であり続けることができるだろうか、と。

そしてハーバーマスはリベラル優生主義について、親による優生主義的選択はもはや教育の自由裁量の範囲外にあることを論じている。なぜなら、親による遺伝子的介入は、その意図に子を縛りつけ、彼の自律的な自己形成を妨げ、人格の自己目的性を損なうからである。それは自律的人格間の相互了解はもちろん類的な自己了解も困難にする。しかし、これに対しリベラル優生主義は、出生するどの子にとっても、出生時に何を与えられているかはまったく操作不能という意味で偶然であり、相互了解に不可欠な相互対等性は失われないと反論するだろう。そこでハーバーマスは、養育し／されるという非対称の関係にある親子間においても自律的人格間の相互対等性が損なわれてはならないと論じた。つまり教育的介入は、事後的に子がこれを拒否し、そこから自分を解放することが可能であるのに対し、「優生学的なプログラミングは、人格同士の従属関係を固定化してしまう。彼らは自分たちの社会的位置を交換することが原則的に排除されていることを知ることになる」[5]。

これに対しサンデルは「人間の操作による変更の不可能な原初」(人間は制作されることなく生まれいずるという「出生性」)に言及するとき、ハーバーマスはリベラルな論拠を超えたところから出発しており、そこが肝心だったとする。もしハーバーマスが、親子間の相互対等性を損なわないために子の自律性が保障されねばならないと論じるのであれば、たしかにそこでは彼のリベラルな論理が転倒しているように思われる。人間同士は人格である限りで可逆性をもつ

---

5) ユルゲン・ハーバーマス『人間の将来とバイオエシックス』三島憲一訳、法政大学出版局、2004年、26-32、82-6、102-10頁。

と考えられているからである[6]。そこでサンデルは、子への過剰な教育的介入も遺伝子的介入も親の意図に子を縛り付けている点で同じである、と発想を転ずる。つまり、子の自律性への影響がどうであれ、問題は自己決定の名の下に遺伝子工学による自然的偶然性の領域への操作的介入（遺伝子的な自己改変も含めたエンハンスメント）を追求すべきかどうかである。子に対し遺伝子的に介入する親は（過剰な教育的介入と同様に）「無条件の愛という規範によって統制されるはずの子育てという社会慣行を堕落させてしまう」。なぜなら、親の愛には「受容の愛」と「変容の愛」があり、後者にばかりとらわれてしまうと、個々人の偶然的な所与性という規範の前提そのものが台無しになるからである[7]。

　サンデルの議論は、個人の自律性よりも、ハーバーマスが間人格的関係の前提であるとした個々人の所与性、その意味での個人間の対等性を重視して、そこを介入すべからざる偶然性の領域、すなわちサンデルのいう共同善の湧き出る源泉とするものであると考えられる。つまり、個人の自律性ではなく個人間の対等性が規範の出発点であることを暗に示したものである、と考えてみよう。バイオエシックスにおいて自律的な人格を生命権の主体とすることが、自己意識のないとされる者を軽視することにつながり、優生主義を容認してしまうことは「パーソン論（人格論）」の問題点として指摘されている。そこでは「社会の中に生まれ、育ち、死んでゆくという、人間という動物の本質的な社会性がもっている道徳的な含意に十分な考慮が払われていない[8]」。また、優生主義は「自然」「近代的個人（主体）」「福祉国家」の3要素からなるとも指摘されている。「自然」とは病気・障害を自然選択における非適応的形質として低価値とする見方を指す。「近代的個人（主体）」の概念は「自立的な個人には自由を、しかし他人の理性に依存しなければならない者には強制を」認め、そして「福祉国家」は後者の人々の「生を鷲掴みにし、それを国家にとっての経済的有用性の観点から評定する」。この見解は優生主義における3要素の連動を問題視

---

[6]　ハーバーマス・前掲書107頁。
[7]　サンデル・前掲書54-5、84-8頁。
[8]　浜野研三「物語を紡ぐ存在としての人間」加藤尚武、加茂直樹編『生命倫理学を学ぶ人のために』世界思想社、1998年、120頁。

終　章　匡正の平等の法論

したものであるが、ここでは次の点が重要である。つまり自然の機制から超越した人格（自律性、あるいは理性的で自由な主体）の概念が基準となり人々を自然の側にあるか否かで区別する差別化が起こったことである。リベラル優生主義は、これまでは「思い通りにならなかった」「内なる自然」に介入してこの差別化を推進するだろう。したがって、個人の自律性から目を転じて、個人間の対等性を基盤に据える法論を構想してみてもよいのではないか。

　ところでサンデルは、ジョン・ロールズの『正義論』における原初状態の無知のヴェールが、それぞれに自己利益を追求する契約当事者らの本来的な多様性をむしろ解体すると論じた。彼らは同じようにあまりも希薄な「負荷なき自己」である。彼らの正義は、互いに歩み寄って選択・合意されるまでもなく、予め与えられている、と。なぜなら、彼らは生まれもって自由かつ平等であり、契約により彼らの自由と平等は最大化されるだけだからである。原初状態は「まさに平等の配慮と尊重への抽象的権利を実効あらしめるべく案出されたもの」である。ここから、サンデルは自由な諸個人に先在する目的、つまりそれぞれに状況づけられた自己の協働の目的の発見こそが正義論の課題であるとした。

9）市野川容孝「優生思想の系譜」石川、長瀬編・前掲書140-57頁。
10）「バイオテクノロジーによる生命操作は、現代文明社会を支えるいくつかの基幹的サブシステム（医療、家族、教育、市場等）それ自体が、実のところ『都合の悪い存在・属性の忌避・排除／都合のよい存在・属性の選好・実現』という力学によって突き動かされているものであることを露わにする」（霜田求「生命操作の論理と倫理」飯田隆、他編『岩波講座哲学8 生命／環境の哲学』岩波書店、2009年、124頁）。生殖的クローニングについて、人間の尊厳との関係で議論が続いているが、現実的にはそれが差別の再生産となること、つまり「真理」による「真理」のための「真理」の複製化という問題があると考えられる。
11）M・J・サンデル『リベラリズムと正義の限界』菊池理夫訳、勁草書房、2009年、139-51頁。
12）ジョン・ロールズ『正義論』川本隆史、他訳、紀伊國屋書店、2010年、660-71頁。
13）ロナルド・ドゥウォーキン『権利論』増補版、木下毅、他訳、木鐸社、2003年、239頁。
14）例えばサンデルによれば婚姻の目的は「パートナー同士の独占的で永続的なかかわり合い」である。だから同性間の婚姻が正当化される、つまり同性カップルにも既婚者としての地位と名誉が正しく配分される（マイケル・サンデル『これからの「正義」の話をしよう』鬼澤忍訳、早川書房、2010年、326-34頁）。しかし、この婚姻目的は近親婚を排除する理由を失うように思われる（近親婚の自由を容認すべき理由もない）。婚姻目的の再定義を試みるのではなく、異性ペアを前提としつつもすでに多機能化した婚姻制度の同性間への同等処遇として、暫定的に

この目的論的な正義の社会を実現するために、サンデルは「公民的生活基盤」を再構築しなければならないと述べる。つまりコミュニティ意識や社会的連帯を育成する「共通の場」に人々を引き寄せる必要がある。しかし、これを妨げているのが貧富の差などの不平等であり、またリベラル優生主義である。したがって、サンデルに導かれて、個人の自律性ではなく個人間の対等性を基盤に据える法論を構想しようと考えるのであれば、ロールズの原初状態における個人間の平等の意味を確かめてみてよいだろう。それは必ずしも、人は平等なものとして出生し、生存する（フランス人権宣言）という「裸の平等」を意味しない。しかし、ロールズにおいてそれはリベラリズムの正義を約束する導きの糸、すなわち「正義の感覚」として原初状態に埋め込まれている。あるいはロナルド・ドゥウォーキンによれば「平等な配慮と尊重を受ける権利」は万人が自然権として端的に有するものである。ここから、個人間の平等が協働の目的として自由に対して先在するとはたして論理展開できるだろうか。しかし、道徳の実在論を必要としないとドゥウォーキンは述べる。
　ロールズの原初状態はある制約のもとに成立した。つまり適度に希少な諸資源をめぐって体力と知力の面でおおよその類似を示す諸個人の利害関心が衝突しているという「正義の情況」の中で、彼らはより多くの基本財を選好する。彼らの中に残りの仲間を支配しうるほど「生来の資産」に恵まれた人はいないし、「特別の健康管理」の必要な人や「精神的に欠陥を持った人びと」もいない。相対的に恵まれた人とそうでない人がおり、誰がそうであるかは知られていないが、彼らは緩やかに多様であり、また緩やかに平等である。この情況で、多少とも恵まれた人々の「生来の資産」は共通の資産とみなされ、諸資源を分配する協働の枠組みの中で不遇な人々の状況を改善するために利用される、とす

　　問題解決をはかる方法が考えられる。同性婚を生殖婚の例外のさらに例外として排除する理由はないからである。
15）　サンデル・前掲『これからの「正義」の話をしよう』341-3頁。サンデルの目的論的正義論について小林正弥『サンデルの政治哲学』平凡社新書、2010年、354-6頁。
16）　ドゥウォーキン・前掲書210-22頁。ドゥウォーキンは平等の基底性を示していない（井上彰「ドゥオーキンは平等主義者か？」宇佐見誠、濱真一郎編『ドゥオーキン』勁草書房、2011年、190頁以下）。

るのが格差原理だった。配分的な平等の原理が緩やかな不平等の拡がりを阻止し、緩やかな平等を保持している。さらにロールズは次のように述べた。「だが、より優れた生来の資産を自分で保持することは各人の関心事」となる。原初状態の契約当事者らは「最優良の遺伝的素質を子孫のために確保してやりたいと望む」ので、社会は「生来の能力の一般的水準を維持し、重大な諸欠陥の拡散を防止するための方策を講じるべき」である。なぜなら、そのことによって、世代を経るにしたがい「生来の資産」の偶然的な配分・分布がある程度まで均され、「最大限の平等な才能」が各人に享受されるような社会へ到達すると考えられるからである。[17]ここでは、リベラル優生主義が偶然的な「生来の資産」の再配分原理となっているように思われる。

　しかしサンデルによれば、公費負担で遺伝子的エンハンスメントへの平等なアクセスを保障しようと考えるのは間違っている。[18]配分の平等の原理によって「裸の平等」、つまり所与的に多様であることにおける相互対等性を消失させてはならないのである。それは、たとえ遺伝子的エンハンスメントが人々の「潜在能力集合」（アマルティア・セン）の核となりえても、そうであるといわねばならないものであるだろう。ところが平等志向のリベラリズムは、この自然的な偶然性による個人間の偏差は恣意的であり（まさに不平等の根源であり）克服されねばならないと考えている。[19]諸個人が具体的に相違している中で「自由」あっての万人の平等だからである。「善き社会」とはあくまで「自由な社会」のことである。[20]したがって、この根源的に自由な人格（権利主体）に相応しいものを呼び込むように、各人に財を再配分することでしか、平等には到達できない。リベラリズムの正義論において「裸の平等」とは、立場の反転可能性を計算する諸個人により、やはり選択されるものである。反省的均衡の方法はそ

---

17) ロールズ・前掲書144-5、170-1頁、同「秩序ある社会」岩波編集部編『現代世界の危機と未来への展望』藤原保信訳、岩波書店、1984年、112頁。ロールズ正義論は障害者に対し「無難な選択」（忍従）を勧める（石川准『アイデンティティ・ゲーム』新評論、1992年、98-121頁）。
18) サンデル・前掲『完全な人間を目指さなくてもよい理由』19、22頁。
19) ロールズ・前掲書135頁。ロナルド・ドゥウォーキン『平等とは何か』小林公、他訳、木鐸社、2002年、578-82頁。
20) アマルティア・セン『不平等の再検討』池本幸夫、他訳、岩波書店、1999年、61頁。

れを予め原初状態に微かに挿入している。自由あっての平等を約束するのは契約（当事者間の合意）である。

したがって、リベラル優生主義を斥けようとして、個人の自律性ではなく個人間の所与的な対等性を法論の出発点とするのであれば、諸個人がすでに多様に自然的に与えられていることの相互対等性、この意味の個人間の対等性を、前－人格的な次元で（自由よりも先在させて）、規範的に要請せねばならないだろう。これは、伝統的な正義の分類をかりると、具体的に多様な諸個人に関する幾何学的比例性の意味での平等に先行して、抽象的に対等な個人間に単純に算術的に妥当する平等が保障されねばならない、ということであると考えられる。後者はいわゆる匡正的正義と同じではないので、前者を垂直的な平等論、後者を水平的な平等論として区別してみたい。垂直的とは、絶対者（神）と人との垂直的な呼びかけ－応答関係において個人を把握してから[21]、そのような個々人の平等を理解する考え方であり、水平的とは、そのように絶対的な個人を確立させる手前で、大まかな相互客体化において個人間の対等性を成立させる考え方である。

サンデル自身はリベラリズムの正義論と同様に不平等それ自体は配分の正義の課題であると考えており、また濃厚な人格を抽象的な対等性よりも優先させるので、水平的な平等から目的論的な正義論が始まるとは考えないが、サンデルやハーバーマスが疑わなかったように「裸の平等」が社会的連帯の源泉であ

---

21) カントにおいて神の被造物である人間が救済に向けて（つまり垂直的な呼びかけ－応答関係において）根源的に規定された存在（客体的主体）として把握されていたことについて三島淑臣「近代法思想への基礎視座」法の理論1、1981年、74頁。この「客体的主体」とは、滝澤克己によれば「各個人の脚下に」「1人の人の成立の根底に宿るロゴス」があるということであり（同「万人の事としての哲学」務台理作、古在由重編『岩波講座哲学Ⅰ哲学の課題』岩波書店、1967年、228頁）、さらに三島によれば「人間が身体をもってそこにいるという限りは、全くコスモスの中で、徹頭徹尾コスモスに規定され尽くしている、そういう存在である」という意味である（同「法哲学と法思想史とのはざまで」三島淑臣教授退官記念論集編集委員会編『法思想の伝統と現在』九州大学出版会、1998年、359頁）。この脱垂直論的なコスモス論的思考は後述する霊長類社会学のアプローチ（水平的な平等論）と親和的であると思う。なお、カントにおいて法が自由を原理（根拠かつ目的）とすること、その自由とは自己立法としての自律のみならず、理性の立法作用が外的強制の形式をとる場合を含む広義の自律を意味することについて三島淑臣「カントの法哲学」廣松渉、他編『講座ドイツ観念論2』弘文堂、1990年、250-1頁。

るのは、おそらくそのこと自体がすでに価値を帯びているからである。言い換えれば、それはいわゆる自然状態の「裸の」「自然的」事実ではなく、事実的に価値づけられているからである。

2　匡正の平等

　このような裸の対等性がすでに規範的問題であり、水平的な平等論として論じられるべきであることは、霊長類学において示唆されている。黒田末寿はチンパンジー属の行動観察からホミニゼーションの過程で言語の獲得以前に食物分配が始原的に制度化されていたとして、次のような仮説を提出している。チンパンジー属の食物分配は給餌行為とは区別され、財をめぐる集団内の個体間交渉である。「もの」が財として価値を帯び、他個体に分配されるようになるためには、まず、保持者のそばで、それを欲求の対象としつつも略奪しないという物乞い者の「自制」が必要である。次に、こうして「もの」の支配を承認された「所有」者が、物乞い者の欲求を自己の欲求のごとく認識し、惜しみつつも自己の欲求を断念し、これを与えることができなければならない。つまり分配者において自己の内に他者と自己の欲求が共有されるという、言語なしの他者理解＝「共感」がなければならない。この土台の上に、初期人類は、分配者における「欲求の共有」に加えて、物乞い者が分配者の欲求の断念を自己の内に取り込み、さらに自己の欲求を断念し「もの」を返すようになったのだろう。つまり「欲求の共有」と「断念の共有」がみられるようになった。ここに互酬性が成立すると、他者の期待は集団内の行動規制として作用し、逸脱に対して非難の目が向けられるようになるだろう。こうして順位付けや分業等の不平等な共存原則のもとで集団内の平等化がうながされる。これが言語なしの「自然制度」（規範的拘束力をもつ文化）である。[22]

---

[22]　黒田末寿『人類進化再考』以文社、1999年、282-91頁。黒田の仮説において「所有」の起源は「もの」とその原始取得者の関係の第3者による追認にあるとは考えられていない。そうではなく、「もの」を奪えるのに奪はないという第3者の自制と、保持者における「もの」を与えうるという選択肢の成立、つまり食物分配という個体間交渉を通して「所有」が発生すると考えられている（165-9、174頁）。食物はミラー・ニューロンの働きからするとそれを見た個体の欲求の対象になるが、ニホンザルでは非保持者が欲求を遮断する（さもなければ集団が維持されない）。

このような互酬的な個体間交渉は、財を「返す」ことによって成立する単純に算術的な関係である。これが規範の始原の姿であり、それは「負い目」を取り除きながら、対等性への匡正を指令している。規範の生成過程において、個体間は互いに欲求とその断念を共有する限りで抽象的に対等化しており、この対等性が不平等な共存原則と矛盾を来して集団内の平等化をうながす。こうして食物は分かち合うものであり、食物に対する平等な権利をもつ者として各個体が立ち現れる。そのような「規範・内・存在」[23]として個体は集団内に出生し、迎え入れられる。

　もちろん、この食物分配の「自然制度」は、自己の内の他者と自己の２つの欲求のうち前者を選択する「自由意志」のある個体間交渉の産物である。この意志的な脳の働きにおいて行為する個体をあえて人格と呼ぶなら、ここから人格間の対等性を前提として、この上に自然権をもつ人格間の社会契約が成立すると考えることもできるだろう。あるいは優位する個体が従属する個体を非人格とみなして支配の制度を敷くかもしれない。しかしこれらとは別に、食物分配が同一欲求をもつ二個体の間で、つまり個体間の同一視における抽象的対等

　　これに対してチンパンジー属では保持者が欲求を断念することで、食物が「共有化＝社会化」される。そこにはじめて価値を帯びた所有が生じるという。言い換えれば「所有」は「平等原則社会」を前提とする（黒田末寿「霊長類世界における『モノ』とその社会性の誕生」床呂郁哉、河合香吏編『ものの人類学』京都大学学術出版会、2011年、307-15頁）。

23)　宗岡嗣郎『犯罪論と法哲学』成文堂、2007年、222-8頁。法の明文化（言語能力の十分な発達）以前の社会の中で人が実践知としてのルールに従うと述べるのはF.A.ハイエクであるが（『ハイエク全集Ⅰ-8 法と立法と自由Ⅰ』矢島鈞次、水吉俊彦訳、春秋社、2007年、97頁以下）、今西錦司との対談で、ハイエクが①本能（遺伝子）②習慣・伝統（自生的秩序）③計算的理性という三層のルールのうち、第一の本能層にあるものとして平等主義（食物分配など）を位置づけ、第二の自生的秩序の層において集団選択による進化とこれに伴う本能層の抑制を説くのに対し、今西はダーウィニズムを採用せず、平等主義を人間社会（種）の安定的な特徴であると理解している（F.A.ハイエク、今西錦司『自然・人類・文明』日本放送出版協会、1979年）。ハイエクの自生的秩序における「自由」は集団選択における適応的な価値であるといえるが、種社会の系統的な比較により社会の進化を論じる日本の霊長類社会学は「平等」を社会進化の産物であるとする（次注24参照）。なお、ハイエクの第二層を「開かれた自然法論」として敷衍するのは葛生栄二郎『自由社会の自然法論』（法律文化社、1998年）である。「開かれた」「黙示的自然法」「賢慮の伝統としての自然法」は「絶えず不適合な〈因習〉を排除」すると論じられているが、ハンセン病差別はかなり根深いと思われる。

化において、言い換えれば平等化において集団の規範化が始まることに、ここでは着目してみよう[24]。

　例えば最首悟が同様な見解を発表している。彼はダウン症の子（星子さん）の養育経験から天賦人権論を批判して、自己の内発的義務を他者に投げかけるとき他者に権利が生じると論じた（「私と母親が星子に対して何かしなければならぬと義務を投げかけているかぎり、星子には権利が発生している」）。生まれながらの権利主体（意志的で自由な行為能力のある人）であると考えてみたところで、彼女はほとんど権利を主張しないからである。これに対し小松美彦は、終末期医療において患者の内発的な「死の義務」が他者（医療費を負担する家族など）に投げかけられるとするなら、生命短縮の権利を他者はもつだろうかと反論した。たしかに最首は、養育し／される非対称の親子関係の例をひき、受動者を前にした能動者の行為選択の積み重ねが受動者に対する能動者の内発的義務の根拠となると述べているので、そこでは親の生命短縮が子の幸福追求を保障することも起こりうるだろう。具体的な非対等性から直接に規範（権利）が導き出されるからである。しかし同時に最首は、他発的に出生する諸個人の抽象的対等性を強調していた。つまり、具体的に多様な諸個人の抽象化を突き詰めたところに、生を全うしなければならない、ほとんどそれだけの義務主体としてそれぞれが立ち現れるから、人間は平等である。そして彼らが集合し交わる場において双方的な内発的義務が発露し「そこにいる者が等しく受け取るもの」として権利が生じる、と。この意味で個人間の（義務主体としての）対等性が権利主

---

[24] 黒田によれば「類人猿の系列には、不平等原則が規矩になっているところはどこにも見られない」が、チンパンジー社会で「平等原則と不安定な順位秩序が不即不離の関係にある」のは、「チンパンジーたちが制度や倫理をもたず、個体間の交渉における対等と努力のみで平等原則を出現させているから」である。この点で人間の狩猟採集社会における平等性と異なるという（黒田末寿「『人間平等起源論』における平等原則の系譜」人間文化27号、2010年、5頁）。また寺嶋秀明は、チンパンジー社会では長期的な展望のもとに個体間交渉が行われることがないと指摘したあと、「人の社会進化において特筆すべき現象は、長期的戦略の発達である。それは平等性の拡大と互酬戦略の拡大と呼びかえてもよい」と述べて、「われわれは皆同じ」という認識の共有されたシェアリングの意義を強調している（寺嶋秀明「共存戦略と社会性（個と群れとの関係）の進化について」人間文化27号、2010年、36-9頁、同『平等論-霊長類と人における社会と平等性の進化』ナカニシヤ出版、2011年、202-19頁）。なお、平等・不平等の観点から霊長類社会の進化を論じる方法論について伊谷純一郎『著作集3』平凡社、2008年、309頁以下。

体に先行する。[25]

　では、非対称の具体的関係性からではなく抽象的な対等性から、権利化するところの財（価値あるもの・こと）の内容が、それ自体をあえて主体的な選択の対象とすることなく、「権利場」（最首）において自ずと発露するような仕組みはあるのだろうか。この点について最首は、障害児学級に通う星子さんが級友たちから世話をされ、信じられないくらいにその指示に従っている、という相互交渉の例を紹介している。彼女を囲む級友たちは、彼女が「意外なこと（親から見てですが）をやりだす雰囲気をかもしだしている」。この級友たちを最首は「普通の人々」と区別して「裸の善き人々」と呼び、そして「星子が『普通の人々』に交わることは、『普通の人々』の方にこそ必要なのだとも言えます」と続けた。[26] しかし、この具体例は、そこで彼女に世話をされて当たり前という権利が生じているとしても、「普通の人々」における内発的義務による権利形成の理論を説明するものではなく、むしろ彼女に生じる権利の内容が、権利としての規範化に先行する「共感」の及ぶ範囲内にあること、またその権利が実現する場のありようを示しているのではないか。

　黒田によれば、この共感能力の源泉は非対称の母子関係にある。ヒトの脳容量が増大し成長遅滞の赤ん坊が長く強く母親に依存する状態において、他者を我が身のように感じる能力が育まれたと考えることができるという。[27] そして、この言語なしの等しさの共感能力の及ぶ範囲が、それをめぐって対等者として諸個体が立ち現れる、基礎的な平等の領域であると考えてみよう。それら

---

25) 最首悟『星子が居る』世織書房、1998年、155-9、301-43、425-31頁等。小松美彦「『自己決定権』の道ゆき―『死の義務』の登場（下）」思想909号、2000年、155-9頁。

26) 最首・前掲書191-6頁等。

27) 黒田・前掲書203-12、258-70頁。「心の獲得」はヒトが「感情の動物となることとしてある」。「最初の感情は、人に守られているという安心」であり、この対人関係的な基盤があってはじめて人は意味（規範）の世界の住人となる、という考え方について松永澄夫、浅田淳一編『哲学への誘いⅤ巻　自己』東信堂、2010年、12-22頁。これに対して「いかなる差異も存在しない可能世界にあらわれるものとして」「純粋理念として〈等しさ〉」を謳う平等論が提起されているが（井上彰「平等の価値」思想1038号、2010年、135-8頁）、差異の中から、そのフィルターを通して（「権利場」において）平等の価値を導き出すのでなければリベラル優生主義を容認することになるだろう。

の財(価値あるもの・こと)の偏在の匡正を指令するのが始原的な規範である。これは広い適用領域をもたないかもしれないが、例えばハンセン病隔離政策による患者とその家族との引き離し、療養所からの外出禁止(移動の制限)、断種・堕胎(生殖の否定)などはいずれも基礎的な価値の否定であり、隔離政策を違法であるとした裁判が「人間回復」をもたらしたと表現された理由を説明する。それらの価値はハンセン病であるか否かにかかわらず享受されねばならなかった。このように個別的な具体性を脱ぎ捨てたところで、非対称の具体的関係に関わる言語なしの等しさの共感能力に射程範囲を制約されながら要請されて、成立すべき水平的な対等性を「匡正の平等」と呼ぶことにしよう。

3　平等の先在性

個人間の「裸の平等」が前‐人格的次元で単純に算術的な意味で規範的問題でありうることを述べた。つまり具体的に多様でありながら対等な成員として集団内に迎え入れられるという、そのことがすでに規範的に意味づけられている。集団内の不平等な共存原則が修正され個体が平等化していくところに人間の文化としての規範の１つの決定的な役割が認められる。

これに対して、あらゆる個人を含みうるように、人格概念を拡げる方法が従来の垂直的な平等論である。この場合、権利義務主体としての対等性を土台とし、その上で抽象的に同一であるが具体的に相違する多様な諸個人に対する財の配分の方法が問われる。これが法哲学における実質的正義の問題であり、憲法学では結果の平等に近づくためには異なる取り扱いが合理的である場合もあるとして差別の合理性をめぐる基準が問われている。つまり、平等の法論とは基本的に実質的正義の理論であり、形式的な同等処遇の理論ではないとされる。そこでは「正義定式」(「等しきは等しく、不等なるは不等に」)の規範的意義が見失われており、算術的な比例性の正義の領域は、具体的に相違する諸個人

---

28)　終末期医療のような生と死の難しい現場で役立ちうるかは分からないが、他者(終末期の患者)に「尊厳」を贈らねば私の「尊厳」は成立基盤を失う(田中智彦「生命倫理に問う」小松美彦、香川友晶編『メタバイオエシックスの構築へ』NTT出版、2010年、252頁)という各自の脚下の共通の被規定性を指摘する考え方とは矛盾しないと思う。

を両当事者として対等化して、その得失を比較可能にする物差し（経済的な交換価値、罪刑均衡・量刑相場など）が共有されている場面に限られるだろう[29]。そのような3つの立場を順に検討してみよう。

　第1にトミズムの方法である。稲垣良典によれば、個体・個人とは異なり人格は価値を有する。前者は全体（生物的種・社会）の部分にすぎず、他の部分によって置き換えられることができる。しかし人格（人間的なペルソナ）は、意志的で自由な行為主体であるのみならず、他者との交わりにおいて「完成する」存在である。「完成する」とは、私的善よりも究極目的としての共通善を優先するという共同性への傾向性において、人格が「一」なる豊かさをもって自己自身に現存しているということである。つまり人々は、この人格の完成のために社会生活をしている（「植物状態」の人間も胎児も例外ではない）。各人に「各人のもの」が帰属する、つまり権利として配分されるのはそのためである[30]。

　ここではすべての人間（胎児も含めて）が、必然的なある完成態へ向かう可能性をもつかぎりで対等である。人々が対等にこの可能性を付与されるのは、究極目的への傾きをもって被造的に出生するからである。この究極目的は宗教的な心性の働きにより設定されており、その意味で人為の産物である（したがってそれは第一原因でもある）。この究極目的へ向かうために、非人格的な諸物が人格に帰属するというのは、人間を中心とした自然観である。ここでは人間が規範に先行しており、人間の規範は自然に優越して人間らしさを「善」とする。しかし「善」は選び別たれた人間によって洞見されねばならない、与えられたものである。ここに先在性のジレンマがあるといえる[31]。

　リベラリズムの正義論は人々の価値観は多様であるとするので、事実と価値を切り離し価値相対主義に傾斜する。そこでは人間が本性的に「社会的動物」であることが見失われている。社会には共有される善がある、とトミズムは理解している。こうして、先在性のジレンマは社会に隠れている。社会はそのた

---

29) 井上達夫『共生の作法』創文社、1986年、37-41頁。
30) 稲垣良典『人格〈ペルソナ〉の哲学』創文社、2009年、3-11、111-25頁。トミズムの権利論について水波朗『自然法と洞見知』創文社、2005年、567-649頁。
31) 葛生・前掲『自由社会の自然法論』2-14頁。

めにあるとされるところの個人に対して、正しく財を帰属させるための場である。人間（被造的に出生する個々人）あっての社会であり、また社会あっての善と人格である。世俗の法論においては社会が善の必要にして、十分な条件であると考えられているが、それはヒトを除く霊長類の社会が発見されていなかったからである（社会性そのものは人間の善の十分な条件ではない、つまり社会の中に出生すれば人格であるとはいえない[32]）。

しかし、ここでは河野哲也が動物社会にみられる互酬的な関係性に道徳的な指令性の起源をみたのと同様に[33]、規範の自然的基盤を進化過程（大いなる歴史のプロセス）の中に見いだそうとしている。平等化なる規範は歴史的に人間社会に埋め込まれているが、この規範を育んだ社会性は人間に先在している。社会が平等化するときにヒトは権利主体となる。この意味で規範が権利主体に先行する。こうして各人に対する財の正しい配分に先行する規範の領域が開かれる。しかし第2に、この方法は生物学的に法論を構想しようとするものではない。

例えば社会生物学的な観点から正義の問題にアプローチする内藤淳は「自律」「平等」などの価値の普遍性を疑い、これらに依拠することなく、人間に関する自然的な事実から「繁殖資源獲得機会の配分」への権利が正当化されるとしている。「人間も、他の生物同様、『繁殖』を究極的な目的として生きる存在」であるからである。人間の（遺伝子レベルの）目的から直接的に規範を導出する方法である。これは個人を遺伝子の器とみる社会生物学の人間像を前提にしている。人間は繁殖を（少なくとも潜在的な）目的として出生し、競合しながら生存するかぎりで権利主体となる。そして各人は権利主体として対等であるかぎりで財の配分をうける[34]。したがって、これも個人間の対等性の上に法論を載せる垂直的な方法の1つである。

この方法の第1の問題点は「自然選択（淘汰）」に対して価値中立的である

---

32) 「ルソーが描いた自然状態は、もっとも未開な人びとはおろか、高等霊長類の多くがすでに脱却していたということである。言葉をかえて言えば、ルソーが人間に固有と考えた社会状態は、人間起源のはるか以前にはじまっていた」（伊谷・前掲書359頁）。
33) 河野哲也『善悪は実在するか』講談社、2007年、131-41頁。
34) 内藤淳『自然主義の人権論』勁草書房、2007年、86-133頁。

点である。社会生物学は血縁理論により利他性の進化を説明し、優生主義の社会進化論に対して事実と価値を区別することで距離をとる。それでも適応的でない形質をもつ個体を形式的に同等処遇すべきであるとする価値判断は一般的に引き出せない。内藤は適応の遺伝プログラムの中から人間の目的（善）を取り出し、この限りで事実と価値を架橋して、この目的に照らして各人は財の配分をうけるとした。そのため、生殖能力が失われ（生殖技術を利用できず）、また利他的な遺伝プログラムに即して行動もできないときは、自然的には非適応的であり、規範的にも権利主体としての適性を欠くことになったように思われる。しかしこの結論は、その前提からすると、価値判断による差別でもない。この場合に、別個体の目的の観点から、つまり集団成員が安心して繁殖行動できるような集団の安定のために「すべての人」に資源獲得機会を配分することが望ましい、と考えることができるだろうか。しかし、このように遺伝子選択の論理を枉げて形式的に同等処遇をする（あえて価値判断する）よりも、端的に各人の繁殖の自由を最重視し、リベラル優生主義を呼び込み、各人の繁殖能力の回復・維持・増強に努めることが目的適合的だろう。やがて利他的に行動選択する個体はなくなるだろう。

　次に、人間の文化としての規範の位置づけに関する問題がある。社会生物学ではホミニゼーションの過程における文化の役割が軽視されていると疑問を提起しているのが霊長類社会学のアプローチである。社会生物学が個体（遺伝子）の観点からヒトの進化を論じるのに対し、後者は文化継承による社会の進化を論じることができるとする。文化とは個体間交渉において創発的に生じ社会的に累積する歴史性のある行動実践である。この見解の対立について踏み込んで検討することはできないが、近年は社会生物学の適応的進化の理論におい

---

35)　内藤・前掲書145-62頁、同「人間本性論を回避して人権を語り得るか」井上達夫編『人権論の再構築』法律文化社、2010年、155頁。

36)　中村美知夫『チンパンジー』岩波新書、2009年、128-32、168頁。

37)　個体と個体群（集団）の共時的・通時的な階層構造について中島敏幸「生物学的階層における因果決定性と進化」松本俊吉編『進化論はなぜ哲学の問題になるのか』勁草書房、2010年、32-5頁。社会生活の複雑さが淘汰圧となってヒトの知性を平等主義的に進化させたという議論についてクリストファー・ベーム「平等主義者の行動と政治的知性の進化」アンドリュー・ホ

ても遺伝子と文化の共進化（繁殖目的のために文化をつくり、この文化環境に対して適応度を高める進化）に加えて「意志による進化」への言及がみられる。「外なる自然」から「内なる自然」へ操作対象を拡大し、遺伝子レベルのプログラム改編への道が開かれつつあるからである。[38] また、人間の脳が自然選択の産物であるとしても、脳は適応的でないその副産物の働きを文化的に急速に伝播させ、自然選択を凌駕する「独立の選択過程」をすでに生み出していると考えることもできる。[39] 例えば、男女一対の婚姻が集団全成員の義務となり、配偶者間生殖だけを認め離婚・再婚を禁止し、さらに性比の均一化をはかれば、性選択（配偶者選択）はほとんど機能しなくなる。また繁殖よりもいわゆる生存を重視して「外なる自然」を（個体が生き続けるために）最適化すれば自然選択の機能は弱まる。これまでの人間の諸文化が同一目的（繁殖のため）を有していたかは歴史的な検証の対象であり、これらを総じて適応的な進化の所産であると結論することは今のところ適当ではない。

　もっとも、この生物学的な方法は人間に対する価値の先在性を主張する1つの自然法論ではある。人間の価値の中にはたしかに人間に先在して自然の中に事実的基盤をもつものがあると思われる。例えば素朴に経験的にいって夜間の静謐の価値は原猿類と違って昼行性の生物であること、養育の義務は哺乳類の給餌行為、インセスト・タブーは霊長類で確認される近親交配の回避にそれぞれ由来するだろう。しかし、カニバリズムや初子の儀礼的殺害行為があったとされており、また社会が人間に先在し、人間が社会を文化的に改編し続けていることからすると、文化の多元性を前提にするほかなく、人間と規範の関係は事実的基盤から共同善（協働の目的）に向けて一義的に決定されているとは考

　　ワイトゥン、リチャード・バーン編『マキャベリ的知性と心の理論の進化論Ⅱ』友永雅己、他監訳、2004年、319頁以下。
38)　エドワード・ウィルソン『知の挑戦』山下篤子訳、角川書店、2002年、334頁。
39)　エリオット・ソーバー『進化論の射程』松本俊吉、他訳、春秋社、2009年、422-3頁。AGTCの塩基配列に生じる突然変異の中立性と選択的な表現形質の適応性との関係についても議論は続いている（斉藤成也『自然淘汰論から中立進化論へ』NTT出版、2009年、152頁以下、宮田隆編『新しい分子進化学入門』講談社、2010年、21頁以下）。また言語起源に関する「内容と形式の直列進化仮説」は、ヒトの「自己家畜化」により、文化的に性選択が促されて文法構造が進化したとする（岡ノ谷一夫『さえずり言語起源論』岩波書店、2010年、107頁以下）。

えられない。一例をあげれば近親交配の回避は、女性が性成熟後に出自集団を離れるという行動パターンが集団間を結びつけるという別の社会的・文化的目的に転用されたときに、インセスト・タブーとして規範化したとする説明がある[40]。この規範化は集団内の性別分業という動物社会にもみられる不平等な社会秩序を前提としており、集団内成員の対等化という平等原則に反している（集団内成員の対等化を犠牲にした集団間の対等化であるとはいえる）。規範も文化であり生活の発明品であることからすると、同一集団内でも諸規範が異なる目的をもち、ときに衝突するというあり方は本来的なものであるように思われる。

第3に、リベラリズムの正義論は必ずしも価値相対的ではないとされる。寛容の原理にみられるように、それは価値観の多様性を承認するという多元主義的な価値に立脚しており、それが正義論であるかぎり、正義の概念そのものは相対的と想定されておらず、普遍的に受容可能な正義の構想に向けた対話は、開かれているからである[41]。そしてこの受容可能性（相互了解）の条件が、諸個人の相互対等性であるとされている。普遍的正義の特定名宛人に対する主張は、名宛人に「正当化を争う権利」を認め、名宛人から異議がでれば理由を説明し、その理由に異論が生じる場合は、さらにその理由に関する討議を用意して、そこから普遍化可能性が認められるなら、事実的な差異を有意なものとして考慮する判断も正当化されうるという[42]。

例えば精神保健福祉法により家族の同意で精神科病院に強制入院中の人が、精神保健福祉センターに電話をかけて権利救済を申し出るのは「正当化を争う権利」の行使である。これをうけた精神医療審査会の合議体による退院請求の審査は、事前に請求者本人やその主治医から意見聴取をして、彼が病識をもつまで入院が必要であるから「引き続き現在の入院形態での入院が適当と認められる」との結論をだすとする。この審査結果は、彼に入院治療が必要なことを

---

40) 橋本千絵「チンパンジー、ボノボにおける集団間移籍と近親交配の回避」西田正規、他編『人間性の起源と進化』昭和堂、2003年、166-7頁。なお同書所収の北村光二「『家族起源論』の再構築」は近親交配のタブー化について橋本と異なる見解を示すほか、規範化そのものに関する理解も黒田と異なる。

41) 酒匂一郎「正義と公共的対話」法学教室261号、2002年、101-2頁。

42) 酒匂一郎「他者の倫理と普遍的正義」法の理論25、2006年、202頁。

説明するものとなるが、彼は病識がなく退院をしたいのであるから、合議体のその審査の場でさらに意見陳述をしたかっただろう。同審査会運営マニュアル（2000年障209号通知）によると、その機会のあることを彼は知らされていたはずである。しかし、彼はおそらくそうしないだろうし、合議体も重ねて彼の意見を求めないだろう。彼に審査会委員らとの対話を促すためには、彼が無償の弁護士である代理人による権利擁護をうけることのできるような制度設計がおそらく必要である。そのためにはこの業務に従事できる弁護士の養成、あるいはこの業務に意欲的な人を弁護士として養成せねばならないだろう。これは、対話の条件整備をしているのか、それとも精神障害について差別的な社会を匡正しようとしているのか。合議体の審査の場で代理人が次のように発言したとしよう。日本の精神科病院の病床数が約35万床であるのに対しイタリアでは約1万床である。イタリアでは彼のような人は、そもそも入院医療をうけない。彼に入院医療を強制するのは国際人権B規約26条に反する差別である、と。規約委員会一般的意見18は、取り扱いに区別があり、その基準が合理的または客観的でなければ差別にあたるとする。これに対し合議体は、医学的にはともかく（入院医療の合理性について医学的見解の相違がある）、日本では通院医療体制が未整備であるから退院は本人の治療の妨げになると回答するだろう。もしこの対話が、日本の精神科病院の病床数の大削減と地域医療サービスの大拡充への制度改革（事実的な差異を有意なものとして考慮する環境整備）を規範的に約束しないのであれば、[43]普遍主義的リベラリズムの正義論よりもミシェル・フーコーの法論なき権力論やジャック・デリダの脱構築の正義論が彼には魅力的だろう。

したがって財の配分に関わる実質的正義の基準が対話による同意に向けて開かれているときにも、不断に不正を均す判断は下されねばならないだろう。通

---

[43] 病床削減例について向谷地生良「浦河赤十字病院における精神科病床の削減と"べてるの家"を中心とした地域生活支援体制の構築」精神医療31号、2003年、65頁以下。重度の精神障害者に対する包括的地域生活支援プログラムについて高木俊介『ACT-Kの挑戦』批評社、2008年、89頁以下。退院請求における権利擁護の必要性について国際法律家委員会編『精神障害患者の人権』広田伊蘇夫、水野貫太郎監訳、明石書店、1996年、240-57頁、池原毅和『精神障害法』三省堂、2011年、302-11頁。

説的理解に従えば、ハンセン病隔離政策が入所者らに人生被害を与えたのは財の配分方法の誤り（実質的正義の誤り）であり、ハンセン病違憲国賠裁判でその対価として賠償責任が認められたことが匡正的正義である。ここでの匡正とは、獲得と移転の正義に対する違反について賠償をするという意味である[44]。しかし、原告らは損失分の対価を支払われることで「人間回復」をするのではない。原告らに共通被害（差別被害）をもたらした実質的正義の誤りがやっと認められたことで、長らく否定されていた諸価値を享受する可能性が開かれた（つまり差別被害が匡正される）から、裁判は正義の判断を示したといえるのであり、原告らは「人間回復」しうるのである[45]。「匡正」とは水平的な対等性を単純に算術的に回復するという意味であり、そのために必ずしも対話・討議は必要とされない（対話・討議は実質的正義の誤りを理解する必要のある人には必要である）。そしてこの匡正の平等がハンセン病問題基本法（2008年法律82号）による配分の平等の根拠となったのである。

　いわば「正義定式」は「暗黙知」の「作法」として「社交体」の中に織り込まれている[46]。その「等しさ」の基準は、具体的な非対称性が言語なしの「共感」の範囲内にあるときに成立するのであって、論理的に共有可能な対象間の属性にあるのではない。パン１個しか提供できないのに、やせ衰えた子どもを抱えた２人の母親がいるなら、水平的な平等論は２人の子どもの同等処遇を要求して、提供者はパンを二分する。それは言語なしの「共感」能力に由来して２人

---

44) ノージック・前掲書255頁以下。
45) 南アフリカの真実和解委員会など、組織的かつ重大な人権侵害に関する真実委員会の機能として、いわゆる匡正的正義とは区別された意味で、被害者集団に対する平等な尊厳の「承認としての正義」を実現することが指摘されている（宇佐見誠「過去と向き合う」中京法学35巻３・４号、2001年、99頁）。また、日本軍性奴隷制を審理した「女性国際戦犯法廷」（2000年）の意義について、被害者に対する損害賠償としての匡正的正義ではなく、被害者の「不正義の感覚」に応答する「政治的正義」（active justice）が、これに応答できない「リーガリスティックな正義」（実質的正義の議論）の守備範囲の狭さを修正するところにあると指摘されている（岡野八代『法の政治学』青土社、2001年、253頁以下）。本章の「匡正の平等」は憲法14条１項の解釈論としての展開を予定している点でこれらと異なっている。なお、憲法学でも従来の「法の下の平等」論を反省し「差別抑制」の観点から平等条項を見直す作業が始まっている（木村草太『平等なき平等条項論』東京大学出版会、2008年）。
46) 井上・前掲書241-63頁。

の子どもが抽象的に対等化されるからであり、この実践知は提供者と母親2人に共有されている。この場合に2人の母親はパンを奪い合うので、2組の母子の条件の等しさを論理的に共有しなければ同等処遇の判断を下せない、と考えるべきではないし、また論理的にはくじ引きでパンの配分が決定されうる、と考えるのは適切でない。[47]大まかな対等性が明白である場合に、細かな差異の不存在を確認しなければ同等処遇ができないとする論理は実践的ではなく、ましてそれを確認した上でくじ引きにより不平等配分することは弁解できない。細部まで比較検討しなければ同等処遇の出番はないと考えること、そのことがその適用（「暗黙知」の呼び起こし）を困難にしている。[48]

　以上のとおり、平等が法の原理（根拠かつ目的）であると考えうるなら、配分の平等に関する同意の条件としてではなく、その手前で形式的な同等処遇の判断を多用すべきであるように思われる。匡正の平等は人間社会の自然法原理だからである。それはホミニゼーションの過程で、不平等な共存原則の支配する集団内に多様な具体性において出生する諸個人を対等化すべく獲得された規範の一形式である。法が根源的に暴力的ではなく共生のルールでありうる理由、すなわち戦争によることなく、多様に分化・特殊化した文化的コードの優劣から距離をおいて共有の新しい文化的コードをつくりだしうる理由は、言語

---

47) 井上・前掲書117頁の議論を引いた。ただしカルネアデスの板のような二者択一の緊急状況では同等処遇の正義が限界に突き当たることは認めねばならない。なお、井上はエゴイズムを排除するところに「正義定式」の意義があるとして、人間と動物の同等処遇を肯定できる（「類的エゴイズム」を排除する）ことを説明しているが（54、82-4頁）、人間と動物の二者択一で動物のほうを生かせば責任を免れないと思われる（加藤尚武『環境倫理学のすすめ』丸善ライブラリー、1991年、29頁）。「なぜエゴイストであってはいけないのか」という問題設定（井上60頁）は、自由が平等に先在するとする垂直的な平等論からきているものと思われる。あえていえば子どものエゴイズムを「正義定式」で排除しなくてもよいのであり、人間のライフサイクル（生理学的な発達と社会的な役割の変化）に無頓着なまま、自由を優先的な原理として成人間の平等を平等論の原型とするとき、子どもや胎児の利益と大人の利益の比較がいたずらに難しくなることを指摘しておきたい。井上による日本の中絶とナチズムの大虐殺の比較論のおかしさについて加藤秀一『〈個〉からはじめる生命論』日本放送出版協会、2007年、66-8、75頁。
48) ハーバーマスは「権利の平等な配分は、全員を自由で平等な構成員として承認するという相互関係性からはじめて生ずる」と述べるが（同『事実性と妥当性（下）』河上倫逸、耳野健二訳、未来社、2003年、155頁）、平等な相互関係性は「自由」を前提とせずに、もっと単純に差別を否定できなければならないだろう。遅すぎる被害回復の過ちを繰り返すべきではない。

なしの「共感」に由来する匡正的な法実践を等しく人間的能力の産物として獲得しているところに求めることができるように思われる。

4 優生主義と「選択された生」

　個人の自由からではなく個人間の平等から法論は出発すべきであることを述べた。前者は絶対者（神）とそれぞれ垂直的に結び付く個々人がその垂直的な関係性の等しさのゆえに平等であるとする。後者は個人間が大まかに対等であることの社会的承認が個々人の自由の社会的承認よりも歴史的に先立つと考えられるから、人間社会にとって自由ではなく平等がより根源的な規範であるとする。単独者の自由は対等性の規範化された集団の外にあったのであり[49]、自由な単独者の合意による集団形成という理論は集団内の平等化が規範的に先行することを見失っている。人間は集団内で生きることを「理性的な判断によって選択したわけではない[50]」。

　自由な単独者の集団形成の理論は水平的な平等論を久しく見失っている。しかし、多元的状況を特徴とする現代社会の法論、すなわち文化人類学が「分化し、離れあってしまった人類社会の間の知的道明けの作業」に従事する時代、つまり「等しく人間的能力の産物」として文化の特異的コードが作り出される過程を一般的に記述して、そして国際的な世界で共有されうる新しい文化的コードの産出を展望する時代の法論[51]は、自由を優先させて格差や差別を助長するのではなく（真の「自由」を問うよりも）、平等を優先させて「共貧」を目指してよいだろう。個人間の根源的対等性を匡正の平等の法論として呼び起こすことで、おそらく同程度に深く事実的基盤に根付く優生主義を問うことが可能になると思われるのである。では、匡正の平等の法論において事例1のろう者の選択はどのように評価されるか、これが次の問題である。

---

49)　単独性と集団性に関する霊長類学からの考察として黒田末寿「集団的興奮と原始的戦争」河合香吏編『集団』京都大学学術出版会、2009年、255頁以下。

50)　宗岡嗣郎「自由の法理」ヨンパルト、他編・前掲書51頁。「共生」とは「共貧」であることが指摘されている（59頁）。

51)　谷泰「文化の森に近づく人のために」同、米山俊直編『文化人類学を学ぶ人のために』世界思想社、1991年、255-8頁。

サンデルが事例1に言及したのは、事例2の選択ではなく事例1の選択が論争を呼んだからである。もしリベラル優生主義に関心を寄せていただけであれば、あえてろう者の選択を紹介する必要はなかったのであるから、優生主義が集団間の善をめぐる衝突を引き起こしていたこと（コミュニタリアリズムの難問）を彼は理解していたと思われる。

　優生主義について、ハーバーマスは積極的優生主義（リベラル優生主義を含む）と消極的優生主義を区別する必要があるとして、次の場合に遺伝性の重篤な病気・障害をもつ子の出生を防止することが正当化されるとする。それは医学的に統制された介入について潜在的な相手方から同意を推定することができるときである[52]。その方法として着床前遺伝子診断による胚選択や遺伝子工学による生殖細胞系列の操作、胎児への治療的介入等が考えられる。

　サンデルはこの点でより慎重であり、「所与のもののすべてが善であるとはかぎらない」ので、「人間の通常の機能の回復という目標によって制約された」医療行為の必要性を認め、再生医療目的の胚性幹細胞研究を擁護する[53]。しかし、それでも「人間の通常の機能」に関する価値の衝突（ろうは治療されるべき障害か？）が起きているときに、医療の目的そのものに関する意見は一致していると述べてみたところで、まさにサンデルがリベラル優生主義について述べたように、配分の平等の観点から公費負担で通常の聴覚を平等に保障すべきである、とはいえないのである。医療を受ける権利の配分基準（これ自体は様々でありうる）を支える基盤的価値（病気や障害は悪である）について衝突が起きており、医療の目的とはそこから派生するものだからである。そしてハーバーマスの見解が明らかにするように、それは消極的な優生主義と矛盾しておらず、これは隠然たる規範として実際に機能している[54]。

　サンデルの言い分を単純化すれば、すべての人が操作されることなく偶然的

---

52) ハーバーマス・前掲『人間の将来とバイオエシックス』36-7、74、86-8頁、押久保倫夫「沈黙する者へのパターナリズム」東海法学41号、2009年、50頁。
53) サンデル・前掲『完全な人間を目指さなくてもよい理由』106-35頁。
54) 重田園江「《生のポリティクス》と新しい権利」法哲学年報1997、1998年、162頁。環境保護運動が生命・身体の安全性を要求するときにも優生主義との関係が問題になることについて小畑清剛『近代日本とマイノリティの〈生―政治学〉』ナカニシヤ出版、2007年、51-66頁。

に与えられ（リベラル優生主義と消極的優生主義の否定）、通常機能の回復が必要なときは出生後に治療を受けるということだろう。しかし消極的優生主義の正当化が疑問視されるのは「障害の否定は障害者の否定ではない」とはいえないからである。[55] 障害者権利条約（2006年12月採択、2007年9月日本政府署名、2008年5月発効）において差別であると明記された合理的配慮（reasonable accommodation）の欠如は、障害の「社会モデル」を理論的根拠としている。これによれば個人の「インペアメント」ではなく、それのある人々に不利益・不便を与える社会的条件こそが障害・障壁であり、この点で社会の側における人を差別しない配慮が必要となり、その障害・障壁こそが改善されねばならない。[56] しかし「障害の否定」（出生前の介入であれ出生後の治療であれ）の正当化は「インペアメント」からの回復を志向し、社会的障害・障壁を改善するという配慮の方法を優先的に選択しないという意味を帯びてくる。したがってそれは障害者に対して（配慮を欠くことになり）差別的であるとされる。

　そして合理的配慮とは、障害に基づく直接・間接の差別的取り扱いを禁止するだけでは差別的な状態は改善されないことがあるので、障害者の参加と活動を原則的に保障するために配慮と便宜を提供すべしとする、実践的で匡正的な意義をもつ、社会を鋳直そうとする概念である。[57] 飲食、排泄、起臥、移動等の行為をする権利でさえ社会成員間で対等に保障されていない現実がある。それなのに、もしこのような配慮（共生への配慮）を配分の平等の観点から理解するなら、例えば満員電車に車いす利用者が乗降するための時間と空間を割くことで（配慮をすることで）他の利用者の勤務時間が削られることになり社会全体の生産性が落ちてしまうから、乗車拒否によって滞りなく鉄道運行するほうが車いす利用者の生活を支える上で合理的である、と考えられるという。[58]

---

55) 堀田義太郎「遺伝子介入とインクルージョンの問い」障害学研究1、2005年、79-84頁、笠原八代美「選択的人工妊娠中絶と障害者の権利」熊本大学先端倫理研究2号、2007年、175-8頁。
56) 川島聡「障害差別禁止法の障害観」障害学研究4、2008年、83頁。
57) 玉村公二彦「国連・障害者権利条約における『合理的配慮』規定の推移とその性格」障害者問題研究34巻1号、2006年、19頁（合理的配慮は「社会を見直す契機を与える」。）、同「差別の禁止」松井亮輔、川島聡編『概説障害者権利条約』法律文化社、2010年、71頁。
58) 川越敏司「経済学は障害学と対話できるか？」障害学研究4、2008年、55頁。

つまり障害(インペアメント)を否定的に評価する広義の優生主義が、医療目的と競合しながら、障害(インペアメント)のある人々に対し差別的な被害を作出・助長している、少なくとも合理的配慮の欠ける障害差別の状態を肯定してきたのが社会の現実であり、これを改善することが平等の法論の課題となっている。しかし、このような議論に対し、消極的優生主義が正当化されるのは「すべての人がいやがることが予想される明らかにひどい疾患を防ぐ場合のみ」であり(ハーバーマス)、あくまでも医療の問題であり、障害学の範囲にはない、つまり差別被害を匡正するという観点からの考察は不要であるとする反論がありうる。それは例えばテイ＝ザクス病(1970年代の遺伝病発病予防プログラムの成功例)、ハンチントン病(1994年の発症前遺伝子診断に関する国際的ガイドラインで出生前診断について定める)、デュシェンヌ型筋ジストロフィー(日本産婦人科学会が着床前診断を認める)等だろうか。しかし、残念なことに、日本では重篤な遺伝病の患者が直面する現実的問題に関する議論が不足していると指摘されている。[59] では、それらの病気の(遺伝子をもつ)人に優生主義が迫る選択とはどのようなものだろうか。この点をハンセン病に即して考えてみたい。

ハンセン病は1940年代に有効な治療薬が開発されており、また感染症であるが、人々から相当に恐れられた病気であり、日本のハンセン病療養所では生殖が禁止され、入所者は断種(男性の不妊手術)と堕胎を強いられた。そのときに入所者らが子をもつか否かについて優生主義に迫られた選択とはどのようなものであったかを大まかに整理してみよう。ハンセン病は遺伝的素因が疾患感受性に関係しているとされ家族内集積性が高く、自然治癒せず進行すると、身体に障害(インペアメント)をもたらし後遺症として残った。

ハンセン病は社会に不利益を与えるから患者は子をもつべきではないとする優生主義の下で、入所者には次のような認識があったと考えられる。[60] ①療養

---

59) 米本昌平『バイオポリティックス』中公新書、2006年、73頁。アミロンドポリニューロパチー(FAP)の患者・家族に関する調査報告書として武藤香織、阿久津摂、勝島次郎、米本昌平「日本の遺伝病研究と患者・家族のケアに関する調査」Studies 4号、2000年。

60) 沖縄県ハンセン病証言集編集総務局編『証言集沖縄愛楽園編』沖縄愛楽園自治会、2007年、同編『証言集宮古南静園編』宮古南静園入所者自治会、2007年、また検証会議最終報告書下巻等に収録された証言記録を参考にした。

所は子の出産・養育を認めない②入所者の子をひきとり養育する人はいない③子も発病するかもしれない④子は幸せになれそうもない。入所者がこれらの理由から子をもたない選択をしたとき、第1に男性に任意の断種が用意され、第2に堕胎が行われた（第3に新生児殺である[61]）。もちろん、あえて子をもとうとしたのにあからさまに暴力的に断種・堕胎された場合も多かった。しかし例外的に①療養所から出て出産・養育し②親類などに預けられ子が成長することがあった。この場合③たとえ子が発病しなくても④子との関係が良好でなければ親は自分の選択を後悔し、比較的に良好であっても子が親の病気を理由に苦労し、親が子をみて自分を責めた。親の病気が子（や配偶者）に秘密にされることもあったし、家族でそれを秘密にすることもあった。ともかくこうして入所者は選択を迫られ（優生主義とは関係なく子をもとうとしなかった入所者、配偶者のいない入所者がいたが）、子をもつか否かに分かれた。それは迫られた選択の結果であり、子をもたない人生を強いられた人が多いが、例外がありえたために、いずれにせよ自分の選択の結果として内面化された。ところが、やがて入所者ら（退所者も含めて）がハンセン病の「元患者」として集合化し、裁判でハンセン病に対する優生主義の誤りを明らかにすることを予想しえただろうか。今となってみれば、優生主義に与えられた選択肢に従いこれを引き受けた人たちはその選択を以前より後悔しているかもしれない。親子関係の回復を期待した人は再び裏切られて自殺したかもしれない。現在も子（や配偶者）に秘密を明かすべきか迷いながら生活している人もいるだろう。

　ここから2点を指摘することができる。まず、病気・障害は治療をうければ問題でなくなるわけではないこと、つまり優生主義が迫る選択をして、たとえ通常機能を回復しても病気・障害を不良と指示する優生主義は、本人とその子の周りに残ることである。これは本人のハンセン病が治癒しても、あるいは子が発病しなかったとしても、それにかかわらず社会には優生主義のもたらす差別の問題があるということと同じではない。ハンセン病や重篤な遺伝病（遺伝子）をもつ人が優生主義に選択を迫られ、子をもつにせよもたないにせよ、そ

61）堕胎児の泣き声止まぬ病室の窓より見えて鷹渡りたり／小島みどり（大城貞俊「機関誌『愛楽』に登場する表現者たち」琉球大学言語文化論叢8号、2011年、32頁）。

して子が発病しないとしても、例えば親子間(や配偶者間)にその病気に関する秘密があるのは、子(や配偶者)が優生主義にさらされ(差別に巻き込まれ)自分から離れてしまうことを避けたいと思うからである。また、胚・胎児の取捨選択は、子をもたない選択と子に病気を与えまいとする点で共通するが、子をもつことを選択した点で子の発病の有無を偶然に委ねる選択と共通する。つまり他の選択がありえた以上、その取捨選択を子との間で引き受けていくことになる。ハンセン病で子をもった後に断種・堕胎された人がいるが、優生主義に対する本人の選択は変わりうる。しかし、いずれにせよ重い選択をしたのであり、本人らにとって、また子をもてばその子との間で、その選択は引き受けられる。つまり、それは優生主義に対する次世代を巻き込んでの回答であり、優生主義によって意味づけられている自己に対する暫定的であらざるをえない1つの回答である。ハンセン病と重篤な遺伝病はこの点で異ならない。つまり、優生主義によって選択を迫られるとき、たとえそれがハーバーマスのいう消極的な介入であっても、そのこと自体を単一の選択として(1回限りの合意の対象として)取り出して肯定的に評価の下せるものであるとはかぎらない。

　したがって、優生主義に選択を迫られる病気・障害には医療的アプローチだけでなく、優生主義がその人に背負わせずにいない二律背反的な意味づけそのものに対するもう1つのアプローチが必要となる。つまり、治療を受けとるための配分の平等の方法だけでなく、その価値基盤そのものを相対化し、「治せないときにそこに絶望しかないのではなく、より楽に生きるという方法があること」が示されねばならない。さもなければ直面する差別は厳しいだろうし、さらに消極的優生主義は配慮の不足(障害差別)をまねき、「インペアメント」を否定する差別的な広義の優生主義と医療を区別することはますます困難になるだろう。もちろん優生主義に対して、後者のアプローチを採用して病気・障

---

62)　「結婚を中心とした遺伝病差別への恐怖から、FAPの家の人々は、病名を極力隠し、社会との関係をできるだけ絶って、ひっそり暮らしてきた」(武藤、他・前掲報告書13頁)。
63)　拓殖あづみ「遺伝子化された生を越える」同、加藤秀一編『遺伝子技術の社会学』文化書房博文社、2007年、219頁。遺伝的とされる病気/障害をもつ4人への面接調査から、家族を巻き込む難しい選択が行われていることが紹介されている(210頁以下)。

害を1つの「個性」としてうけいれることは容易ではない。しかし、有効な治療法の開発される前から「らい」を「ハンセン病」と呼称変更してハンセン病患者による患者運動が行われていたことは（第1章4（2）参照）、重篤な病気・障害であっても優生主義による意味づけが転換されうることを教訓として残したと思われる。そしてこの意味づけの転換をもたらすのは、優生主義と医療が共有する基盤的価値に基づくケア等の配分ではなく、優生主義にかかわらずその人を端的に対等視することのできる匡正の平等の方法である。

　第2に、子が発病するにせよしないにせよ、またその後者が胚・胎児の取捨選択の結果であるにせよ、いずれにせよそれは優生主義に迫られた選択の結果であることである。つまり、子は「選択された生」を与えられる。サンデルは偶然的な「生の被贈与性」の考え方を提起してリベラル優生主義の操作的な選択を斥けるが、事例1の同性愛カップルの選択が論争を呼んだのはリベラリズムの選択をしたからではない。それは事例2の選択である。事例2の選択は遺伝病の遺伝子をもつ人を配偶者としないという選択（遺伝病差別行為となる）と同じようにリベラルであり、優生主義的である。これに対し事例1の選択は優生主義と衝突する選択であり、この点でろうの異性愛者がろうの子をもちたいと考え家族5世代にわたりろうである配偶者を選択することと変わりがない。後者ではいずれにせよ優生主義の迫る重い選択からは逃れられないのであり、重篤な遺伝病の親をもつ人に「生」の偶然的な所与性を説くことは、本人に発症前診断を強いた上で子をもたない選択を迫ることになりうる。ろう者のカップルがろうの子をもちたいと考ええたのであれば、ありうる2つの回答の1つが選択されたということであり、そのまま社会的に尊重されるしかない。[65]

　したがって、リベラル優生主義の選択を斥ける「生の対等性」の考え方は、サンデルのいう偶然的所与性におけるそれではないことになる。「生の被贈与

---

64)　大瀧敦子「ディスアビリティとインペアメントの間」拓殖、加藤編・前掲書153-67頁。患者会の役割について松原洋子「遺伝子・患者・市民」同書73-6頁。

65)　事例1の選択に対する聴者の反発が聴者の価値観の現れでしかないことについて斉藤くるみ『少数言語としての手話』東京大学出版会、2007年、47-54頁。ただしろうの親に対する「聴者の子」（Coda）の育児への配慮を欠くことはできない（澁谷智子『コーダの世界』医学書院、2009年、57頁以下）。

性」は受精の偶然性を説くが、社会生物学によればそれは生存と繁殖の遺伝プログラムによって統制されており、これに対し本章は人間文化の役割を強調した。つまり受精は文化の影響をうけ人為的に選択されうるものである。文化的な選択と偶然性の程度はそれぞれの場合で異なるとしても「生」は選択されており、中でも優生主義は1つの規範として人間の生殖の選択に影響力を及ぼしている。事例2の選択が優生主義の指示に従い優良の程度を僅かに偶然に託すのに対し、事例1の選択は優生主義の指示に反する選択肢に賭ける行為である。

　前述のとおり、所与的な「生の対等性」は、初期人類が自己意識を獲得し他個体を抽象的な同一性において認識しうるようになっていたとき、言語なしの「共感」による傾向性から、集団内を平等化する個体間交渉をしたことにより成立した。それは各個体が偶然的に多様に出生することにおいて直ちに対等であるという意味ではなかった。もちろん、ヒトの自己意識は各自の善の追求の根拠ともなり、支配と従属の社会制度を発展させる力を与えただろう。しかし、つねにこれを抑制しようとする文化的・規範的な対等化の傾向性を人間社会は備えている。

　重篤な疾患遺伝子をもつ夫婦が胚・胎児を取捨選択して病気のない子をもとうとする選択とこれを偶然に委ねようとする選択は、ともに優生主義と医療の目的に迫られたものである。前者の行為の具体的な意味は、子をもつことへの夫婦の深刻な葛藤の緩和であると理解するしかないと思われる[66]。これを「障害の否定」であり「障害者の否定」ではないと正当化するのは、優生主義による優生主義のための象徴的な行為解釈であり、これに対する障害学の反論は説得力があると考える。他方で、後者の偶然に委ねる選択や事例1の選択は医療

---

66) 石川友佳子「着床前診断に関する一考察」斉藤豊治、青井秀夫編『セクシュアリティと法』東北大学出版会、2006年、169-71頁。選択的中絶の場合も含めて原則の普遍化を目指すようなアプローチ（つまり先天的障害を中絶の適応事由として成文化することなど）が好ましくないことについて八幡英幸「医療・介護／介助のシステムと人間の倫理」飯田、他編・前掲書144頁。片山進、他「デュシェンヌ型筋ジストロフィーの遺伝子診断を受けたクライエントは着床前遺伝子診断についてどう考えているか」日本遺伝カウンセリング学会誌24巻2号、2004年、93頁以下は、遺伝子診断をうけた人への質問紙調査からその複雑な心中を読みとり、進歩する医療資源の利用に関する自己決定を行うためには適切なカウンセリング体制の充実が必要であるとしている。

の目的と衝突する価値選択であるが、優生主義による良・不良の差別化を匡正する平等化の選択であると理解できる。しかし、事例2のリベラル優生主義の選択はまさしく差別化の選択であり、匡正の平等の源泉となる言語なしの「共感」に値しない。そして、この等しさの共感能力は音声言語かサインの言語かにこだわらない。

5 おわりに

　本章はサンデルと同様にリベラル優生主義の選択は認められるべきではないと述べた。また、サンデルがリベラル優生主義の選択を各人に平等に保障しようと考えるのは間違いであると述べたように、本章はサンデルに対し医療目的を根拠にして通常機能の回復を各人に平等に保障しようと考えるのは間違いであると論じた。もちろん病気・障害の症状・程度は様々であるから一概にそうであると断言できるとは思わない。ハンセン病のすべての患者が治療法の開発を待望したと考えられる。重篤な遺伝性の病気でも同じだろう。しかし、すべての患者の症状に有効な治療法が開発されるまでには治験の被害が避けられないのであり、患者間でさえ医療目的の価値が十分に共有されるまでには時間が必要である。特に遺伝子治療の安全性はつねに条件付きであるとされる[67]。また、そもそも患者が病気・障害を理由とする差別から逃れるために医療を受ける場合があり、例えばハンセン病の後遺症治療では整形手術は機能回復を目的としないことがある。したがって、通常機能の不足も1つの価値であるとする観点から医療目的の価値が相対化されねばならない。こうして支配的な価値観に留保を付しうるところに、少なくとも匡正の平等の方法の意義を認めることができる。

　配分的に患者の権利を手厚く保障する方法では理論的に足りない理由について、言い換えれば、なぜ匡正の平等の法論をわざわざヒトの社会性を参照して提出せねばならなかったかについて補足しておきたい。ひと言でいえばそれは実質的正義の議論が差別問題に対して有効であると思えなかったからである。

---

[67]　横山輝雄「遺伝子論」飯田、他編・前掲書55-6頁。

実質的正義は各人への配分を問うが、差別は集団的次元で問題となっている。垂直的な平等論では差別とは特定個人への不合理な配分に他ならないが、いわゆる差別は1対1の財の割り当ての不平等に還元することはできず、少なくとも2対1の関係を必要として、集団からの排除を意味している。病気・障害をもつ人々が優生主義から選択を迫られるのは、この排除の働きが向けられているからである。ここに算術的な対等性の観点を導入して、この差別的な働きかけをまず止めようとしなければならない。それは根源的対等性を破る一方的な集合的加害行為である。他方において差異を認めることは、直ちに彼の財（価値あるもの・こと）の不足を意味しないはずである。他方における財の不足は対等性が破られていることを表しており、この結果の不平等に対してなすべきことは、被害補償と加害行為の中止、すなわち対等性の回復であり差別の匡正である。そして何らかの最善の被害補償が行われねばならないが、例えば「尊厳」や「人格性」を財として平等配分の対象であると考えることは非実践的であると思われる。なぜなら、例えばろう者にとって人工内耳は、耳の聞こえないことに対する1つの治療法として選択可能な財であるが、あくまで取捨選択の対象でしかありえず、何ら「尊厳」に関わらないと考えられねばならない。[68]差異における平等（ろう者と聴者の対等性）が具体的な財の配分の必要性を判断させるのであり、そこにヒトであること以上の共通性を認めて、むしろこの判断根拠が奪われてきたことが、歴史の教訓であると考えられるからである。

　この点で興味深い理論的対立が障害学にある。障害の「社会モデル」に関する「マイノリティモデル」と「ユニバーサルモデル」の対立である。後者によれば「社会モデル」に依拠する「障害差別禁止法」は障害（インペアメント）概念を拡げて、将来のそれを含め、万人をその受益者とする社会をつくりだすべきである。低床バスが普及すれば万人にとって快適であるように、障害者の包摂こそが万人にとって豊かな社会を約束する。[69]たしかにそうであるが、これは共生への配慮を配分の平等の意味においてのみ理解することを意味しない。つまり、どのような障害をもっていても、あるいはもちうるとしても、社会は

---

68) 斉藤くるみ・前掲書196-9頁。
69) 川島・前掲論文85-93頁。

それを補う手段を必ず具体的に提供するという約束はできない。合理的配慮は「不釣合いな又は過重な負担」を社会に課すものではないとされているとおり、配慮の合理性の基準は漸次に高度化されるだろうが、これは軽度から重度の障害へと次第に社会的に包摂されるということでは決してないからである。障害概念の拡大とはより軽度のそれを内包していくことであるが、実践的にはそれはより重度のそれの社会的包摂の結果として起こる。障害（インペアメント）を理由とする諸々の不利益の共通の経験に基づき、これを匡正されるべき差別被害であるとして人々が集合化することで（「マイノリティモデル」）、はじめて配慮の必要性とその合理性の基準を問題にして、障害を排除する健常者中心の社会のあり方を相対化して別の鋳型に流し込むことができる。

　性同一性障害をもつ人々にとって公衆浴場やトイレの利用は悩みの１つとなっている。前者は利用を控えるとしても、後者は男女共用であることが望ましいという[70]。公共（学校や職場）のトイレは利用頻度も高く、トイレ利用は日常生活に不可欠な行為であるから、これは合理的配慮の対象となるべきであり、男女共用トイレの増設を推進すべきである（例えば１階は男女別、２階は共用というように。そうすれば性同一性障害をもつ人ももたない人もそれを利用するようになるだろう）。こうして結果的に配分の平等が促されるが、その内容を指示したのは匡正の平等の方法による性別二分の相対化であり、そして後者の目的は大まかな人としての対等性であり必ずしも結果の平等ではない。

　目の見えない人が多ければ財政負担や地球環境を考慮して夜間街灯を消す[71]。耳の聞こえない人が多ければ手話を優先的な公用語とする。これはもはや障害者の包摂とはいえない。したがって「障害差別禁止法」の理念を超えているようでもある。法律は権利の明文化により少しずつ配慮の配分により平等化をもたらすものであらざるをえないとしても、しかし、明かりのない街が悪い社会であるのは、目の見える人が明かりのある夜に価値を付与してきたからにすぎない。この意味でその価値は相対化される。明かりのある夜の価値が目の見えない人に享受されないのであれば、明かりのない街も悪いものではない

---

70)　石田編・前掲書126、136-8頁。
71)　野沢和弘『条例のある街』ぶどう社、2007年、48-9頁。

終　章　匡正の平等の法論

だろう。つまり明かりのない街をもう 1 つの価値とすることではじめて明かりのある夜の価値の共有された包摂的な社会が実現されるだろう。同様に手話が優先的な公用語になると困るのは、聴者がほとんど手話能力をもたず、手話より口話を必要とみなしてきたからである。この意味で音声言語の価値が相対化されてはじめて包摂的であり、同時に対等な差異のある社会へと歩み始めるだろう。

　基本的潜在能力を平等な配分の対象とするアマルティア・センの方法は現代正義論の最良の成果であるとされている。その理由は、不遇な人々の勘定しがたい潜在能力に敏感であることがロールズ的基本財を内容的に修正し、その配分基準を流動化させるからである。例えば家庭内で夫による暴力をうける妻の潜在能力が何であるかの認識は想像力に依存すると論じられているように、潜在能力アプローチは配分の平等の基準である前に不遇な人々の集合的な善の発見方法になりうる。つまり、そこでは「差別からの自由」を達成させる潜在能力は何か、と問われている[72]。そして潜在能力とは、経験的には可能性に関する比較の座標空間を前提とする概念である（また可能性とは「非現実の有」であり、無・死の現実性、つまり偶然性に制約されて、生をひらく概念である[73]）。

　刑法学は殺人罪の法益を生命であると説明する。それはリバタリアニズムによれば自由を根拠かつ目的とする 1 つの財であり、理論的には配分の対象である。しかし現実的には自由は死に抗う諸作用を前提とするので、心臓移植は法的にも死体から認められているだけである。反対にこの諸作用のあるところに生命という至上・絶対の価値が自動的にあるのでもないので（緊急行為による生命の犠牲の正当性）、生命と自由（人間の尊厳）は共属する事態であるとされる[74]。いずれにせよ、それらがあること（をもつこと）が善であり、ないことが悪である。これに対し算術的には生命とは、誕生し成長し（再生産し）衰退し

---

72) セン・前掲書227-33頁、マーサ・C・ヌスバウム『女性と人間開発』池本幸生、他訳、岩波書店、2005年、296頁。潜在能力アプローチについて川本隆史『現代倫理学の冒険』創文社、1995年、80-93頁、キテイ・前掲書387-93頁、齊藤純一「社会的連帯の理由をめぐって」同編『福祉国家／社会的連帯の理由』ミネルヴァ書房、2004年、281-6頁。
73) 九鬼周造『偶然性の問題』岩波書店、1935年、313頁以下。
74) 西野基継「『人間の尊厳と人間の生命』試論」法の理論26、2007年、34-5、48-9頁。

消滅するという有限性において比較可能な価値である。これを全うすることがヒトの価値であるが、「全う」とは可変的でありまた価値的であるから、「全う」できないこと、つまり相対的な余生の短縮（潜在能力・可能性を奪うこと）を価値侵害の内容とする以外にない。自由（人間の尊厳）の乗り物であることではなく、つねに余生があること（そのときまだ死に抗っていること）が生命の価値である。刑罰が匡正的な概念であるのは、殺人罪に即してみれば、他者の生命侵害に対して自己の生命（またはその同等物、例えば最大限の自由）が応報的に差し出されるからではなく（もしそうであれば刑罰とは加害者に対する負の価値の配分でもある[75]）、被害者の奪われた余生の埋め合わせをすることが加害者に求められるからであると考えられる。

　本章の提起する根源的な平等の領域としての匡正の平等の概念は、霊長類社会学の１仮説に依拠する弱い仮説である。ホミニゼーションの過程が実証的に解明されていないので規範の始原を経験的に論じることは困難である。しかし、等しく人間的能力の産物として社会が規範化されているのであれば、不平等な共存原則を残す社会の中で個体の自由化だけでなく、個体間の平等化が目指されたと考えることはできる。後者を優先させるとき、そこでは善い社会とはまず不平等（差別）を匡正する社会である。

---

[75] 算術的な利得と損失の中間の回復を匡正的正義であるとするとき、それが被害をそのまま加害者に返すという応報を意味しないのであれば、被害量の捉え返しが必要となり、そこで当事者の個別事情（社会的地位等）が顧慮されると、匡正的正義に配分的正義の観点が紛れ込むことについて岩田靖夫『アリストテレスの倫理思想』岩波書店、1985年、262-4頁。また応報の概念についてハンス・ケルゼン『著作集Ⅴ』長尾龍一訳、慈学社、2009年、423-5頁。応報の観念が本源的に宗教的であることについてケルゼン・同書9頁以下、関根清三『ギリシア・ヘブライの倫理思想』東京大学出版会、2011年、255頁以下。これに対し匡正の平等は非宗教的であり、本源的に霊長類的であると捉えたが、なお神話的でもあるところに価値をおきたい。

あとがき

　本書は、以前の書（『ハンセン病差別被害の法的研究』2005年）と同様に、ハンセン病問題について多くの人々と関わる中で、精神的に支えられながら、私なりに課題をうけとめて取り組み、探りあてたと思えた何かを形にしてみたくて、研究の方法でそれを表した。今、理論的な飾りを脇におくなら、人イコール人（人は人に等しい）、これだけが残りそうである。

　大学院時代に、近代ドイツ刑法学の祖と後に呼ばれるアンゼルム・フォイエルバッハの小著『自然権批判』（1796年）を読んでいた。カント哲学を踏まえて法と道徳を区別するために超越論的に自然権を演繹するという内容であり、それはカントの外的強制可能性とほぼ同義である。フォイエルバッハは次の『反ホッブズ』（1797年）で抵抗権を肯定しながら、まさしく根源的自由のために契約論的に国家刑罰権を基礎づけていく。フーコーが好まない法論の特徴を備えるが、当時の私は現代の刑法を謙抑的に解釈するために近代刑法学の原型に立ち返ることを考えていたので、『監獄の誕生』も学校教育の重苦しい経験に引きよせて興味深い自由論として読み過ごしたように思う。

　大学院を出るとき法哲学のゼミナールで報告をした。初めてのことだったので、精根を傾けた偶然性の行為の理論を用いて外的な違法判断を徹底させる因果的共犯論について詳細に説明した。すると三島淑臣先生が深い学識に裏付けられながらも飄々と、違法阻却も責任阻却も無罪の結論が同じなら違いは何でしょうかと述べられた。これが胸にすとんと落ちた。新カント主義の主客二分の認識論的な犯罪論体系を踏襲するのであれば、その原型を知る意義は乏しいのかもしれない。同時に身近な人間関係からフェミニズムを学んでいたことがあり、また琉球大学に就職して日々の基地問題に接するようになると、例えば強姦罪を自由（近代法の原理）の侵害であると解釈することは十分でないと思われた。こうして、私は「規範」とは何であり「権利」とは何かを分からなくなっていた。それでも不思議なもので教壇に立ち論文を書くことができたので、アメリカの批判的人種理論について調べていた。そして日本にハンセン病

問題のあることを教えられ、差別とは何かを尋ねたいと考えた。宗岡嗣郎先生の法存在論と酒匂一郎先生の現代正義論、それから内田博文先生の人権論が導きの糸になった。さらに法学にとらわれてもおられず、見よう見まねで必要に応じ歴史学や社会学に足を踏み入れていた。どれも中途半端だったが、聖書を読んだとき鱗がはがれ、もやもやが晴れていった。ちょうどその頃、テレビをつけるとマイケル・サンデルが講義をしており、ひきよせられる。伝えたいことがあるなら相応の方法を見つけなさいと励まされているような気持ちになり、ハンセン病問題に即して実践的な関心にしたがい分野をまたぐ「平等の法論」を提出したいと考えた。

　聖書はコヘレトの言葉や外典のマカバイ記２が印象に残るけれども、有限な生に強く意味を求めれば、それは生よりもおそらく価値を帯びると考えさせられた。それは自由、信、平等その他でも変わらない。これらは人間的である。存在論的な揺らぎや創発性に自由があるとするのは自由のなせる業だろう。ただ、コスモスにおける生物進化という被造性を前提にして、応報の神の義に反して弱き者に手をさしのべた人がいたことを認めるならば、それはそのときヒトの社会に埋め込まれた１つの規範が呼び起こされたからであると考える。日本の霊長類社会学はヒトの個体ではなく社会の特徴をコミカルに相対化して認識させる優れた方法論である。宇宙人ならそれを経過観察して、ときに思い出すように等しさを追求する社会である、と記録しそうである。彼らには洋の東西を問わず、違いをおいて互いを等しくする能力があるようである、と。

　本書の差別研究の方法は、学生時代の自立生活介助のボランティア経験に負うものがある。また荒井英子先生の遺稿集『弱さを絆に』（教文館、2011年）と北海道薬科大学で薬害根絶のために講義する井上昌和先生、それから宮古島市の亀浜玲子市議に多くを学んだ。既発表の旧稿に対し諸先生方からご指摘をうけえたことは、不安を和らげてくれた。そして法律文化社の小西英央氏が執筆の機会を与えて下さった。心から謝意を表したい。

　　　　2012年3月

森川　恭剛

■著者紹介

森 川 恭 剛 （もりかわ　やすたか）

　　1966年　愛知県に生まれる
　　1990年　北九州大学法学部卒業
　　1995年　九州大学法学部助手
　　現　職　琉球大学法文学部教授

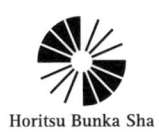

Horitsu Bunka Sha

ハンセン病と平等の法論

2012年5月20日　初版第1刷発行

著　者　森　川　恭　剛
発行者　田　靡　純　子
発行所　株式会社　法律文化社
　　　　〒603-8053
　　　　京都市北区上賀茂岩ヶ垣内町71
　　　　電話 075(791)7131　FAX 075(721)8400
　　　　http://www.hou-bun.com/

＊乱丁など不良本がありましたら、ご連絡ください。
　お取り替えいたします。

印刷：中村印刷㈱／製本：㈱藤沢製本
装幀：奥野　章
ISBN 978-4-589-03436-6

Ⓒ2012　Yasutaka Morikawa Printed in Japan

JCOPY ＜(社)出版者著作権管理機構　委託出版物＞

本書の無断複写は著作権法上での例外を除き禁じられています。複写される
場合は、そのつど事前に、(社)出版者著作権管理機構（電話 03-3513-6969、
FAX 03-3513-6979、e-mail: info@jcopy.or.jp）の許諾を得てください。

森川恭剛著
ハンセン病差別被害の法的研究
A5判・332頁・5775円

ハンセン病隔離政策はどのような差別被害をもたらしたか。沖縄の実態についてその人権侵害の歴史（90年間）の全貌を明らかにし、憲法14条（法の下の平等）の解釈論を再構成する。法律学者によるハンセン病問題研究。

小畑清剛著
「一人前」でない者の人権
―日本国憲法とマイノリティの哲学―
A5判・246頁・3150円

「一人前」でない者として権力の管理対象とされたアイヌ人、ハンセン病患者、先天性身体障害者らの人権が蹂躙されてきたことを、法哲学と憲法学が交錯する地平から批判的に考察。人間的・水平的な「法の支配」を説く。

松井亮輔・川島聡編
概説 障害者権利条約
A5判・388頁・3990円

21世紀では初の国際人権法に基づく障害者権利条約の各条項の趣旨、目的を概観し、重要論点を包括的・多角的に詳解する。日本社会の現状を照射するなかで、克服すべき課題と展望を提示する。条約を広く深く理解するための基本書。

横藤田 誠・中坂恵美子著
人権入門〔第2版〕
―憲法・人権・マイノリティ―
A5判・242頁・2205円

現代社会のリアルな実態と人権の接点を探り、具体的な出来事を考察するなかで人権について学ぶための入門書。各章冒頭に具体的な導入事例を設け工夫するなど、考えながら学べるよう工夫。

石埼 学・遠藤比呂通編
沈黙する人権
四六判・292頁・3360円

人権の定義・語り自体が、人間を沈黙させる構造悪であることを指摘し、根底にある苦しみによりそい、その正体に迫る。言いたいことを言い出せない構造、日本社会の差別の現状を批判的に分析。人権〈論〉のその前に。

犬伏由子・井上匡子・君塚正臣編［aブックス］
レクチャージェンダー法
A5判・278頁・2625円

ジェンダー法を学ぶための標準テキスト。冒頭で基本法分野を概説し、本論で身近な問題から展開する構成をとった。問題状況と法の接点を抽出し、法的思考を修得できるよう包括的に概説。他の差別問題へも敷衍し言及。

―法律文化社―

表示価格は定価（税込価格）です